AF464929

LE MATÉRIALISME ET LE SPIRITUALISME SCIENTIFIQUES OU LES LOCALISATIONS CÉRÉBRALES

DEUXIÈME ÉDITION
Revue et considérablement augmentée

PAR

Le Docteur P. FOISSAC

Médecin en chef de la Maison d'éducation de la Légion d'honneur
Lauréat de l'Institut, Officier de la Légion d'honneur,
Commandeur de Saint-Sylvestre, Commandeur du Lion et du Soleil de Perse,
Chevalier de l'ordre de Grégoire le Grand et du Médjidié

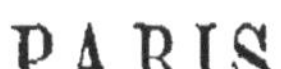

PARIS
J.-B. BAILLIÈRE ET FILS
Rue Hautefeuille, 19, près le Boulevard Saint-Germain.

Londres — BAILLIÈRE, Tindal and Cox.
Madrid — CARLOS BAILLY-BAILLIÈRE

1881

LE MATÉRIALISME

ET LE

SPIRITUALISME SCIENTIFIQUES

OU

LES LOCALISATIONS CÉRÉBRALES

OUVRAGES DU MÊME AUTEUR

CHEZ LES MÊMES LIBRAIRES

La chance ou la destinée. Paris, 1877, in-8, 662 pages.

La longévité humaine, ou l'art de conserver la santé et de prolonger la vie. Paris, 1873, in-8, 567 pages.

Hygiène philosophique de l'âme, deuxième édition, revue et augmentée. Paris, 1863, in-8, 570 pages.

De l'influence des climats sur l'homme et des agents physiques sur le moral, deuxième édition. Paris, 1867, 2 vol. in-8.

De la météorologie dans ses rapports avec la science de l'homme, et principalement avec la médecine et l'hygiène publique. Paris, 1854, 2 vol. in-8.

De l'influence du moral sur le physique. Mémoire lu à l'Académie des sciences morales et politiques, 1857.

Mémoire sur le paupérisme.

De la gymnastique des anciens comparée avec celle des modernes sous le rapport de l'hygiène. Paris, 1838.

Les trois fléaux : le choléra épidémique, la fièvre jaune et la peste. Paris, 1865, in-8, 168 pages.

Considérations pratiques sur le traitement des névralgies. Paris, 1877.

Discours sur les devoirs professionnels du médecin. (Voy. école de Salerne.)

POUR PARAITRE PROCHAINEMENT

De la gymnastique. Deuxième édition.

Du paupérisme. Deuxième édition.

Considératons pratiques sur le traitement des névralgies et des névroses. Deuxième édition.

Saint-Denis. — Imprimerie CH. LAMBERT, 17, rue de Paris.

PRÉFACE

En publiant une nouvelle édition de mon travail sur les *Circonvolutions cérébrales*, j'en ai tiré les conséquences qui pouvaient en découler, c'est-à-dire l'examen de l'origine des facultés, non seulement sous le rapport philosophique, mais surtout au point de vue scientifique. J'ai fondu dans ce nouveau travail plusieurs passages du mémoire intitulé de l'*Influence du moral sur le physique*, inséré, depuis une vingtaine d'années, dans les comptes rendus de l'Académie des sciences morales et politiques, ainsi que le chapitre sur les facultés intellectuelles, qui a paru dans les deux premières éditions du *Traité de physiologie* du professeur Longet. Ce chapitre, ainsi que plusieurs personnes l'ont su, est exclusivement mon ouvrage. Voici en quels termes en parle ce grand physiologiste lui-même; après un passage guillemeté et un renvoi au bas de la page, se trouve la note suivante :

« Foissac, *Histoire naturelle et philosophique de l'homme* » (Ouvr. inéd.).

« Nota. — Dans la rédaction du présent chapitre sur les facultés intellectuelles, nous avons beaucoup emprunté à cet ouvrage, que notre savant ami a bien voulu nous communiquer, avant toute publication. Plus loin, le lecteur trouvera quelques autres passages que nous avons cru devoir reproduire textuellement, comme étant aussi remarquables par l'élégance du style que par l'élévation de la pensée. » (Tom. II, p. 394.)

L'amitié commande tous les dévouements; aussi fut-elle le motif qui me détermina à écrire ce chapitre. Cependant, il ne me déplaisait point de voir figurer une profession de foi spiritualiste, dans un ouvrage qui éclipsa tous les traités de physiologie qui avaient paru en France et à l'étranger, depuis le grand Haller. Un ennui toutefois m'était réservé. En publiant la troisième édition de son bel ouvrage, Longet m'avoua qu'il voyait avec chagrin les progrès de la libre pensée et du positivisme, au sein des sociétés savantes et dans les corps enseignants; aussi, tout en restant fidèle aux doctrines spiritualistes, exprimées dans mon article, ajouta-t-il, le mouvement de la science à l'École de Paris et surtout en Allemagne, la préférence presque exclusive que l'on accordait à l'histologie, aux études microscopiques, aux recherches du laboratoire et à la méthode expérimentale, le déterminaient-ils à faire subir à l'article sur les facultés intellectuelles quelques modifications et quelques retranchements.

Pour moi, en publiant ce travail, j'ai plutôt ajouté que retranché à celui qui avait paru dans le *Traité de physiologie*. Il est inutile d'ajouter qu'il s'agit ici, non d'un traité didactique, mais d'un simple essai sur le matérialisme et le spiritualisme, considérés au point de vue scientifique. Cette méthode me permet beaucoup de digressions; cependant elles tendent toutes à ce but essentiel : la confirmation des doctrines spiritualistes. La plupart des auteurs se flattent d'être utiles par leurs écrits; ce désir est aussi le mien; il m'a semblé que la vérité étant toujours attaquée avait besoin d'être toujours défendue. On croit généralement, d'après les exemples fournis par La Mettrie, Cabanis, Broussais et tant d'autres, que les médecins sont matérialistes; mais on pourrait citer un non moins grand nombre de médecins aussi célèbres, dans les temps anciens et modernes, qui professèrent des doctrines contraires. L'anatomie, la physiologie, l'histoire naturelle, la géologie, l'astronomie ne peuvent induire en erreur que des esprits inattentifs ou passionnés. C'est donc par des preuves empruntées à la science que j'ai espéré, d'accord avec les philosophes, pouvoir démontrer les doctrines spiritualistes, que je considère comme l'ancre de salut pour les sociétés; car, qu'est-ce que la science, sinon la révélation de la vérité?

LE

MATÉRIALISME

ET LE

SPIRITUALISME SCIENTIFIQUES

OU

LES LOCALISATIONS CÉRÉBRALES

CHAPITRE PREMIER.

Du physique et du moral.

En dehors de la cause première, nous trouvons parmi les choses créées, et dans presque tous les phénomènes observés par la science, une dualité remarquable. Ainsi, l'univers et ses lois, la matière et ses propriétés, l'organe et la fonction, le physique et le moral, le corps et l'esprit, le fini et l'infini, le relatif et l'absolu, le contingent et le nécessaire ; tels sont les sujets d'étude que l'on rencontre au frontispice des sciences physiques et philosophiques. Spinosa lui-même, tout en n'admettant qu'une seule substance, attribue à la matière deux propriétés essentielles : l'étendue et la pensée ; et de ce principe, ainsi arbitrairement interprété, fait découler toute sa philosophie. Dans l'ordre moral se révèlent la même dualité et une opposition non moins évidente. L'idée du bien peut-elle exister sans celle du mal? Comment pourrait-on avoir la notion de la justice sans l'existence de l'injustice, celle du courage sans l'exemple de la lâcheté, de la vertu sans le vice, de la vérité sans le mensonge, du plaisir sans la souffrance, du bonheur sans l'adversité ?

La matière et la force se présentent donc comme une dualité impérieuse à l'observateur attentif. Dans l'univers entier, dans toute la nature, nous retrouvons donc, patente ou cachée, une force (est-ce la même, modifiée par les milieux)? qui, toujours présente et active, se mêle à la matière, ou plutôt qui lui est tellement inhérente qu'elle ne peut en être séparée que par la pensée. La matière, en effet, ne se montre jamais complètement à l'état d'inertie ou de chaos. Peut-on concevoir une seule de ses particules qui ne soit soumise à l'attraction ? les forces spéciales peuvent disparaître ; la cristallisation, l'organisation, la vie, le mouvement spontané sont, pour ainsi dire, contingents et passagers, tandis que le mouvement général et l'attraction universelle, forces immuables et nécessaires, emportent sans cesse les grains de poussière, les atomes comme les corps célestes dans les espaces infinis.

Nous nous abstiendrons d'examiner un certain nombre de questions abstraites et de rechercher, par exemple, si la matière et la force peuvent exister indépendantes et séparées, laquelle a précédé l'autre et doit être regardée, sinon comme cause première, du moins comme cause seconde et formatrice. Toutefois, en laissant dans l'ombre les hypothèses invérifiables, on peut rechercher par les faits d'observation quel est le rôle, quelle est l'influence de la matière sur la force et, dans certains cas, de la force sur la matière et ses formes diverses. Les rapports du physique et du moral dans l'homme ont toujours été pour les médecins et les philosophes, pour les législateurs même, un sujet important d'étude et de méditation. La plus simple observation, en effet, découvre à l'esprit les rapports harmonieux des forces et de la matière, du moteur et de l'instrument, de la fonction et de l'organe, non seulement chez l'homme, mais encore dans chacune des parties de cet admirable univers.

Ils avaient bien compris cette dépendance, Moïse, Lycurgue, Platon, Hippocrate, Xénophon et la plupart des philosophes de l'antiquité. Ne surent-ils pas, mieux que nous peut-être, combien l'homme est tributaire du milieu dans lequel il vit, d'un ciel âpre ou clément, d'un sol fertile ou sauvage, et combien il se modifie et se transforme par les mœurs et les lois? On en trouve la preuve constante dans les conseils qu'ils donnent pour l'éducation et le régime, et surtout dans ces institutions qui étonnent la mollesse de nos âmes et qui ont traversé debout un grand nombre de siècles. Ces institutions n'ont-elles pas eu le pouvoir de régénérer l'homme abâtardi, de lui faire aimer le devoir plus que le plaisir, la mort héroïque plus que la vie ignominieuse et, après l'avoir dépouillé de sa nature sensuelle, n'ont-elles pas fait sortir d'éléments grossiers la couronne radieuse des vertus qui honorent l'humanité?

Quoique la loi féconde des rapports du physique et du moral soit formellement énoncée dans les écrits des anciens, il faut toutefois arriver au commencement de ce siècle pour la voir assujettie à des règles précises et, en quelque sorte, convertie en science. A Cabanis appartiendra toujours la gloire d'en avoir posé les bases, d'en avoir développé les principes et indiqué les conséquences pratiques. Mais autant, chez lui, la forme a d'éclat et de perfection, autant certains principes philosophiques sont erronés et dangereux. Représentant avancé de l'école sensualiste du XVIIIe siècle, et dominé par le courant d'opinions auquel obéissaient tant d'esprits élevés, il n'avait pas vu sans doute tout le vide, toute l'inconséquence, tout le danger, tout le côté désespérant de sa doctrine. Esprit fier, indépendant, il ne s'était pas aperçu qu'un tel système enlève toute dignité à l'esprit humain, qu'il détruit toute liberté et toute moralité en réduisant l'homme à la matière, le devoir à l'utile, la vertu à l'ordre ; car, dit avec autant de vérité que de profondeur Odilon Barrot, dans son rapport sur l'ouvrage de Rossi : « Liberté et spiritualisme, pourraient bien n'être qu'une seule et même chose. »

D'ailleurs, personne n'ignore que cédant à des opinions exclusives sur le principe de la pensée chez l'homme, Cabanis a établi sur des faits d'observation et des raisonnements solides, l'action de l'organisme et des agents extérieurs sur les passions et l'intelligence, tandis qu'il indique à peine dans un seul mémoire l'influence du moral sur le physique, tout en la regardant comme incontestable ; préoccupé exclusivement des actions organiques, il n'a fait qu'indiquer les phénomènes moraux; ces derniers cependant sont les plus importants; et c'est de l'interprétation qu'on leur donne que dépendent tous les systèmes philosophiques, la matérialité ou la spiritualité du principe pensant.

C'est une grande et noble étude sans doute, que de prendre l'homme, ou plutôt l'enfant sorti nu du sein maternel, et ne donnant d'autre signe d'intelligence et de sensibilité qu'un cri de souffrance; de voir cette argile animée par une force intérieure se développer de jour en jour, apprendre au moyen de sens inexpérimentés, à connaître un monde qu'il ignore; de suivre Condillac instruisant cette statue vivante, lui mesurant une à une les notions venues du dehors jusqu'à ce que celles-ci, ayant éveillé des sentiments, éclairé l'intelligence, on puisse dire: voilà un homme. On admire le sens droit et le jugement solide de l'ingénieux philosophe dans l'analyse des sensations; mais combien est faible, puéril même, son raisonnement, lorsqu'il veut faire provenir tous les phénomènes, la conscience et la volonté elles-mêmes, de la couleur, de la configuration, de la densité, de la température, de la sonorité, des émanations, de la saveur des corps extérieurs, sans tenir compte de l'élement spirituel et de l'activité de l'être pensant! En regard de cette analyse plus subtile que juste, combien l'étude des influences de l'esprit sur la matière, du moral sur l'organisme, n'offre-t-elle point à l'observateur plus d'intérêt, de grandeur et de sublimité! car, elle nous reporte invinciblement vers l'origine de l'humanité, elle nous dévoile l'étendue de notre puissance, elle nous conduit à la recherche de nos destinées.

Eh ! quoi ? ne faut-il donc voir dans l'homme que l'un des anneaux du règne organique, un animal d'une espèce particulière, et à ce titre moins bien doué que l'éléphant, le lion, l'aigle, ces rois de la force et de l'agilité ? Doit-on rayer d'un trait de plume tout ce qui a rapport aux causes finales, dont l'intelligente harmonie projette une clarté splendide sur la ténébreuse obscurité des premiers âges ? La création n'a-t-elle donc pas de but ? L'univers est-il un ensemble de corps jetés au hasard, qui, pendant une longue suite de siècles, roulent dans le vide, s'entre-choquent, se détruisent, se renouvellent ; un composé d'atomes perpendiculaires qui, pour la commodité du système d'Épicure, s'infléchissent, se rapprochent, se combinent et forment enfin, non seulement les corps célestes, mais encore tout le règne organique, la vie, le sentiment, la pensée ? La seule philosophie raisonnable sera-t-elle donc un scepticisme universel ? Après avoir demandé à la nature un secret qu'elle n'a point livré, après avoir interrogé la science hésitante ou muette, serons-nous réduits comme Job à définir la vie de l'homme, le *rêve d'une ombre* ? Ces ombres, qui sont-elles ? Là, un Cyrus, un Alexandre, un César, un Charlemagne, dont les noms planent encore, entourés d'une auréole de gloire, au-dessus des ruines de leurs empires ; ici, un Homère, un Phidias, un Raphaël, un Aristote, un Copernic, un Newton, les créateurs de l'art et de la science, dont les uns ont semé sur la route du temps, les monuments de leur génie, et les autres *recueilli des coquillages sur l'océan de la vérité ;* puis, autour d'eux, dans chaque siècle, quelques noms qui surnagent, et trois milliards d'ombres inconnues qui tombent dans la fosse commune, et non moins effacées du souvenir de l'histoire que l'ombre passagère qui, après le coucher du soleil, s'évanouit sans laisser la moindre trace. Non, ce n'est pas là l'homme tel que nous le comprenons, et dont la dignité nous est révélée par l'étude et la réflexion. Si on peut le plaindre dans ses défaillances et ses tristes abaissements, comment ne pas l'admirer dans les œuvres de son génie, comment ne pas l'honorer dans ses héroïques dévouements et dans ses vertus presque divines ? Or, c'est par la raison, c'est par le moral que l'homme s'élève à ce degré de grandeur, qu'il se présente à nous dans sa royauté intellectuelle, prenant possession de la terre, soumettant la plupart des animaux à sa domination et forçant en quelque sorte la nature à lui livrer la clef de ses trésors, la mer à lui ouvrir un sentier sur ses abîmes, les cieux à lui découvrir la marche des étoiles. En étudiant ses premiers pas sur la terre, l'esprit est frappé de le voir manquant de tout, isolé, misérable ; puis, s'efforçant de sortir de cette abjection, se réunir en sociétés, se donner des lois, bâtir des villes, élever des monuments gigantesques, fonder de puissants empires, produire sans guide et sans maître les chefs-d'œuvre de la poésie, de la peinture, de la sculpture ; fondre les métaux ; cimenter avec ses sueurs, ses larmes, son sang, les libertés de tous et la civilisation du genre humain. Comment ne pas admirer les prodiges que nous offrent l'agriculture et la mécanique ? D'un côté, l'homme multiplie sans fin la production qui, par des procédés ingénieux, s'améliore sans cesse ; de l'autre, il ajoute à ses bras débiles mille bras de fer ; une faible femme, un simple enfant fait mouvoir un essaim de roues, qui, pareilles à des fées, tissent les plus merveilleuses étoffes. L'industrie, comme la civilisation, poursuit ses conquêtes de siècle en siècle jusqu'au nôtre, qui surpasse tous ses devanciers ; il a vu la science dire à la matière : *Marche* ; à la vapeur : *prête-moi ta force* ; et à la pensée même : *fais le tour du monde, rapide comme la foudre sur ce fil de métal !*

Etincelle du foyer divin, l'esprit assigne à l'homme sa place dans la création ; c'est à l'esprit qu'il doit de ne pas croupir dans les langes d'une éternelle barbarie ; car, ne nous méprenons pas ; si, dans l'ordre des événements, les faits victorieux semblent tout dominer, tout courber sous le poids de leur force, l'idée génératrice, messagère de la Providence plane au-dessus d'eux ; c'est elle, sous le nom d'Archimède, de Gutenberg, de Christophe Colomb, de Képler, de Descartes, de Newton, de Lavoisier, de Watt, de Franklin, qui les engendre, qui les pousse comme le mécanicien intelligent guide la terrible locomotive qui porte des milliers de voyageurs dans des pays lointains.

Il se peut du reste que la supériorité de l'intelligence sur la matière ait frappé tous les esprits, et qu'ils diffèrent seulement lorsqu'il s'agit de remonter à l'interprétation des phénomènes de l'ordre moral. Ici, en effet, il se produit une dissidence profonde entre les philosophes modernes, suivant qu'ils appartiennent à l'école spiritualiste ou sensualiste; car, en dernière analyse, toutes peuvent être ramenées à ces deux classes. Et cette distinction que nous établissons dans le domaine de la philosophie moderne, se rapporte également à l'ancienne ; à l'école ionienne comme à l'italique, aux atomistes, non moins qu'aux éléates, aux dogmatiques, aussi bien qu'aux sceptiques. Si, laissant de côté pour les sectes sans nombre qu'on a vu se former successivement, les méthodes d'enseignement si importantes d'ailleurs, et négligeant l'objet même des études de chacune d'elles, soit la nature, soit la morale, soit la logique, soit enfin la métaphysique, nous approfondissons la question vitale qui plane au-dessus de toute philosophie, on trouve l'affirmation ou la négation dans l'homme d'un principe distinct de la matière, d'un agent actif, intelligent, indissoluble. La science des *Rapports du physique et du moral* touche à cette question, la plus délicate de la philosophie : le *principe de la dualité*, la *nature de l'âme*. Ce problème posé il y a trois mille ans, et remis en question de siècle en siècle, n'est pas une dispute d'école. Sur ce problème, en effet, reposent véritablement les formes de la société, la destinée de l'homme et ses rapports avec le monde entier.

Avant de rappeler sur quelles preuves s'appuie la doctrine de la spiritualité, ne doit-on pas, comme préliminaire indispensable, présenter certaines considérations sur les propriétés ou les forces qui se manifestent dans les diverses combinaisons de la matière? Il nous paraît nécessaire de rechercher si les propriétés qui se développent subitement dans un composé nouveau, sont le résultat d'un arrangement moléculaire, si elles peuvent s'expliquer par la nature connue des éléments qui se combinent, ou bien, si elles leur sont communiquées par l'intervention d'une force étrangère. Il n'est pas moins essentiel d'examiner l'influence de la fonction sur l'organe, de l'organe sur la fonction et enfin les rapports de la force et de la forme dans les corps organisés. Avant d'aborder les questions de détail et les vues pratiques, il nous a semblé qu'il fallait indiquer avec précision les principes philosophiques dont les faits eux-mêmes sont à la fois les conséquences et la démonstration.

CHAPITRE II.

De la matière et de ses propriétés.

On rapporte que le célèbre maître de Porphyre, Plotin, regardant la création comme une chute et la matière comme un objet digne de nos mépris, avait honte d'être logé dans un corps formé d'éléments terrestres et, par suite de ce sentiment, ne voulut jamais laisser faire son portrait. Réfuter une opinion aussi bizarre serait accorder trop d'importance aux rêveries de l'école néoplatonicienne, qui renouvela les prétentions des Eléates et ouvrit la route à Spinosa. Dans l'ensemble des connaissances humaines, l'étude des choses matérielles n'occupe pas une moins grande place que celle des sciences philosophiques, ainsi que le prouvent la chimie, la physique, la minéralogie, la géologie. Tout ce qui tombe sur nos sens est du domaine de la matière, dont les propriétés les plus générales sont l'étendue, la divisibilité presque à l'infini, la pesanteur, la couleur, la température, la cohésion, l'affinité. Tous les corps matériels ont trois modes d'existence et se présentent sous l'un de ces trois états, solide, liquide ou aériforme. Il n'est pas de corps solide parmi les plus denses, tels que le granit, le fer, le platine, qu'on ne puisse, au moyen de températures excessives réduire à l'état de vapeur et tels qu'ils se présentent dans le soleil ; il n'est pas de gaz qu'on ne puisse espérer liquéfier et peut-être même solidifier, ainsi que l'avaient prévu Lavoisier et Faraday ; mais ce que ces deux illustres chimistes n'avaient pu obtenir, deux savants modernes l'ont réalisé : ils sont parvenus à liquéfier l'oxygène, l'hydrogène, l'azote et l'air atmosphérique. Toutefois, il n'en est pas de même des fluides impondérables, la lumière, la chaleur, l'électricité, le magnétisme, qui sont compris cependant au nombre des corps matériels. On considère ordinairement les propriétés générales de la matière comme inertes et passives ; il serait plus exact de dire qu'elles sont aveugles et fatales. Nous ne connaissons pas complètement la substance ou plutôt la nature propre des corps, non plus que celle des esprits et des forces. Quand nous disons de l'or qu'il est jaune, pesant, ductile, nous ne faisons qu'indiquer certaines propriétés, certaines apparences relatives à l'homme ; mais nous ne savons pas si ce sont les seules et les plus essentielles. En dehors de ces propriétés réputées inertes et passives, nous en trouvons d'autres que nous considérons comme actives ou mieux encore comme des forces spéciales ; telles sont, par exemple, l'électro-magnétisme et la gravitation.

Avant d'aller plus loin, expliquons-nous sur ce mot

de *force ;* dans son *Traité des animaux*, Condillac blâme l'emploi qu'en ont fait certains métaphysiciens. La force dont il est si souvent question dans les sciences, nous offre une idée, sinon entièrement pareille, du moins à peu près conforme à celle que Leibnitz en avait conçue : simple, inaltérable, immatérielle, impérissable, à laquelle il donna le nom de *Monade*, créée par Dieu, ne pouvant être anéantie que par lui. Suivant Leibnitz, le signe caractéristique de la substance, c'est la force ; ainsi, pour lui, force et substance sont une même chose. Nous pensons avec ce grand philosophe que la force est la puissance active dans la matière; sa notion entraîne celle de cause ; elle a créé une science nouvelle : *la dynamique.* Ainsi, dans le monde matériel, l'attraction ; dans le règne organique, la vie ou nature plastique, dans l'ordre spirituel, la volonté, sont des forces essentielles, mais distinctes de la matière à laquelle, cependant, elles sont associées pour l'accomplissement des grands phénomènes de la nature.

On ne peut imaginer un assemblage, une réunion de particules matérielles sans un certain ordre, sans une harmonie quelconque dans le composé nouveau. Les combinaisons variées déterminent des phénomènes innombrables, des propriétés que rien n'explique ; ainsi l'oxygène et l'azote forment ensemble cinq combinaisons : si on mêle vingt et une parties d'oxygène et soixante-dix-neuf d'azote, on a l'air atmosphérique, le principe, ou du moins l'aliment de la vie pour tout le règne organique. Dans des proportions différentes, ces deux gaz produisent un liquide de formidable puissance, l'acide azotique. Le poids d'azote restant le même, les poids de l'oxygène sont entre eux comme les nombres 1, 2, 3, 4, 5.

Quel homme ne serait frappé d'étonnement si, au lieu d'acquérir cette connaissance par l'étude graduelle de la chimie, il apprenait subitement que trois corps gazeux se combinant en proportions diverses, engendrent toutes les plantes, tous les fruits, en un mot toutes les espèces végétales, la ciguë comme la vigne, le chardon comme l'épi de blé, le mancenillier comme la rose, le sucre comme l'assa-fœtida, la noix vomique comme la pêche, le jalap comme l'olive, l'opium comme le quinquina ! Bien plus, il suffit d'une simple modification dans l'arrangement des mêmes molécules, pour obtenir des composés essentiellement différents, les corps appelés isomériques, tels que : l'amidon, la gomme, le sucre, etc. Ainsi, que l'on jette dans une cornue ces produits si divers : les feuilles, les fleurs, les racines, les sucs d'un végétal, il ne fournit à l'analyse que de l'hydrogène, de l'oxygène, du carbone ; quelques-uns, les graines en particulier contiennent de l'azote. Le fer, l'iode, le soufre que la plante absorbe parfois dans le sol où elle germe, n'en forment pas une partie intégrante. Mais, est-ce à dire qu'il suffit de la présence de trois corps gazeux pour expliquer tous les phénomènes du règne organique? Non, assurément ; sans le calorique, les graines ne germent pas ; sans alcali, cette germination languit ou s'arrête ; supprimez la lumière et la chaleur, dès lors la croissance, la floraison et la maturation sont empêchées. Enfin, avec les plus célèbres chimistes, il faut admettre surtout une force qui produit l'arrangement moléculaire et toutes les combinaisons diverses. Et ces savants supposent que cette force insaisissable est identique avec l'électricité.

« Les propriétés de la matière étant une fois déterminées, dit Cabanis, et avec lui un certain nombre de physiologistes, on voit clairement que tous les phénomènes doivent être produits et s'enchaîner dans un certain ordre, par une nécessité non moins puissante que celle qui force un corps grave à suivre les lois de la pesanteur. » Donnez à cette proposition toute l'extension qu'elle comporte, on voit, indépendamment des corps bruts, apparaître tous les êtres organisés, ces formes fugitives que des forces particulières semblent soustraire momentanément à l'action mécanique du mouvement général. Après ces prémices, viennent les conséquences extrêmes que chacun a prévues: » On ne doit pas s'étonner, dit Cabanis, que les opérations dont l'ensemble porte le nom de *moral* se rapportent à ces autres opérations qu'on désigne plus particulièrement par celui de physique, et qu'elles agissent et réagissent les unes sur les autres, voulût-on, d'ailleurs, regarder les diverses fonctions organiques comme déterminées par deux ou plusieurs principes distincts. » Il se hâte d'ajouter : « Il s'en faut de beaucoup que la différence des opérations prouve celle des causes qui les déterminent....... Les fonctions assignées au poumon, à l'estomac, aux organes de la génération, à ceux du mouvement progressif et volontaire sont très différentes sans doute : est-ce un motif pour chercher dans les corps vivants autant de causes actives que d'actes ou d'opérations, d'y multiplier les principes avec les phénomènes? Et si la pensée diffère essentiellement de la chaleur animale, comme la chaleur animale diffère du chylea ets de lemence, faudra-t-il avoir recours à des forces inconnues et particulières pour mettre en jeu les organes pensants, et pour expliquer leur influence sur les autres parties du système animal? » La conclusion était inévitable et logique : le mouvement volontaire est placé sous la dépendance de la même cause que les fonctions de l'estomac; il ne veut pas d'une force inconnue pour expliquer le jeu des organes pensants; la chaleur animale et la conscience, quoique diverses en apparence, sont d'après lui deux phénomènes dépendant de la même cause, « à moins, dit le célèbre physiologiste, qu'on ne veuille répandre comme à plaisir d'épais nuages sur l'histoire de la vie. »

En opposition avec de tels principes, il suffit d'énoncer un fait évident dont les conséquences sont favorables à la doctrine de la spiritualité. *Les propriétés de certains corps leur sont manifestement transmises par l'intervention d'une force spéciale, distincte même de ces corps.* On peut citer comme exemple l'aimantation communiquée à un barreau de fer soit par la foudre, soit par quelques décharges électriques, soit enfin par la simple approche d'un corps aimanté. La construction de la bouteille de Leyde, de la pile de Volta, fournirait les mêmes preuves; supprimez un des rouages de ces machines, l'eau acidulée de la pile, dès lors la main touche impunément ces appareils, qui dans d'autres conditions lançaient la foudre. Qu'on rapproche et qu'on mêle deux gaz dont les propriétés sont bien connues, l'oxygène et l'hydrogène, aucune combinaison n'a lieu. Que ces gaz soient traversés par l'étincelle électrique, il se produit instantanément un composé nouveau, essentiellement différent des deux éléments générateurs. Que s'est-il donc passé dans cet instant, prompt comme la pensée, où l'étincelle traversait les deux gaz et formait l'eau? Il s'est produit là une sorte de génération, un de ces actes devant lesquels l'esprit s'arrête, car il lui semble rencontrer la force créatrice, la cause première. Voilà donc un premier fait acquis à notre démonstration : deux corps se combinent et acquièrent des propriétés nouvelles par l'intervention d'une force étrangère et spéciale. On ne saurait expliquer le phénomène qui s'est opéré dans cette combinaison par les lois qui régissent les corps graves. Les chimistes ont imaginé une force particulière, l'*affinité* qui exprime dans le langage scientifique la propriété, inconnue dans son essence, que les substances ont de s'unir et de se combiner. Entre les corps élémentaires et leurs composés, il faut établir une distinction importante: quelques-uns de ceux-ci possèdent déjà certaines propriétés qui les rendent propres à être assimilés par les êtres organisés, et s'ils ne sont pas vivants, ils sont du moins aptes à vivre. Leur vertu, leur intégrité se conservent par le mouvement, se perdent dans le repos; voyez avec qu'elle rapidité se corrompent l'eau stagnante et l'air atmosphérique confiné. A quels principes certains corps inanimés doivent-ils cette vertu qui les place sur la limite des corps vivants, et les rend propres à le devenir eux-mêmes, lorsqu'ils sont introduits dans un organisme? C'est à l'oxygène, justement nommé *air vital*; car, soustrait à son influence, même pour peu d'instants, le règne animal est frappé de mort. Agent presque universel, ce gaz s'attache à la plupart des corps, ici pour les préparer à la vie, là pour en opérer la décomposition et former sans doute des combinaisons nouvelles. Plus un corps a d'affinité pour l'oxygène, et plus il est apte à s'organiser. On peut citer comme exemples, le carbone, l'hydrogène, l'azote, les alcalis, le fer, le phosphore, le soufre. Au contraire, les corps difficilement attaquables par l'oxygène, tels que l'argent, l'or, le platine, sont inutiles à l'entretien des espèces organiques, on ne leur connaît d'autre utilité que certains usages purement matériels.

C'est donc très justement qu'Hippocrate a dit que l'air est l'aliment de la vie, et l'on peut assurer que sans l'air atmosphérique, sans l'oxygène, le linceuil de la mort s'étendrait sur toute la surface de la terre. Il résulte toutefois des découvertes de M. Pasteur qu'il y a une sorte de vie sans air et sans intervention du gaz oxygène libre; et que, toutes les fois qu'il y a vie sans air, la fermentation se manifeste.

Dans les phénomènes que nous venons d'énumérer, il faut reconnaître l'existence d'une force active, continuellement présente, qui ne se borne pas à communiquer à la matière, l'impulsion et le mouvement, mais qui la saisit dans ses plus intimes molécules, qui la façonne, l'organise et l'anime avec plus d'art et de puissance que le statuaire n'imprime sa pensée et le cachet de son génie sur l'airain ou le marbre qui sort de ses mains.

Nous bornons là nos réflexions sur la question des forces, en faisant remarquer toutefois que les physiciens modernes reconnaissent que la lumière, le calorique, l'électricité et le magnétisme, le mouvement peut être, ne sont qu'une seule force, le même fluide modifié, transformé et dès lors impérissable. La matière elle-même est-elle une ou composée? est-elle divisible à l'infini ainsi que quelques savants modernes le professent, ou formée d'atomes irréductibles, d'une ténuité extrême comme l'enseignaient Leucippe et les Épicuriens chez les anciens, et comme l'admettent Dalton, Berzélius, Gay-Lussac, et la plupart des chimistes modernes ? Les considérations suivantes nous permettront peut-être de répondre à ces délicates questions.

CHAPITRE III.

De la constitution de la matière, de l'alchimie.

Nous avons dit plus haut qu'on ne connaissait pas la nature intime de la matière. Empédocle avait imaginé la doctrine des quatre éléments qui étaient le feu, l'eau, la terre et l'air. Ce fut une des premières conquêtes de la chimie de démontrer que, de ces quatre corps, les trois derniers sont des composés; on réserve le nom d'éléments aux seules substances qui n'ont pu être décomposées et dont on ne peut retirer pour chacune d'elles que la même matière; on en compte aujourd'hui soixante-six, sans y comprendre les fluides impondérables. Mais il n'est pas douteux que ce nombre n'augmente encore, quand on songe surtout que le cœsium et le rhubidium ont pu être découverts en 1861 par Kirchhoff et Bunsen à l'aide du spectroscope, c'est-à-dire par l'analyse des flammes. Mais ici se présente pour les savants une question importante ; ces corps sont-ils réellement simples et ne parviendra-t-on pas un jour à les décomposer, ainsi que cela est arrivé pour l'eau et l'air, considérés jusqu'au dernier siècle comme des éléments ? Il règne parmi les chimistes deux opinions très opposées : Les uns à l'exemple de M. Dumas et de M. Baudrimont adoptant la théorie de Prout, pensent qu'il n'existe dans le monde des corps qu'une seule substance, une matière unique, que tous les corps de la nature peuvent résulter de la condensation de cette matière dans des proportions déterminées. M. Dumas croit trouver la preuve de sa théorie dans le poids des équivalents de tous les corps élémentaires qu'il représente par des multiples en nombres entiers de celui de l'ydrogène, pris pour unité. Ainsi l'hydrogène, le gaz le plus léger de la nature, serait l'élément ultime et indivisible, l'élément générateur de tous les corps, considérés à tort comme éléments. Ainsi se trouverait renversée la révolution opérée par l'illustre Lavoisier sur les résultats de l'analyse chimique, et la croyance aux corps simples et inaltérables, qui a régné pendant près d'un siècle et qui a été confirmée par les découvertes de H. Davy, Berzélius, Scheele, Wollaston, etc.

La théorie du chimiste anglais Prout, attribuant tous les corps de la nature à la condensation de l'hydrogène ou d'un gaz plus léger, déjà vivement combattue par Berzélius, rencontra dans le célèbre physicien Despretz un adversaire redoutable. Ce savant ayant soumis le cuivre, le plomb et le cadmium à quatorze séries d'expériences et en particulier à l'action de puissantes machines électriques ne put constater dans la constitution de ces métaux le moindre indice de la présence de deux corps distincts, et fut conduit à les considérer comme de véritables éléments. Aidé dans ses expériences par MM. Fizeau et Delafosse, il opéra également sur l'oxygène, sur l'azote, sur l'ammoniaque, sur l'hydrogène bicarboné ; il soumit pendant cinq heures, l'azote et l'oxygène à des appareils d'une formidable puissance sans qu'il se manifestât la moindre altération dans le volume ou la composition de ces gaz.

Il fut suffisamment établi par ces expériences mémorables que ni les métaux, ni l'azote, ni l'oxygène ne sont composés d'hydrogène ou d'un gaz plus léger ; que deux des métaux expérimentés ne sont pas une même matière, dans des états moléculaires différents, et enfin que le nombre des résultats obtenus est suffisant pour étendre les mêmes conséquences à tous les corps métalliques et non métalliques. Des expériences ultérieures sur le fer et le platine fournirent les mêmes résultats : portés au rouge presque blanc dans le vide barométrique, on n'observa aucun dégagement de gaz ; l'oxygène et l'azote conservèrent un volume invariable. Ainsi les métaux et les corps non métalliques ne sont décomposés par aucune force connue, ni par la chaleur, ni par la lumière, ni par l'électricité. Il est donc permis de considérer comme corps simples et comme de véritables éléments tous ceux qui sont admis comme tels dans les ouvrages de chimie.

Nous ne doutons pas que la science ne réserve de grandes surprises aux générations futures. L'une des plus magiques, non pour les chimistes, mais pour les foules, a été la production artificielle des pierres précieuses, ainsi que, déjà, en avaient fourni les preuves Becquerel, Elbeimein, Marc-Antoine et Gaudin. Dans une séance récente de l'académie des sciences, MM. Frémy et Ch. Feil déposèrent sur le bureau de l'académie des corindons, des rubis et des saphirs, qu'ils avaient fabriqués dans leurs creusets, et ces pierres précieuses ne le cédaient en rien aux pierres naturelles comme dureté, éclat, transparence et richesse. Par quelle merveille d'industrie MM. Frémy et Ch. Feil ont-ils obtenu ce résultat? Leur procédé a consisté à faire fondre au creuset et laisser cristalliser un mélange d'alumine et de minium pour obtenir le corindon; à y ajouter du bi-chromate de potasse, si on veut produire du rubis et puis encore, un oxyde de cobalt pour avoir le saphir. Il n'est pas de pierre précieuse qu'on ne puisse espérer composer, en imitant les combinaisons et les procédés de la nature. On annoncerait à l'académie des sciences qu'avec de la suie, du graphite, de l'anthracite ou tout autre charbon, on a formé du diamant, aucun chimiste ne dirait : c'est impossible. Mais on a lieu de s'étonner que cette charmante métamorphose n'ait pas encore été réalisée. Newton ayant reconnu que la lumière était réfractée et dispersée en traversant le diamant en avait annoncé la nature combustible. On sait qu'en 1694 les académiciens *del Cimento* de Florence brûlèrent un diamant au foyer d'un miroir concave; Lavoisier et H. Davy renouvelèrent cette expérience célèbre.

Si l'on pouvait admettre avec M. Baudrimont qu'il

n'y a dans l'univers qu'une seule et même matière qui, en se condensant d'après certaines lois a produit tous les éléments chimiques, il faudrait réhabiliter l'alchimie et encourager ceux qui veulent se livrer à la recherche du *grand œuvre.* L'alchimie avait la double prétention de changer en or ou en argent les plus vils métaux, et celui d'extraire des substances diverses une panacée universelle qui, non seulement guérissait toutes les maladies, mais encore prolongeait la vie humaine bien au-delà du terme ordinaire. Ces deux prétentions sont aussi décevantes l'une que l'autre. Et ne craignons pas de dire ici, que tous les alchimistes sans exception aucune furent des fourbes, des illuminés, ou des cerveaux malades; nous ne faisons d'exception pour aucun, ni pour Arnauld de Villeneuve, ni pour Raymond Lulle ni pour Van-Helmont. Nous craindrions de commettre un anachronisme en réfutant les mensonges ou les rêveries des Paracelse, des Cagliostro et des imposteurs de leur espèce. Imbu de toutes les chimères de la magie, de l'astrologie, de l'alchimie, se disant possesseur du secret de faire de l'or et de prolonger la vie, Paracelse meurt âgé de quarante-huit ans à l'hôpital de Saint-Étienne. La vie et la mort de Raymond Lulle furent celles d'un fanatique insensé.

Il n'existe pas un seul exemple de transmutation des métaux. Les livres qui enseignent ce grand secret sont des rapsodies inintelligibles, que personne n'a lues et ne peut lire. Michel Maïer de Francfort, dont les nombreux ouvrages sur l'alchimie ont été publiés de 1616 à 1623, dissipa une grande fortune à la recherche de la pierre philosophale. Richelieu avait failli être dupe d'un capucin défroqué, nommé Dubois, qui se présenta à lui se disant possesseur du secret de faire de l'or. Louis XIII, la reine et le cardinal assistèrent à une expérience, où l'ex-capucin à l'aide de la *poudre de projection,* fit un lingot d'or avec une douzaine de balles de mousquet. Dans leur enthousiasme, le roi et le cardinal embrassèrent Dubois ; en attendant qu'il entreprit le *grand œuvre* en de fortes proportions, il fut ennobli, fêté et chassa par privilège dans les forêts royales ; mais pressé de mettre ses promesses à exécution, on découvrit la fourberie. Il fut arrêté, conduit à la Bastille, jugé, condamné et enfin pendu le 25 juin 1637. Le croirait-on ? Dans le siècle dernier, en 1783, un membre de la société royale de Londres, nommé Price, osa annoncer publiquement qu'il possédait le secret de changer en or les métaux les plus grossiers. Il montrait une poudre rouge et une poudre blanche, propres, disait-il, à transformer le mercure en or ou en argent à volonté, prétendant avoir fait cette expérience, à sept reprises différentes. La société royale, justement jalouse de l'honneur de ses membres, le mit en demeure de fournir la preuve de ce qu'il avait annoncé et nomma une commission pour suivre ses expériences. Price recourut à des faux-fuyants et prétendit n'avoir plus de poudre. Après les délais qui lui furent accordés, pressé de nouveau par la société royale, mais honteux d'un mensonge injustifiable, Price s'empoisonna avec l'huile volatile de laurier-cerise, la veille du jour qu'il avait fixé pour faire l'expérience devant la commission. Ne sait-on pas enfin que le prince de Rohan fût subjugué, fasciné par Cagliostro, au point d'abjurer sa dignité et jusqu'à son libre arbitre devant ce chevalier d'industrie. Le cardinal montrait avec mystère un gros solitaire qu'il portait au petit doigt et sur lequel étaient gravées les armes de la maison de Rohan. Ce diamant ne valait pas moins de vingt mille francs. Eh bien, il prétendit l'avoir vu créer à Cagliostro, les yeux fixés sur le creuset où se faisait l'opération. Il prétendit également lui avoir vu faire cinq mille livres d'or, dont il lui avait fait don. Tout paraissait désintéressé chez Cagliostro, afin d'acquérir cette confiance illimitée dont cet insigne fourbe abusa si cruellement dans la suite.

Dans un discours d'inauguration de la troisième session de l'association française pour l'avancement des sciences, prononcé à Lille le 20 août 1874, M. Wurtz fit un historique intéressant des principales conquêtes de la chimie, et s'exprima ainsi sur les propriétés et la constitution de la matière : « J'ai essayé de vous retracer la marche des derniers progrès accomplis en chimie, en physique, en astronomie physique, sciences si diverses dans leur objet, mais qui ont un fond commun, la matière, et un but suprême, la connaissance de sa constitution, de ses propriétés et de sa distribution dans l'univers. Elles nous apprennent que les mondes qui peuplent les espaces infinis, sont faits comme notre propre système et entraînés comme lui, et que dans ce grand monde tout est mouvement, mouvement coordonné. Mais, chose nouvelle et merveilleuse ! cette harmonie des sphères célestes dont parlait Pythagore, et qu'un poète moderne a célébrée en vers immortels, se retrouve aussi dans le monde des infiniment petits. Là aussi tout est mouvement, mouvement coordonné, et ces atomes dont l'accumulation constitue la matière, ne sont jamais au repos. Un grain de poussière est rempli de multitudes innombrables d'unités matérielles, dont chacune est agitée par des mouvements ! Tout vibre dans ce petit monde, et ce frémissement universel de la matière, cette musique atomique, pour continuer la métaphore du philosophe ancien, est quelque chose de semblable à l'harmonie des mondes. Et n'est-il pas vrai que l'imagination demeure également subjuguée et l'esprit également troublé devant le spectacle de l'immensité sans bornes de l'univers, et devant la considération des millions d'atomes qui peuplent une goutte d'eau ?...

« Quant à la matière, continue M. Wurtz, elle est partout la même, et l'hydrogène de l'eau, nous le retrouvons dans notre soleil, dans Sirius et dans les nébuleuses. Partout elle se meut, partout elle vibre, et ces mouvements qui nous apparaissent comme inséparables des atomes, sont aussi l'origine de toute force physique et chimique. Tel est l'ordre de la nature, et à mesure que la science y pénètre davantage, elle met à jour, en même temps que la simplicité des moyens mis en œuvre, la diversité infinie des résultats. Ainsi, à travers le coin du voile, qu'elle nous permet de soulever, elle nous laisse entrevoir tout ensemble l'harmonie et la profondeur du plan de l'univers. Quant aux causes premières, elles demeurent inaccessibles.

« Là commence un autre domaine que l'esprit humain sera toujours empressé d'aborder et de parcourir ; il est ainsi fait et vous ne le changerez pas. C'est en vain que la science lui aura révélé la structure du monde et l'ordre de tous les phénomènes ; il veut remonter plus haut, et, dans la conviction instinctive que les choses n'ont pas en elles-mêmes leur raison d'être, leur support et leur origine, il est conduit à les subordonner à une cause première, unique, universelle : Dieu ! »

CHAPITRE IV.

Le matérialisme ancien et les causes finales.

Il y a donc dans la matière une activité perpétuelle, un principe de composition et de décomposition, une mutation continuelle dans l'état des corps, une modification incessante dans les formes, un échange de forces, un passage de la matière brute à la matière organisée, de la vie à la mort, de la mort à une vie nouvelle. Faut-il d'après ces phénomènes admettre comme probable ou comme possible l'hypothèse d'une vie universelle ? La matière est-elle animée ? En un mot, la matière peut-elle sentir et penser ?

Dans le dialogue intitulé : *Timée ou la nature*, Platon expose la doctrine pythagoricienne sur Dieu et le monde, par la bouche de Timée de Locres ; le monde, suivant ce philosophe, étant visible, tangible et corporel, a eu un commencement. Quelle est la cause qui porta le suprême ordonnateur à produire et à composer cet univers ? Dieu étant bon et exempt d'envie voulut que toutes les choses visibles fussent autant que possible semblables à lui-même. Il ne pouvait absolument former aucun ouvrage qui fût plus beau qu'un être intelligent, et dans aucun être, il ne pouvait y avoir d'intelligence sans âme. Il organisa donc l'univers de manière à ce qu'il fut, par sa constitution même, l'ouvrage le plus beau et le plus parfait ; ainsi l'on doit admettre comme vraisemblable, selon Timée, que le monde est véritablement doué d'une âme et d'une intelligence par la providence divine.

La plupart des hommes voués aux superstitieuses croyances de l'astrologie judiciaire, de la cabale, de l'alchimie, Agrippa, Averrhoës, Cardan, Campanella et leurs pareils, attribuaient également une sorte de perception à toutes choses, et regardaient le soleil, les planètes et les étoiles comme ayant une âme et doués de sentiment. Nous ne nous attarderons pas dans les sentiers tortueux des gymnosophistes et de tous les adeptes des fausses doctrines anciennes et modernes ; nous ferons observer seulement que deux génies immortels, Aristote et Képler, payèrent aussi leur tribut à l'idolâtrie de la matière. Imbu des principes de la grande âme du monde, Aristote se montre persuadé que la terre et les corps célestes sont animés et que leur âme ou leur forme est une substance, une *entité* distincte d'eux-mêmes. Ce philosophe célèbre reconnaissait ces deux choses : la *matière* et *la forme,* non seulement aux grands corps de la nature qu'il regardait comme autant de divinités, mais encore dans l'homme, les animaux, les plantes, les minéraux même, dans les corps les plus bruts et les plus étrangers à la sensibilité; cette forme chez Aristote n'était pas une figure extérieure, elle était une âme, une parcelle de la grande âme du monde.

Suivant Képler, dont le nom rappelle de si grandes découvertes, le soleil a une âme, non une âme intelligente, mais une âme végétante, agissante toutefois : en tournant sur lui-même, dit cet astronome admirable, il attire à lui les planètes. Elles ne tombent pas dans le soleil, parce qu'elles font également une révolution sur leur axe. Dans cette révolution, ajoute-t-il, elles présentent au soleil tantôt un côté ami, tantôt un côté ennemi; le côté ami est attiré, le côté ennemi est repoussé, etc. Le croirait-on ? C'est d'un raisonnement aussi ridicule que Képler tira la conclusion que le soleil doit tourner sur son axe; l'erreur le conduisit par hasard à la vérité, ayant ainsi deviné la rotation du soleil, avant que Galilée l'eût reconnue à l'aide du télescope.

L'hypothèse d'une vie universelle et de la grande âme du monde est au nombre de celles que ni l'expérience, ni le raisonnement ne sauraient vérifier. Toutefois, prétendre que la matière est animée, que les grands corps de la nature sont doués de sentiment et de vie, c'est fournir des armes au matérialisme. Les doctrines de Hobbes, de Spinosa, de Locke, de Condillac sont aussi vieilles que la philosophie.

Disciple d'Aristote, Dicéarque avait composé des traités sur l'âme où il soutenait que la matière a, par elle-même, la faculté de sentir et que l'âme n'est qu'une force vitale naturelle au corps et mourant avec lui; on trouve l'opinion de la mortalité de l'âme dans les livres de Pline et de Sénèque; César l'avouait en plein sénat, Sénèque *le Tragique* la proclamait sur le théâtre. La secte juive des Saducéens niait également l'immortalité de l'âme, et, par une étrange contradiction, elle croyait au libre arbitre, sa morale offrant du reste plus d'un rapport avec la doctrine du Portique.

A la tête des sectes matérialistes, il faut placer la philosophie atomique, l'une des plus hardies conceptions de l'esprit humain, et celle qui, dans tous les temps, a compté le plus grand nombre de partisans. Leucippe d'Abdère son fondateur, l'un des plus anciens philosophes de l'antiquité (il vivait dans le ve siècle avant l'ère chrétienne), fonda toute sa doctrine sur les atomes, sur le vide et le mouvement. Les anciens admiraient l'ouvrage intitulé: le *Monde* de Démocrite son disciple et c'est, en le lisant, qu'Epicure transporté d'enthousiasme adopta la même doctrine à laquelle son nom reste attaché. Nous n'en rappelons ici qu'un petit nombre de principes, qui serviront à prouver toutefois que tous les systèmes d'athéisme et de matérialisme ont pour point de départ l'épicurisme et pour conséquences pratiques la morale épicurienne.

Leucippe et Démocrite nièrent la providence créatrice et conservatrice de l'univers. Comme concession au fanatisme et à la crédulité de ses contemporains, Epicure crut devoir admettre une sorte de dieux, êtres de raison séparés du monde et étrangers au gouvernement des choses humaines, en un mot, des dieux fainéants et impuissants. Suivant la doctrine épicurienne et conformément aux conceptions de Leucippe, les atomes, le vide, et le mouvement sont le principe de tout ce qui existe. Les atomes sont éternels, ainsi que le mouvement ; le vide ou l'espace est infini. L'argument des épicuriens pour l'admettre était l'impossibilité du mouvement dans un espace qui ne serait pas vide; le mouvement est un phénomène d'observation immédiate. Du reste, les épicuriens n'admettaient de certitude que dans la phénoménalité extérieure que peuvent vérifier les sens et surtout le toucher.

L'aphorisme fondamental de l'épicurisme était que *rien ne vient de rien*, *Ex nihilo nihil*, *in nihilum nil posse reverti*; les atomes sont donc éternels; le monde ne l'est pas; il a eu un commencement, il aura une fin; l'ordre actuel des choses est une des formes de l'universalité atomistique. Le hasard régla les lois de la nature ; nous ignorons celles qui ont précédé et celles qui suivront l'existence actuelle du monde. Aux atomes l'éternité, à leurs composés la contemporanéité ; les premiers sont nécessaires, les seconds contingents. Toutes les révolutions, tous les changements résultent du mouvement des atomes.

Pourquoi dans leur système dépouillé d'artifice, les épicuriens auraient-ils admis un Dieu, à quoi bon ? Le monde va sans lui, les atomes ont tout fait; Dieu avec les atomes serait une superfétation. Si Dieu existait, il serait par lui-même l'être le plus parfait et le plus heureux perpétuellement. Comment dans cette hypothèse admettre la création, le changement, la destructibilité du monde ? Dieu avant cette création était moins heureux ou moins parfait, et alors pourquoi de toute éternité ne s'est-il pas livré à ce travail ? S'il était aussi heureux et aussi parfait, pourquoi l'a-t-il créé ?

Si le système des atomistes, si les objections des Epicuriens contre la providence, ne sont pas irréfutables, on ne doit pas cependant les considérer comme sans valeur; mais où leur doctrine est complètement en défaut, c'est dans leurs objections contre l'ordre de l'univers, contre les causes finales; pour eux, il y a des faits sensibles, une matière qui se combine et produit tout aveuglément; mais dans ces phénomènes il n'y a ni fin, ni but, ni intention; il faut proclamer le hasard comme cause de tout ce qui arrive dans l'univers.

Nous avons énoncé précédemment qu'il existe une solidarité manifeste entre la fonction et l'organe. La doctrine de la solidarité prouvée par la raison comme par l'expérience, conduit invinciblement à celle des causes finales, la seule qui, en théorie comme en pratique, contente l'intelligence et donne un sens, une explication aux phénomènes les plus mystérieux. Les partisans de cette doctrine regardent la création comme sage et digne de son auteur; ils supposent que l'organe a été formé en vue de la fonction, et pensent que le motif et le but de cette formation en précèdent le développement.

On doit s'attendre à rencontrer parmi les adversaires des causes finales tous ceux qui ne voient en l'homme que matérialité, et non seulement les épicuriens, mais encore tous les sophistes anciens et modernes. Les arguments de ces philosophes sont résumés dans ce passage de Lucrèce (liv. IV, *De la nature des choses*) : « Ne

« crois pas que le brillant éclat de tes yeux ait été pré-
« paré pour te faire discerner les objets; que la jambe
« liée à la cuisse mobile, ait reçu pour appui tes pieds
« légers, afin de donner un libre essor à ta course, que
« tes bras musculeux et souples aient été placés à l'un
« et à l'autre côté de ton corps et terminés par une
« adroite main, pour devenir les protecteurs de ta vie
« et les ministres de tes besoins! C'est ainsi qu'on a
« renversé l'enchaînement successif des causes et des
« effets. Non, les membres n'ont point été destinés à
« notre usage, mais leur forme invita à s'en servir. Le
« don de la vue n'a point précédé la formation des yeux,
« le langage n'a point devancé le don de la parole. Au
« contraire, la langue devança de bien loin les dis-
« cours. Avant que l'art ait modulé les sons, les oreilles
« existaient et chacun de nos organes précéda dès long-
« temps son usage. Ils n'ont donc pas été formés pour
« satisfaire nos désirs. »

Le système d'Épicure sur les causes finales, étendu et amplifié par Helvétius et Condillac, se trouve réfuté non seulement par Aristote, Galien, Fénelon, et la plupart des anatomistes, mais non moins victorieusement aussi par le bon sens et la plus simple observation. Du reste, l'école matérialiste n'a rien ajouté depuis deux mille ans à la vigoureuse attaque du poète épicurien contre la Providence. Quoique Bacon, avec plus d'esprit que de justesse, ait dit des causes finales : *Causarum finalium investigatio, tanquam virgo Deo consecrata nihil parit;* cependant, il est loin de s'en montrer l'adversaire ; il renvoie ce genre de recherches à la métaphysique, ne voulant pas qu'en mêlant cette étude à celle des causes physiques, on se trouve détourné de leur investigation. Il reproche à Platon de toujours jeter l'ancre sur ce rivage; il blâme également Galien, mais surtout Aristote qui, suivant Bacon, ne dit pas un seul mot de la source des causes finales, c'est-à-dire de Dieu, mettant la nature à sa place : « Ce n'est pas, ajoute l'illustre chancelier, que les causes finales paraissent n'avoir aucune réalité, et ne mériter aucunement nos recherches dans les spéculations philosophiques ; nous blâmons seulement l'abus qu'on en fait, par des excursions intempestives dans le domaine de la physique où elles ravagent et bouleversent tout... Du reste, ces deux espèces de causes, s'accordent parfaitement et ne mettent nullement en doute la Providence divine. La recherche des causes physiques elles-mêmes a toujours eu pour résultat de forcer les philosophes à recourir à l'intervention de Dieu. Les hommes ont supporté bien des doctrines étranges; mais dès que Démocrite et Épicure prétendirent expliquer la formation de l'univers par le seul concours des atomes, sans qu'un esprit y eut la moindre part, ils eurent pour réponse, ajoute Bacon, un rire universel. »

A défaut de toute autre preuve, la doctrine des causes finales aurait suffi pour dégager l'homme des ténèbres du matérialisme, et lui révéler une Providence, un Dieu créateur. Si elles étaient bannies de la philosophie, il appartiendrait au médecin de les réhabiliter. Le traité de Galien : *De usu partium* est comme une hymne à la divinité prévoyante et conservatrice : « Toute la physiologie, dit Flourens, est un commentaire des causes finales ; quand une partie de l'organisme devient très utile, elle prédomine ; si elle est inutile, la nature n'en offre plus que des débris, indices encore subsistants d'un plan suivi..... Ce grand principe des causes finales, principe éclaireur, nous le voyons luire à chaque pas dans l'ovologie. »

Sans cette harmonie prévue dans les desseins de la création, combien l'économie ne présenterait-elle pas de singulières anomalies et de discordes intestines qui en compromettraient inévitablement la marche et la conservation ! Dans la variété innombrable des individus, on verrait des organes remplir tantôt une fonction et tantôt une autre. A ceux qui prétendraient qu'un organe n'est apte au rôle qu'il accomplit qu'en raison de sa forme et d'une organisation spéciale, nous demanderons comment deux nerfs parfaitement semblables sous le scalpel de l'anatomiste et dans le creuset du chimiste ainsi que sous le miroir du micrographe, sont destinés, l'un au mouvement, l'autre à la sensibilité sans aucune interversion, sans pouvoir jamais se suppléer. L'histoire des monstres, tout en nous signalant des arrêts de développement et des maladies bizarres, détruit cependant une grande partie du merveilleux dont la superstition populaire environnait cette branche de la science, et tel est l'ordre qui règne dans la structure de la machine animale que, suivant la judicieuse remarque de Geoffroy Saint-Hilaire, un organe est plutôt anéanti que transposé.

On chercherait vainement au sein de l'économie quels

appareils, autres que les cinq sens, nous fourniraient les sensations de la vue, de l'ouïe, du tact, du goût et de l'odorat; quels systèmes pourraient remplacer le cœur, le foie, l'estomac, les reins, les ovaires, le larynx? Combien d'organes indispensables pour la vie! Supprimez-en un seul, elle s'éteint, et l'homme est effacé du règne de la création. Avec quel soin, avec quel art, la nature a tout prévu, tout ordonné pour rendre l'existence possible! Cette réflexion reporte ma pensée sur l'une des causes finales les plus manifestes et les plus éloquentes; je veux parler du rapport des mamelles, et de la lactation avec les besoins de l'enfant qui entre dans la vie. A quoi seraient destinés ces organes, si ce n'est à le nourrir? A quelle époque deviennent-ils aptes à cette fonction? C'est au moment où la femme a conçu. Quel serait le sort du jeune fruit sans la nourriture maternelle! Pourquoi cette fonction est-elle réservée exclusivement au sexe qui a les douleurs et les consolations de la maternité? C'est une remarque qu'on peut faire dans toute la série animale : le nombre des mamelles devient plus considérable en raison du nombre des petits dans chaque espèce. Peut-on ici méconnaître la cause finale, et celle-ci admise ne conduit-elle pas à toutes les autres? Terminons par une réflexion qui n'est pas sans importance dans l'histoire de l'humanité, et qui peut servir à nous éclairer sur la création primitive.

Il est impossible que les premières créatures humaines qui ont paru sur le globe, aient passé par tous les degrés d'enfance et d'accroissement successif, auxquels sont sujettes aujourd'hui toutes les espèces vivantes.

Comment l'enfant tendre et délicat aurait-il pu se passer du sein de sa nourrice? Comment aurait-il échappé à l'intempérie des saisons, à la fureur des animaux sauvages ? Où aurait-il puisé la nourriture douce et bienfaisante, nécessaire à sa frêle organisation ? Comment se serait-il emparé de cette nourriture? Il faut le reconnaître, en quelque climat fortuné, dans quelque jardin de délices que l'on place l'enfant qui vient de naître, il doit périr infailliblement, s'il est privé des soins prévoyants d'une tendre mère. Aussi, même en s'isolant de toute tradition religieuse, doit-on admettre que Dieu a formé le premier homme dans des conditions d'âge et de vigueur qui lui permissent de pourvoir à ses premiers besoins physiques et de résister à tous les agents de destruction qui l'environnent.

D'un autre côté, ainsi que nous le dirons plus loin, la présence seule de l'homme sur la terre, devient une plus forte preuve de l'existence d'un Dieu créateur, que l'arrangement de l'univers et la marche des corps célestes. Aristote, Sénèque, Pline, Diderot, etc., prétendent que le monde est éternel ; il est dieu lui-même, ajoute Spinosa. Comment prouver le contraire avec cette évidence qui ne laisse matière à aucune contradiction? C'est l'homme lui-même qui fournira cette preuve. Prétendrait-on qu'il existe sur la terre de toute éternité? Aussitôt l'histoire et la géologie viennent donner à cette assertion un démenti formel. On ne peut donc expliquer son apparition sur le globe que par la création spontanée, c'est-à-dire par l'impossible et l'absurde ou bien par la cause première. C'est ainsi que l'homme, comme l'univers entier, raconte la puissance et la gloire de Dieu !

« Il y a dans Lucrèce, dit Voltaire, un admirable troisième chant ; je le traduirai ou je ne pourrai. » Voltaire n'a point traduit ce chant, très remarquable, en effet, comme poésie et, nous ne craignons pas de le dire, comme force de raisonnement. Lucrèce comprenant que la matérialité de l'âme était la base de tout l'épicurisme, consacre ce troisième livre tout entier à prouver que l'âme périt avec le corps ; sa conviction et sa passion sont telles, qu'il a accumulé les arguments et n'en a pas fourni moins de trente à l'appui de sa croyance. Nous exposerons et nous réfuterons les principaux au chapitre des *Facultés intellectuelles et morales*. Il sera question dans le même chapitre, des opinions de Cabanis, de Broussais et des matérialistes modernes. Nous serons aidé dans cette tâche et nous croirons avoir accompli la moitié de notre œuvre, en prouvant qu'on ne saurait expliquer tous les phénomènes des corps vivants par l'intervention des agents physico-chimiques, ni les facultés de l'âme par les opérations de l'organisme et du système nerveux, ainsi que le prétend la physiologie expérimentale.

CHAPITRE V.

Les lois physico-chimiques, la physiologie expérimentale et les corps organisés : Claude Bernard.

En soumettant les corps organisés aux mêmes lois que les corps bruts, Descartes fit de la physiologie une branche de la mécanique. La secte des iatro-mécaniciens qui compte un grand nombre de médecins célèbres et en particulier Borelli, Pitcairn, Hales, Keil, Laurent Bellini et l'illustre Boerhaave, voulurent expliquer les phénomènes des fonctions animales par des principes de mécanique et de physique générale. La structure si compliquée de l'appareil locomoteur chez les espèces animales, la marche, la course, le vol des oiseaux et des insectes dont les coups d'aile se comptent par milliers, la natation chez les poissons, la reptation des serpents sont des exemples d'une admirable mécanique. Existe-t-il dans les plus savants produits de l'industrie humaine une machine aussi ingénieuse, aussi étonnante que le corps de l'homme avec sa colonne vertébrale déterminant l'attitude debout, *os homini sublime dedit*, ce crâne qui protège une auréole de facultés, des tubes élastiques pour la circulation, des angles, des leviers pour le système musculaire, et puis les appareils merveilleux pour la voix et la parole, pour les fonctions de l'ouïe et de la vue ; la physique a-t-elle de plus riches sujets d'étude et d'admiration ? Tous les chirurgiens sont forcés d'être des mécaniciens habiles. Eux seuls peuvent prétendre à l'exactitude dans l'art de guérir. Lecat était l'un des plus savants mécaniciens de son époque. En 1757, dans une séance publique de l'Académie de Rouen, ayant fait la démonstration des machines perfectionnés par lui pour réduire la luxation du bras avec l'épaule : « Osera-t-on dire encore, s'écria-t-il, que les médecins ne doivent se mêler ni de physique ni de mathématiques ? »

Ainsi que Barthez le fait très justement observer, la mécanique est une science fort importante dans l'étude des fonctions ; si la physique et la mécanique n'en donnent pas la raison suffisante, elles montrent du moins la perfection des instruments par lesquels ces fonctions s'exécutent. On a vainement assigné les causes qui déterminent la respiration après la naissance et puis la continuent ; on explique par la mécanique les avantages de la structure des côtes pour la grandeur des inspirations. Mais tout ce mécanisme a un moteur qui le met en jeu, un principe initial d'activité et de vie, sans lequel, tout merveilleux qu'il soit, l'organisme resterait silencieux et frappé de mort. Dans tout le règne animal, on trouve des différences de forme et de grandeur manifestement relatives aux variétés de besoins et de mouvements de chaque animal ; si l'on considère dans les diverses espèces la structure des organes semblables, leur mécanique manifeste une extrême simplicité de fins et une immense variété des moyens, « des beautés infiniment supérieures, dit Barthez, aux perfections qu'ont voulu y montrer Galien et tant d'autres, lorsqu'ils ont cherché à prouver que la forme de chaque organe est la plus parfaite de toutes celles que cet organe a pu avoir. » A chaque pas, dans l'observation des phénomènes de la nature on rencontre donc la cause finale ou, en d'autres termes, la providence créatrice.

C'est véritablement à Sylvius de le Boë que doit être attribuée l'iatro-chimie ; sa doctrine et ses leçons professées à l'université de Leyde, devant un grand concours d'élèves firent de nombreux adeptes, d'abord en Hollande et puis dans toute l'Europe. Mais l'hypothèse qui fait dépendre des opérations chimiques tous les phénomènes des corps vivants ne prit tout son développement qu'avec Lavoisier. Il prouva que la respiration et la chaleur animale, s'opéraient par des phénomènes de combustion pareils à la calcination des métaux, et qu'il n'y avait qu'une chimie, la même pour les corps organisés et pour les corps bruts. Veut-on un exemple très simple de cette identité? On peut citer le suivant : M. le professeur Bouchardat avait remarqué que chez les diabétiques, la soif était en raison directe de la quantité d'aliments sucrés ou féculents ingérés. Pour 500 grammes de pain, ils boivent 3 kilogrammes d'eau. Or cette quantité de liquide est celle qui est nécessaire pour que la fécule se transforme en sucre par la diastase. Diminuez la quantité de pain, la soif et l'urine diminuent en proportion ; supprimez les aliments sucrés et féculents, la soif disparaît et les urines ne contiennent plus de sucre.

La synthèse ainsi que l'analyse ont récemment fourni quelques preuves aux hypothèses chimiques; MM. Graebe et Silbermann ayant réussi à reconstituer par voie de synthèse la matière colorante de la garance, l'alizarine, dont l'analyse avait déterminé la composition ; Vœhler étant parvenu à produire artificiellement de l'urée, les prétentions des chimistes ont gagné du terrain, et quelques-uns ne sont pas loin de partager l'opinion de Liebig et de Lehmann qui ont soutenu que les actes organiques s'opèrent exclusivememt par les lois de la physique et de la chimie. Toutes ces doctrines, toutes ces opinions combattent le vitalisme et le spiritualisme.

L'iatro-chimie conduisit à l'étude des liquides de l'économie et favorisa l'humorisme. Quoique Boerhaave soit l'un des plus illustres chefs de la secte iatro-mécanicienne, il analysa le sang, le lait et la plupart des fluides animaux. Dans son cours de médecine au collège de France, Magendie fit plusieurs leçons sur les altérations du sang, se demandant si chez les chlorotiques la densité et la viscosité de ce fluide n'entrent pas pour beaucoup dans la production du bruit du souffle cardiaque ; il établit ce principe que beaucoup de maladies locales par leurs caractères anatomiques, sont cependant générales; ainsi lorsque le sang est modifié dans sa viscosité, tel organe s'affecte, et tel autre quand il est peu coagulable. Suivant Magendie, la médecine était dans l'enfance dont la méthode expérimentale seule pouvait la tirer : cette science, disait-il, est toute à faire ; elle est ce qu'elle était à peu près à son berceau ; faisant allusion à une séance de l'Académie de médecine où des orateurs avaient avancé que l'étude expérimentale était contredite par l'observation clinique, et que l'expérience ne prouvait rien ; « je sentis, ajoute Magendie, la rougeur me monter au front, en lisant d'aussi déplorables débats. »

Bichat est le créateur en France de la physiologie expérimentale, qui a pris surtout un vif essor à notre époque, grâces aux travaux de Flourens, de Charles Bell, de Magendie, de Marshall Hall, de Longet, de Cl. Bernard, etc. La physiologie expérimentale afficha depuis Magendie, non seulement la prétention de soumettre à son contrôle tout remède nouveau avant de lui donner droit d'entrée dans la thérapeutique, mais encore celle de découvrir les fonctions du système nerveux restées, jusque-là, mystérieuses et impénétrables. Nous indiquerons plus loin les progrès et les découvertes réalisés par la science moderne ; nous voulons seulement examiner, s'il est vrai que la physiologie expérimentale ait prouvé ou tende à démontrer, que tous les phénomènes des corps vivants s'opèrent et s'expliquent par les lois physico-chimiques. Claude Bernard en étant le représentant le plus autorisé, on comprend que l'opinion s'inquiète des jugements de cet esprit supérieur et que chaque camp le réclame. Ce n'est point au milieu des émotions et des regrets que doit inspirer sa mort prématurée, qu'on peut porter un jugement équitable sur ses travaux, dont personne ne conteste l'importance et l'originalité ; physiologiste de premier ordre, la découverte de la fonction glycogénique du foie suffirait pour rendre son nom immortel. Aussi l'admiration passionnée de ses partisans, même quand elle dépasse les limites, est-elle excusable et paraît-elle naturelle.

Suivant quelques biographes, Claude Bernard, né à Saint-Julien-de-Villeneuve (Rhône), le 1er juillet 1813, vint à Paris en 1832 avec une tragédie, ce qui est peu vraisemblable. Aucun de ses ouvrages n'est dû à sa plume ; son élocution, comme professeur, était diffuse et embarrassée ; son style et son éloquence étaient l'expérimentation. Claude Bernard n'avait d'autre passion que la science ; héritier du génie expérimental de Magendie, dont il fut l'élève et le successeur, il en eut aussi le scepticisme et l'esprit philosophique. Mais il est juste d'ajouter que sa mort, en lui laissant toute sa gloire comme savant, fut le démenti éclatant des principes du libre penseur. Il est vrai que dans ses dernières leçons sur les *phénomènes physiques de la vie*, il se défend d'être matérialiste, il admet une *modalité spéciale* dans les phénomènes *physico-chimiques* de l'organisme ; il ne veut pas même être compris parmi les expérimentateurs empiriques qui croient, avec Magendie, que le fait seul suffit et que l'expérimentation n'a pas besoin d'une doctrine. Il veut bien laisser l'esprit *se bercer au vent de l'inconnu et dans les sublimités de l'ignorance.* Mais puisque *la recherche du pourquoi nous est interdite et que ce pourquoi est illusoire*, il est nécessaire d'avoir un critérium pour juger et une doctrine pour réunir tous les faits acquis à la science; cette doctrine, c'est le *déterminisme*. Tout en tenant compte de ces réserves embarrassées, nous allons examiner quelles sont les véritables doctrines du célèbre physiologiste et ce qu'on doit entendre par son déterminisme. Ces doctrines se trouvent principalement exposées dans deux articles de la *Revue des Deux-Mondes*, l'un intitulé : *Des progrès dans les sciences physiologiques* (1er août 1865, p. 640), l'autre intitulé : *Le problème de la physiologie générale* (15 décembre 1867, p. 875), et surtout dans l'*Introduction à l'étude de la médecine expérimentale* (J.-B. Baillière, 1865).

Dans ses ouvrages comme dans ses cours au Collège de France et à la faculté des sciences, c'est à la méthode expérimentale, le véritable champ de ses découvertes, qu'il donne une préférence exclusive pour l'étude des phénomènes que présentent les êtres vivants : « La méthode expérimentale, dit l'auteur, *Méthode du libre penseur*, ne cherche que la vérité scientifique (*Introd.*, p. 76). Claude Bernard rappelle qu'il existe en physiologie deux principales doctrines : les physiologistes animistes ou vitalistes pensent que les manifestations vitales sont régies par des influences spéciales (âme physiologique ou archée, principe vital, propriétés vitales) essentiellement distinctes des forces minérales ; les autres soutiennent que les fonctions vitales doivent être ramenées à des phénomènes mécaniques ou physico-chimiques ordinaires, pour l'explication desquels il n'est nécessaire de faire intervenir aucune force vitale particulière. Il est inutile de dire à laquelle de ces deux écoles appartient Cl. Bernard ; il a soin de le répéter presque à chaque page. « La physiologie ne se sépare point, quant à la manière d'étudier, des autres sciences expérimentales des corps bruts... J'ai démontré par divers exemples que les phénomènes vitaux sont soumis à un *déterminisme* aussi rigoureux et absolu que les phénomènes minéraux. Quant aux phénomènes de la vie, j'admets que ces phénomènes, considérés dans leurs formes diverses de manifestation et dans leur nature intime, ont à la fois une spécialité de formes qui les distingue comme phénomènes de la vie, et une communauté de lois qui les confond avec tous les autres phénomènes du monde cosmique. Je reconnais, en d'autres termes, à tous les phénomènes vitaux des procédés spéciaux de manifestation ; mais, en même temps, je les considère aussi comme dérivant tous des lois générales de la mécanique et de la physico-chimie ordinaires. » Il ajoute plus loin : « Dans l'ordre mécanique ou physique, les phénomènes de l'organisme vivant n'ont rien non plus qui les distingue des phénomènes mécaniques ou physiques généraux, si ce n'est les instruments qui les manifestent... Il n'y a donc qu'une chimie et qu'une mécanique générales, dans lesquelles rentrent toutes les manifestations phénoménales de la nature, aussi bien celles des corps vivants que celles des corps bruts. » (*Revue des Deux-Mondes*, 15 déc. 1867.)

Dans les leçons *sur les propriétés des tissus vivants*, Cl. Bernard renouvelle les mêmes affirmations : « Toutes les fonctions vitales sans exception, répète-t-il, aboutissent comme résultat final à être l'expression des propriétés physiques ou chimiques qui constituent le phénomène vital lui-même (p. 123). » Il revient sur les mêmes idées dans l'*Introduction à l'étude de la médecine expérimentale* et ajoute : « Les propriétés de la matière vivante ne peuvent être connues que par leur rapport avec les propriétés de la matière brute. » Ce n'est pas sans intention que le grand physiologiste qualifie l'organisme de machine vivante. L'organisme diffère-t-il, par un principe intérieur d'action, par la spontanéité, des machines que crée l'intelligence de l'homme? Il répond à la question posée : « Les machines, quoique infiniment plus grossières, possèdent aussi une indépendance qui n'est que l'expression du jeu de leur mécanisme intérieur. Dès qu'on entre dans l'étude des mécanismes propres aux phénomènes de la vie, on s'aperçoit bientôt que *la spontanéité apparente* dont jouissent les corps vivants n'est que la conséquence toute naturelle de certaines circonstances bien déterminées, et il nous sera facile de prouver qu'au fond les manifestations des corps vivants, aussi bien que celles des corps bruts, sont rattachées à des conditions d'ordre physico-chimique (*Introd.*, p. 105). » Quoi ! la spontanéité même de la volonté n'est qu'apparente ! Quelles sont donc les circonstances prouvant qu'elle se rattache à des conditions physiques? A la page 137, il compare encore la *machine vivante* aux machines créées par l'industrie humaine. « Une machine à vapeur, dit le savant, paraît indépendante, mais le physicien qui descend dans le milieu de la machine trouve que cette indépendance n'est qu'apparente. De même pour le physiologiste ; s'il peut descendre dans le milieu intérieur de la machine vivante, il y trouve un *déterminisme* absolu qui doit devenir pour lui la base réelle de la science des corps. » Enfin Cl. Bernard complète ainsi sa pensée : « Les machines vivantes sont donc créées et construites de telle façon qu'en se perfectionnant elles deviennent de plus en plus libres dans le monde extérieur. »

L'éminent physiologiste ne veut point admettre dans les corps quelque principe qui soit étranger aux corps bruts. « Autrefois Buffon, ajoute-il, avait cru qu'il devait exister dans le corps des êtres vivants un élément organique particulier, qui ne se retrouverait pas dans les corps minéraux. Les progrès des sciences chimiques ont détruit cette hypothèse, en montrant que le corps vivant est exclusivement constitué par des matières simples ou élémentaires empruntées au règne minéral. On a pu croire de même à l'activité d'une force spéciale pour la manifestation des phénomènes de la vie, mais les progrès des sciences physiologiques détruisent également cette seconde hypothèse, en faisant voir que les propriétés vitales n'ont pas plus de spontanéité par elles-mêmes que les propriétés minérales, et que ce sont les mêmes conditions physico-chimiques générales qui président aux manifestations des unes et des autres. » (*Revue des Deux-Mondes*, p. 645, 1er août 1863.)

« Quand on se borne à un examen superficiel, nous pourrions croire faussement, dit encore Cl. Bernard, qu'il y a dans l'être vivant une force propre qui viole les lois physico-chimiques du milieu cosmique général, de même qu'un ignorant pourrait croire que dans une machine qui monte dans les airs, il y a une force spéciale qui viole les lois de la gravitation. L'organisme n'est qu'une machine admirable douée des propriétés les plus merveilleuses et mise en activité à l'aide des mécanismes les plus complets et les plus délicats. »

Si l'on ne remonte pas à la cause première, il sera toujours très difficile de comprendre et de définir la vie ; Cl. Bernard trouve que la définition la plus vraie est celle de l'encyclopédie : *La vie est le contraire de la mort.* S'il devait la définir lui-même d'un seul mot, il dirait : « *La vie, c'est la création.* » Sous le rapport physico-chimique, ajoute Cl. Bernard, la vie n'est donc qu'une modalité des phénomènes généraux de la nature ; elle n'engendre rien, elle emprunte ses forces au monde extérieur, et ne fait qu'en varier les manifestations de mille et mille manières. Ne pourrait-on pas ajouter que l'intelligence elle-même, dont les phénomènes caractérisent l'expression la plus élevée de la vie, se révèle en dehors des êtres vivants dans l'harmonie des lois de l'univers. Mais nulle part ailleurs que dans les corps vivants, elle n'est traduite par des instruments qui nous la manifestent sous la forme de sensibilité, de volonté. » (*Revue*, p. 881.)

Si à la page 883, il échappe à Cl. Bernard, quelques restrictions timides sur les propriétés qu'il attribue à la matière, il affirme de nouveau ses principes dans *l'Introduction à la médecine expérimentale ;* après avoir défini *l'être, un ensemble d'individus divers réunis pour former un tout organique*, il reconnaît que des phénomènes tout à fait spéciaux peuvent être le résultat de l'union de plus en plus complexe des éléments organisés, et continue ainsi : « Je suis persuadé que les obstacles qui entourent l'étude expérimentale des phénomènes psychologiques sont en partie dus à des difficultés de cet ordre ; car, malgré leur nature merveilleuse et la délicatesse de leurs manifestations, il est impossible, selon moi, de ne pas faire rentrer les phénomènes cérébraux comme tous les autres phénomènes des corps vivants, dans les lois d'un *déterminisme* scientifique. » (p. 158). On lit plus loin : « l'organisme créé est une *machine* qui fonctionne *nécessairement*, en vertu des propriétés physico-chimiques de ses éléments constituants. Nous distinguons aujourd'hui trois ordres de propriétés manifestées dans les phénomènes des êtres vivants : propriétés physiques, propriétés chimiques, propriétés vitales. Cette dernière dénomination de propriétés vitales n'est elle-même que provisoire ; car, nous appelons vitales les propriétés organiques que nous n'avons pas encore pu réduire à des considérations physico-chimiques, mais il n'est pas douteux qu'on y arrivera un jour. » Cl. Bernard rappelle que dans le dernier siècle, la science proclama qu'en fait de matière, rien ne se perd, rien ne se crée, et que les forces des phénomènes ne sont que des transformations équivalentes de forces les unes dans les autres. Négligeant de remonter à la cause première ou à l'ordre providentiel, il fait à ce sujet les réflexions suivantes : « Quelles que soient les variétés des phénomènes infinies que nous concevions sur la terre, en nous plaçant par la pensée dans toutes les conditions cosmiques que notre imagination peut enfanter, nous sommes toujours obligés d'admettre que tout cela se passera d'après les lois de la physique, de la chimie, et de la physiologie *qui existent*, à *notre insu*, *de toute éternité*, et que dans tout ce qui arriverait, il n'y aurait rien de créé ni en force, ni en matière, qu'il y aurait seulement production des rapports différents, et par suite *création* d'êtres et de phénomènes nouveaux. » (*Revue*, 15 sept. 1867, p.655.)

L'auteur de la thèse *Sur le libre arbitre* compta Cl. Bernard au nombre des physiologistes dont les découvertes ont fourni de nouveaux et puissants arguments au matérialisme. Cl. Bernard ne réclama pas et ne pouvait réclamer. D'après ses écrits, doit-on le ranger parmi les positivistes, les matérialistes ou les panthéistes ? « Pour l'expérimentateur physiologiste, dit ce savant, il ne saurait y avoir ni spiritualisme, ni matérialisme. Ces mots appartiennent à une philosophie naturelle qui a vieilli, ils tomberont en désuétude par le progrès même de la science. » (*Introd* , p. 113.) On sait qu'il eût la prétention de former une école nouvelle : *le déterminisme*, expression barbare créée par lui et qui revient à chaque instant sous sa plume ; voici en quels termes il le définit : « Ce que nous appelons *déterminisme* d'un phénomène n'est autre chose que la cause déterminante ou la cause prochaine, c'est-à-dire la circonstance qui détermine l'apparition du phénomène et constitue sa condition ou ses conditions d'existence. » *Revue*, 1er août 1865.) Il ajoute : « Le mot *déterminisme* a une signification tout à fait différente du mot *fatalisme*. »

Mais dans *l'Introduction à la médecine expérimentale*, la signification de ces deux termes n'est plus aussi opposée, ainsi qu'on peut en juger : « Dans les corps vivants comme dans les corps bruts, les lois sont immuables, les phénomènes que ces lois régissent sont liés à leur condition d'existence par un *déterminisme* nécessaire et absolu. J'emploie ici le mot *déterminisme* comme plus convenable que le mot *fatalisme* dont on se sert quelquefois pour exprimer la même idée. » (p. 118.)

Ainsi que nous l'avons dit plus haut, dans une publication plus récente (15 mai 1875), Cl. Bernard expose, mais avec moins de fermeté, les mêmes doctrines. On l'a vu assujétir les fonctions des êtres vivants aux lois physico-chimiques ; ici il tente de comparer quelques phénomènes des corps bruts à ceux que présente l'organisme : « La doctrine de l'incorruptibilité des cieux, dit ce physiologiste, est fausse ; quand au XVIIe siècle, les premières lunettes permirent de constater l'apparition d'une nouvelle étoile dans la constellation du *serpentaire*, on cessa de croire que la matière des cieux était inaltérable. L'éternité des éléments des corps sidéraux, invoquée par Bichat, n'est pas réelle ; les astres n'ont pas toujours existé, dit M. Faye ; ils ont eu une période de formation ; ils auront pareillement une période de déclin suivie d'une extinction finale ; ils ont par conséquent une évolution comme les corps vivants. » Cl. Bernard poursuit : « la force physique qui range les particules cristallisées suivant les lois d'une savante géométrie a des résultats analogues à celle qui range la substance organisée sous la forme d'un animal ou d'une plante. » A ces énormités, Cl. Bernard ajoute la suivante : « On a signalé des faits de cicatrisation, de réintégration cristalline qui méritent toute notre attention ; des cristaux brisés tendent à se réparer régulièrement. Ces faits se rapprochent complètement de ceux que présentent les êtres vivants, lorsqu'on leur fait une plaie. Dans le cristal comme dans l'animal, la partie endommagée se cicatrise ! »

Finissons par une dernière citation qu'on ne saurait assez s'étonner de trouver sous la plume d'un physiologiste : « Des deux ordres de phénomènes nutritifs, l'assimilation et la désassimilation organiques paraissent irréductibles aux actions chimiques générales ; mais ce n'est là qu'une apparence, et un examen plus attentif montre que ces phénomènes, apanages du règne animal et végétal sont des phénomènes chimiques les mieux caractérisés. » Quels sont les livres de chimie où se trouvent consignées de pareilles théories ? Est-ce là ce qu'enseignent dans leurs cours si autorisés MM. Chevreul, Wurtz, Frémy, Pasteur, Berthelot ?

Il suffit d'exposer de tels principes pour les réfuter : ils ne sont pas moins contraires aux plus simples notions du bon sens qu'à l'observation des lois naturelles, et si le savant s'est élevé par ses découvertes au-dessus de tous les physiologistes ses contemporains, il s'est placé au dernier rang des philosophes, en prêtant l'autorité de son nom à tous les lieux communs du positivisme et du matérialisme scientifiques.

Il existe entre les corps vivants et les corps bruts une opposition infranchissable ; nous l'avons démontré après mille autres ; ils diffèrent de tous points et surtout par leur origine, le mode de formation et leur durée. Pour soutenir le contraire, il faut qu'un physiologiste ferme volontairement les yeux aux clartés de la science. Nous avons prouvé ailleurs (*Météorologie*, t. Ier, p. 7), et les découvertes de M. Pasteur ont apporté une confirmation éclatante aux preuves que l'on possédait déjà, qu'il n'existe aucune génération spontanée, et que tous les individus des espèces végétales et animales, actuellement sur le globe, tirent leur origine, non d'un protoplasme imaginaire que personne n'a vu, mais d'individus semblables à eux, ce qui suppose une création primitive, opérée par d'autres forces que celles de la matière. Si l'expérience, sainement interrogée, ne nous fournissait déjà des preuves évidentes, il suffirait de suivre les opérations de la vie dans un corps organisé, pour se convaincre qu'elles n'ont aucune analogie avec les propriétés de la matière, et que plusieurs de ses actes, sont même en opposition complète avec ces propriétés.

Je passe sous silence tout ce que la fécondation a de merveilleux et d'impénétrable, et j'arrête mes regards sur une vésicule, sur un ovule détaché d'une glande spéciale et qui vient d'être fécondé. Au moment où un nouvel être est procréé, je ne m'attache pas à découvrir le rapport entre l'acte vivifiant et l'effet produit. Je ne le trouverais dans aucune loi physique; je serais contraint de chercher cette cause ailleurs, et tout matérialiste de bonne foi devrait reconnaître son impuissance. Et maintenant, voilà un germe qui croît, qui se développe de jour en jour; dans ce germe presque microscopique, où sont les organes et les appareils? N'est-il pas évident qu'il existe en lui une force intérieure, toujours en mouvement et formant elle-même, par un travail plus admirable que toutes les machines dues au génie de l'homme, des rudiments d'organes, puis successivement des organes, et enfin un organisme entier, lié par des lois harmoniques qui tendent à un but commun. Voilà le fœtus expulsé du sein de sa mère ; il peut presque exister d'une manière indépendante. A l'instant de la naissance, quel changement ne s'opère-t-il pas dans ce nouvel hôte de la vie? Des poumons qui n'avaient jamais respiré s'ouvrent et absorbent l'air atmosphérique, le sang s'oxygène, une nouvelle circulation s'établit. Le sang absorbé entretient aussitôt une chaleur propre, quand jusqu'alors il n'y avait qu'une chaleur d'emprunt. Voilà un estomac qui digère, une voix jusque-là silencieuse qui retentit; des sensations naissent, se développent; des instincts merveilleux nous surprennent. On ne manquera pas d'objecter que toutes ces fonctions s'accomplissent par le jeu des instruments sans lesquels la vie ne pourrait subsister. Sans nous arrêter à réfuter cette objection sans valeur, nous ferons remarquer que la vie existait avant l'organisme, qu'elle a assisté et présidé à son développement ; nous demanderons quel est le moteur de ce merveilleux mécanisme? Qu'est-ce qui établit la circulation pulmonaire? Qu'est-ce qui oblitère le trou ovale et le canal artériel désormais inutiles à l'enfant qui respire? On dirait un ouvrier intelligent, caché au sein de l'organisme, et fermant ce conduit avec plus d'art que le chirurgien ne détruit un trajet fistuleux. Mais nous demanderons surtout quelle est la loi physique, quel est l'organe qui produisent l'accroissement du corps, le point d'arrêt qui se manifeste, et puis le dépérissement, toutes les phases, en un mot, d'une vie d'homme ? L'enfant atteint l'âge de sept mois ; je vois peut-être une membrane qui secrète les matériaux des dents, mais, où est l'organe qui produit la dentition ? En quoi, d'ailleurs, cette membrane diffère-t-elle des autres ? Pourquoi ne secrétait-elle pas hier la substance qui aujourd'hui devient une dent? Quelle est la fonction, je me trompe, quel est l'organe qui, vers l'âge de six ou sept ans, fera tomber les premières dents, pour en former de nouvelles qui accompagneront l'homme dans la plus longue période de sa carrière? Pourquoi, dès lors, cette fonction est-elle frappée de stérilité, et ne se réveille-t-elle pas vers la 14e, la 21e, la 50e année ? La menstruation n'est pas un phénomène moins mystérieux, où les instruments matériels ne remplissent qu'un rôle secondaire. Où sont les organes de l'apparition, de la périodicité, de la cessation de cette fonction destinée à protéger, à favoriser la transmission de l'existence d'une génération à l'autre ? Celui-ci cherche à l'expliquer par la pléthore, celui-là par l'action des phases lunaires ; opinions erronées qui ne soutiennent pas le plus léger examen. Mais de tous les phénomènes qui nous étonnent dans la vie des corps organisés, les plus incompréhensibles sont certainement l'accroissement d'abord, et puis la décadence ; organes et fonctions on les cherche en vain ; aucune loi physique ne peut être invoquée. Au milieu d'un développement qui marche d'année en année, pourquoi le corps s'arrête-t-il à une limite qu'aucune force humaine ne peut lui faire dépasser, ne peut l'empêcher d'atteindre? Comment expliquer cette halte dans la vie virile, ce changement de formes, de coloration, et puis cette décadence progressive, journalière, qui saisit l'homme comme la fatalité dans le système des anciens et *nolentem trahit* jusqu'à la décrépitude, jusqu'à la tombe où tout ce qui est organique, palpable, matériel se dissout, nous échappe, s'évanouit? Dans son livre sur le *Marasme*, Galien, tout en reconnaissant comme vrai que *tout ce qui a été engendré doit se corrompre*, fait remarquer cependant que ce dogme n'est connu que par l'expérience et qu'il ne saurait être démontré *à priori* d'une manière scientifique. Stahl va plus loin : il se demande pourquoi l'homme ne pourrait pas vivre toujours, puisqu'il peut exister pendant une assez longue suite d'années. En effet, toutes les dissertations des physiologistes pour expliquer les causes de la mort naturelle sont, de tous points, erronées; ils ont décrit avec assez de soin les phénomènes observés; mais quand ils ont tenté une explication, ils se sont égarés dans les plus futiles théories. Comment se contenter de celles qui font intervenir la dégradation de la nutrition, l'oblitération des vaisseaux, le trouble des humeurs, la rigidité des fibres, le dessèchement des os? C'est expliquer la question par la question ; car personne n'ignore que ces troubles se produisent chez tous les êtres parvenus à la limite de l'âge fixé à chacun par la Providence; mais où est la nécessité de leur production? Lorsque nous voyons dans un corps vivant, admirablement constitué, les forces s'accroître, les organes se développer, la taille s'élever ; quand on y remarque le charme qui s'attache à tout ce qui est jeune et beau, on ne peut regarder que comme contraires à toutes les lois physiques, un point d'arrêt, la décadence et la cessation de ce merveilleux travail. Imaginez un instant l'homme et la femme resplendissants de force et de beauté, jetés tout à coup sur la terre, sans la dure leçon de l'expérience qui apprend à tous qu'ils doivent mourir, mettez-les aux prises avec le changement qu'apportent les années : la déformation des traits, la perte des organes qui en faisaient l'ornement, les rides, la décrépitude et puis enfin cette heure suprême qui brise tous les liens et nous rapproche de l'éternité ; quels ne seraient pas leur étonnement, leur effroi, leur horreur ? Non ; je ne serais point surpris que ce navrant spectacle ne suffit pour réveler à l'homme sa double nature, l'une mortelle, l'autre impérissable, celle-là qui se dégrade, celle-ci qui s'épure. Sa conscience interrogée lui dirait que Dieu n'a pu donner à sa créature ces espérances d'immortalité pour le tromper, et sa raison lui enseignerait encore que la justice humaine n'est qu'un reflet et une délégation de la justice souveraine, et que Dieu n'a pu fonder sur un mensonge l'ordre moral tout entier.

Du reste, les esprits les plus éclairés n'ont point cherché, dans les lois physiques, l'explication de phénomènes qui révèlent manifestement une nécessité imposée par la volonté expresse de Dieu : « La première cause de la mort naturelle de l'homme, dit Barthez, est la nécessité de ces lois qui règlent la durée et la fin, comme l'origine et le développement de la vie (*Éléments de la science de l'homme*, t. II, p. 305). Après cet aveu explicite de l'impossibilité de toute explication physiologique, pourquoi ne pas se demander d'où vient cette nécessité de mourir? Qui a institué ces lois et posé ces limites aux destinées de l'homme sur ce globe? Cette recherche consciencieuse et approfondie aurait certainement conduit l'éminent physiologiste à une conclusion toute autre qu'au vague désespérant et à l'opinion épicurienne ou panthéiste, contenue dans la phrase suivante: *La mort n'est qu'un changement dans les modes de la matière, nécessaire à la vie et à l'harmonie perpétuelle du grand tout.*

A côté de ces réflexions sur l'accroissement et le dépérissement de tout corps doué de vie, je placerai un phénomène qui se passe dans les profondeurs de l'organisme; il n'est pas moins extraordinaire que les précédents et ne s'explique pas mieux par les lois physiques. Les physiologistes de tous les temps ont reconnu qu'il s'opère en nous un travail continuel de composition et de décomposition, comparé poétiquement au vaisseau de Thésée, qui se renouvelait pièce à pièce sans cesser d'être le vaisseau primitif, en vertu de ce travail intime, tout change et se transforme dans un certain laps de temps, tissus, organes, solides et liquides. Je n'examine pas si cette rénovation s'effectue en totalité dans l'espace de quelques mois, de quelques semaines ou de quelques jours. Mais il faut bien le remarquer; dans les mutations incessantes, l'homme extérieur et intérieur reste le même et ne subit de changement essentiel, apparent, que celui de l'âge. Au milieu de cette destruction, non seulement le *moi* subsiste malgré la disparition des organes qui, quelques jours auparavant, étaient au service de ce *moi* et semblaient former par leur ensemble le *moi* tout entier ; mais encore les organes nouveaux se disposent d'après le précédent modèle ; même arrangement des fibres, même coloration des membranes, mêmes propriétés des glandes, mêmes usages des nerfs. Après des saignées copieuses, à la suite d'une diète prolongée, qui ont conduit l'homme au dernier degré de marasme, aux portes du tombeau, le moment de la réparation venue, organes, fonctions, qualités, vices, forces, tout renaît ; tout se dispose dans le même ordre. Une cicatrice, une tache congéniale, la direction vicieuse d'un membre, la difformité des traits, se reproduisent sans changement, sans modifications, comme les têtes vivaces de l'hydre fabuleuse, jusqu'au terme même de l'existence. « La matière, en général, est divisée en matière vivante et en matière morte, dit Diderot. La matière vivante est-elle toujours vivante ? Et la matière morte est-elle toujours et réellement morte ? (*Diderot, De l'interprétation de la nature*). » Les plus simples notions de physiologie eussent convaincu Diderot que les molécules assimilées par l'organisme sont les seules vivantes. Mais un mystère profond, c'est de savoir comment les molécules introduites dans notre organisme se vivifient, dans quel moment, par quel mécanisme ? Comment deviennent-elles subitement aptes à savoir ce que les anciennes avaient puisé dans les leçons de l'expérience, de l'habitude, de l'éducation ? Comment se continuent la dextérité du système musculaire, la précision de la vue, la délicatesse de l'ouïe, la finesse du tact? Allons plus loin; quelle est la partie de nous-mêmes, esprit, organe, qui reçoit l'impression des corps extérieurs, qui conserve le souvenir des couleurs, des formes, de la température, et enfin la mémoire des plaisirs et des peines, des joies et des souffrances? Je ne chercherai point à démêler dans cette série de phénomènes ce qui appartient à l'âme, ce qu'on peut rapporter aux organes. Sans prétendre renouveler la théorie des *intermédiaires*, combattue par Reid et Royer-Collard, si nous admettons toutefois avec Aristote que *l'âme ne pense jamais sans images*, et avec saint Thomas, *que les choses sensibles sont en quelque sorte la cause matérielle de la connaissance intellectuelle*, ne devrait-on pas attribuer au cerveau la faculté de conserver les images, *sensations sans matière*, que l'âme voit en eux? Dès lors, il faudrait supposer qne les molécules matérielles concourent à retenir les choses passées, que chaque atome de carbone, d'azote, d'oxygène, de phosphore, naguère brut et inerte, devient subitement apte à conserver le dépôt de l'expérience des longues années d'étude du savant et du voyageur, Qui communique à la matière cette propriété, cette force de régénération, cette identité physique du moi? Nous ne pouvons l'attribuer qu'au principe de vie uni à un corps organisé et non à quelqu'hypothèse physico-chimique. « L'être vivant, dit Cl. Bernard, est essentiellement caractérisé par la nutrition; le mouvement nutritif comprend deux opérations, l'une par laquelle la matière inorganique est incorporée aux tissus vivants, l'autre par laquelle elle s'en sépare, alternative perpétuelle de renaissance et de destruction, de vie et de mort. Toute manifestion d'un phénomène dans l'être vivant est due nécessairement à une destruction organique. » Vingt années avant Cl. Bernard, j'exprimais la même pensée dans les termes suivants : « Si je poursuivais davantage le cours de ces réflexions, peut-être arriverais-je à démontrer que chaque acte de la vie s'opère par la destruction et par l'assimilation simultanée d'une molécule organique, et que le travail intellectuel lui-même, ainsi nommé par une véritable intuition, n'est pas soustrait à cette loi de notre double nature matérielle et psychique. »

Nous ne prétendons pas assurément que les lois physiques soient étrangères à l'entretien et au fonctionnement des actes vitaux. La respiration, le mouvement des liquides, la digestion, les sécrétions diverses s'exécutent, en partie du moins, par des opérations physico-chimiques. Mais nous trouvons un mur infranchissable entre la physique et la génération, l'accroissement, l'assimilation et tout ce qui tient à l'essence de la vie. Leurs opérations et leurs lois n'ont rien d'analogue ; elles présentent même, sous plusieurs rapports, une opposition constante. Ainsi dans l'observation des phénomènes naturels, nous rencontrons déjà une première classe, celle des corps bruts, soit simples, soit combinés, et une seconde parfaitement distincte de la première, celle des corps organisés pourvus de vie. Voilà donc deux éléments divers, deux substances différentes : la *matière*, la *vie*, tantôt réunis, tantôt séparés, jamais confondus.

Ce serait peut-être ici le lieu d'indiquer les traits

distinctifs, les caractères spéciaux qui séparent les corps vivants des corps bruts ; nous nous contenterons de les énumérer. Jusqu'ici les physiologistes n'ont admis que deux propriétés vitales, ce qui les a forcés toutefois d'établir des distinctions sophistiques, telles qu'une sensibilité organique, ou en d'autres termes une sensibilité, qui ne sent pas. Lorsqu'on embrasse tout le règne organique, on est conduit par l'observation à reconnaître cinq propriétés vitales : ce sont la *caloricité*, l'*assimilation*, la *génération*, le *mouvement spontané* et la *sensibilité*. Les plantes ne paraissent douées que des trois premières; les deux autres du moins n'existent qu'à l'état rudimentaire. Les animaux seuls et l'homme les possèdent toutes à des degrés divers.

Je pourrais borner là mes réflexions persuadé qu'il est suffisamment prouvé que les hypothèses physico-chimiques soutenues par Liebig, Lehmann et Cl. Bernard n'expliquent aucune des propriétés qui caractérisent les êtres vivants. Je désire toutefois présenter encore quelques considérations sur ce que l'on doit entendre par ces mots : *fonctions* et *organes*, ainsi que sur leurs rapports et leurs influences réciproques. Un certain nombre de médecins appartenant à l'école de Paris, et connus sous le nom d'organiciens, ne séparent pas la fonction de l'organe, ou plutôt ils ne peuvent admettre que l'action soit primitive. Ils regardent donc l'organe comme l'instrument ou la cause, et donnent le nom de fonctions aux actes accomplis par des organes. En physique, disent-ils, on ne modifie les résultats de la pesanteur, le développement de l'électricité, la marche de la lumière, qu'en agissant sur les corps matériels eux-mêmes. L'action vitale n'est-elle pas en rapport avec la structure? En remontant au point initial de l'existence des êtres, les représentants de l'école organicienne ne croient pas que la force engendre ou même combine simplement la matière. Le grain ou plutôt la molécule germinative enfermée dans le grain, procrée un épi, le gland un chêne; de la larve sort la mouche, de la chrysalide le papillon, d'un atome, d'une *aura seminalis* un animal, un éléphant, un homme. Est-ce à dire que dans ces divers exemples, la fonction préexiste à l'organe? Peut-elle d'ailleurs subsister indépendante? Voit-on jamais la force, la puissance, l'harmonie en l'absence des corps matériels, qu'elles pénètrent, qu'elles animent? Un stradivarius ne doit-il pas ses prodiges d'accords mélodieux à son bois sculpté avec art, à la disposition de son âme, de ses cordes, de son archet? Quand la lyre est brisée, que devient l'harmonie? Quand le gland est broyé, où est le chêne? Quand l'œuf est écrasé, comment retrouver l'animal? Et si l'on demande où ils sont, ne peut-on pas répondre avec Sénèque : *Quo non nata jacent.*

Telles sont quelques-unes des objections des organiciens et des sensualistes. D'un autre côté, nous trouvons des naturalistes d'un mérite éminent qui, loin de limiter l'influence de la fonction, lui rapportent même exclusivement la formation de l'organisme entier. Frappé du pouvoir des circonstances extérieures, de l'habitude, de l'exercice, de Lamarck attribua exclusivement à ces agents, à ces causes seules, tous les modes, toutes les formes de l'animalité. Au fond de ce système, dont les rudimens sont contenus dans la thèse originale de Geoffroy, le successeur de Fagon au jardin du roi et de Tournefort au Collège de France. Elle a pour titre : *An hominis primordia vermis* (Paris 1704), *si l'homme a commencé par être ver*, on trouve la génération spontanée, et pour la forme la plus simple des corps organisés, *une cellule animée*. Celle-ci par l'effet des circonstances extérieures aura subi quelques modifications et les aura transmises par la génération. A ces premiers changements, un exercice continu, gradué, successif, en aura ajouté d'autres. C'est ainsi, d'après de Lamarck, que se sont produites toutes les espèces animales, reptiles, poissons, mammifères, oiseaux, qui peuplent aujourd'hui la terre, avec la variété innombrable de formes organiques, d'instincts et de mœurs qu'elles offrent au naturaliste.

La théorie de Lamarck n'a jamais été réfutée ; tous les hommes de science ont craint de se compromettre en la considérant comme une œuvre sérieuse. Il avait été devancé dans cette entreprise par Benoit de Maillet, ancien consul général de France en Égypte ; homme d'imagination et très versé dans l'histoire naturelle ; de Maillet publia en 1748 sous le titre de Telliamed qui est l'anagramme de son nom, un ouvrage où, cherchant à expliquer l'origine du globe, il fait provenir du sein des eaux les continents et les animaux terrestres. Il explique l'état actuel de l'homme par des transformations successives, système renouvelé à notre époque ainsi que nous le dirons plus loin, par l'auteur de l'*Origine des espèces*, M. Charles Darwin, avec des aperçus nouveaux et une livrée plus scientifique. Toutefois, de Maillet a soin de prévenir, dans sa préface, que son livre est un tissu de visions et de rêveries, et, afin que le lecteur ne puisse s'y méprendre, il le dédie à son ami, l'illustre Cyrano de Bergerac auteur du *Voyage imaginaire dans le soleil et dans la lune ;* il y a cette différence entre les deux auteurs : de Maillet traite son sujet avec un phlegme philosophique glacial, tandis que le célèbre gentilhomme périgourdin à qui Fontenelle dans la *Pluralité des mondes*, Voltaire dans *Micromégas*, Swift dans *Gulliver*, ne dédaignèrent pas de faire des emprunts, n'a voulu composer qu'une œuvre plaisante et fantastique.

Nous ne présenterons sur cette doctrine étrange qu'une seule observation : depuis la plus haute antiquité, aucun des types des espèces animales diverses n'a changé ; les descriptions d'Aristote, de Théophraste, d'Elien sont encores vraies et entièrement conformes à celles de Buffon et des naturalistes modernes; le pouvoir modificateur de l'homme et des habitudes est parfaitement limité; les types et les espèces restent invariables dans le cours des siècles.

Quoique le système de Lamarck et celui d'Épicure offrent dans leurs conséquences pratiques des points de contact essentiels, ils présentent théoriquement une véritable opposition. L'un fait provenir l'homme et toutes les espèces animales des forces génératrices de la nature qui, dans son état de vigueur et d'enfantement, essaya des milliers de créations, les unes imparfaites, les autres bizarres, jusqu'à ce qu'elle eût enfin procréé des êtres aptes à se conserver; tandis que l'autre, admettant l'unité de composition pour tout le règne organique, en attribue les modalités si diverses aux circonstances extérieures et aux dispositions acquises par des actes souvent réitérés, théorie que développe avec une science plus profonde encore Étienne Geoffroy Saint-Hilaire. Ainsi donc Lamarck fait dériver l'organisme et tous les modes de l'animalité, de l'exercice et des habitudes qui sont en réalité des causes quasi morales. La formule hardie : *la fonction fait l'organe*, est la contradiction la plus flagrante du sensualisme, qui regarde la fonction et le moral lui-même comme un résultat, comme une dépendance nécessaire des instruments, des appareils organiques. C'est à nos yeux l'exagération manifeste des influences réelles du moral sur le physique, et dans tous les cas une démonstration de la cause finale. Où donc se trouve la vérité ? ni dans l'un, ni dans l'autre système ; le moral et le physique ne s'engendrent point mutuellement ; ils s'influencent, se complètent, se perfectionnent réciproquement ; en un mot, il y a solidarité entre la fonction et l'organe, entre le moral et le physique.

Nous sommes loin de la méthode expérimentale que nous glorifions comme procédé scientifique, mais que nous ne saurions admettre comme seul critérium des vérités doctrinales de la philosophie. On a vu combien sont vaines les prétentions d'expliquer tous les actes de l'organisme par les lois physico-chimiques. Entre les propriétés des corps bruts et celles des êtres vivants, avons-nous dit, il y a un abîme ; s'agit-il des phénomènes psychologiques propres à l'homme, l'abîme devient plus infranchissable encore et donne le vertige. Cependant, un grand nombre de physiologistes ne craignent pas d'attribuer au système nerveux les instincts, les penchants, les passions et tous les modes de l'intelligence, du moi qui sent, qui pense, qui veut, qui agit. Telle est l'importante question dont nous allons examiner la valeur dans le chapitre suivant.

CHAPITRE VI.

Du système nerveux et des localisations cérébrales. La phrénologie, Gall et Spurzheim.

Avec la double nature de l'homme, physique et morale, on a pu représenter l'organisme comme un char harmonieux, conduit par un coursier intelligent. Ce char est animé par le principe de vie ; ce coursier est un esprit, caché il est vrai, mais aussi évident que ce corps et les organes qu'il façonne pour son usage, avec cet art admirable dont il a le secret. Inséparables dans la course éphémère de la vie, ils se prêtent un mutuel appui ; ils exercent l'un sur l'autre une influence réciproque, croissent, agissent, déclinent ensemble. La naissance et la mort sont les deux grands mystères de la science surnaturelle.

Les physiologistes ne sont pas les seuls qui attestent cette dépendance; Bossuet et Descartes ne l'ont pas moins proclamée que Barthez et Cabanis. « Quoique l'esprit, dit saint Thomas d'Aquin, ne soit pas une faculté corporelle, les fonctions de l'esprit, telles que la mémoire, l'imagination et la pensée ne peuvent avoir lieu qu'à l'aide d'organes corporels. C'est pourquoi, lorsque les organes, par un dérangement quelconque, ne peuvent exercer leur activité, dès lors les fonctions de l'esprit sont dérangées ; c'est ce qui arrive dans l'asphyxie, dans la frénésie, et c'est encore pour cela qu'une organisation heureuse du corps humain a toujours pour résultat des facultés intellectuelles distinguées. » « Il arrive à plusieurs musiciens très habiles, dit de son côté saint Grégoire de Nysse (*De la formation de l'homme*, ch. XII) de ne pouvoir donner des preuves de leur talent, parce que leur instrument est en mauvais état. Ainsi les fonctions de l'âme ne peuvent s'exercer convenablement, que quand les organes de ces fonctions sont conformes à l'ordre de la nature : mais ces fonctions cessent ou s'arrêtent, lorsque ces organes ne peuvent pas servir au mouvement ; car une chose propre à l'esprit est de ne pouvoir exercer convenablement ses facultés que par des organes sains. »

Cuvier a dit avec une grande justesse que le système nerveux est l'animal tout entier ; ce système est du moins le caractère essentiel qui sépare l'animal de la plante. Toutefois, M. Vulpian trouve qu'il n'existe pas de ligne de démarcation tranchée entre les deux règnes. Il y a dans le végétal, une respiration, une circulation, une absorption, une exhalation, des sécrétions curieuses, des sexes distincts ; mais les espèces les plus rares sont dépourvues des rudiments de l'appareil nerveux, qu'on rencontre jusque dans la classe des zoophytes et des infusoires. Chose remarquable, cependant ! à certains égards la plante a, sur l'animal, sur l'homme lui-même une prééminence spéciale; fille de l'air et de la terre, elle vit à leurs dépens; seule entre tous les êtres, elle s'assimile les corps inorganiques, et puis, véritable providence, elle prodigue à plusieurs espèces animales une nourriture abondante; elle fournit à l'homme des vêtements pour le garantir des injures de l'air et lui procure l'aliment du feu, sans lequel la moitié de la terre lui serait fermée.

Le système nerveux étant le caractère essentiel de l'animalité, c'est en lui que le physiologiste a dû chercher l'origine des facultés refusées à la plante, et qu'on remarque à des degrés divers dans la série animale. Et non seulement il exerce un pouvoir modificateur sur la respiration, sur la calorification, sur les sécrétions, en un mot sur tous les actes de la vie organique, sur l'homme sain et malade, mais encore il est le principe des fonctions sensorielles et de ces deux merveilleux attributs: sentir et se mouvoir; enfin, on l'a considéré comme le siège ou du moins comme l'instrument des instincts, des passions et des facultés intellectuelles.

Malgré ses progrès, l'étude du système nerveux offre encore de nombreuses lacunes, et de nos jours même il s'est enrichi de précieuses découvertes. La pathologie, comme la physiologie expérimentale, prouvent que ces fonctions, que ces propriétés, essentiellement distinctes, ont un siège et des organes distincts, indépendants les uns des autres. Haller, l'un des premiers, avait cherché à localiser les diverses régions de l'encéphale, et, dans le tome IV de ses *Éléments de physiologie*, il se demande si chaque faculté de l'âme n'a pas dans ce viscère un département différent : « Puisque, ajoute-t-il, les nerfs de la vue, de l'olfaction, de l'ouïe proviennent de diverses parties du cerveau, de certaines proéminences, il a paru raisonnable de placer dans ces régions et ces éminences le siège des sensations que chaque nerf reçoit. » Mais Haller ne tarde pas à prévenir qu'il ne faut point se fier aux théories et à quelques apparences, et qu'il n'est pas permis, avec un semblant de vérité, d'adopter les hypothèses contenues dans les nombreux écrits des physiologistes, en assignant un siège spécial à l'âme, à l'intelligence et à la mémoire. Les opinions contradictoires de ses prédécesseurs et l'absence de preuves suffisantes conduisirent Haller à conclure qu'il n'est pas permis d'attribuer au bulbe rachidien, au corps calleux, au pont de Varole, ni au cerveau, ni au cervelet, aucun usage qui ne soit commun à la masse encéphalique.

Haller n'avait qu'entrevu la vérité ; combien depuis ce grand physiologiste, la science n'a-t-elle point réalisé de découvertes relativement aux localisations des propriétés du système nerveux ! Les travaux de Ch. Bell, de Legallois, de Rolando, de Flourens, de Magendie, de Longet, de Muller, etc., prouvent avec évidence que les fonctions et les propriétés distinctes ont un siège et des organes essentiellement distincts. En tête de ces phénomènes, le sentiment et le mouvement étant des actions séparées, on devait supposer qu'il existait des nerfs sensitifs et des nerfs moteurs. Or, cette vérité, admise théoriquement par Rufus, Erasistrate, Galien et Boerhaave, fut, pour la première fois, expérimentalement démontrée par Ch. Bell et puis par les physiologistes modernes, Longet en particulier. Le même phénomène se présente également dans l'encéphale. On trouve de la sensibilité dans la protubérance annulaire, dans le bulbe rachidien, dans les tubercules quadrijumeaux, tandis qu'on n'en rencontre pas dans le cervelet, dans les corps striés, dans les couches optiques, qui paraissent des organes de mouvement. Je n'examine pas si ces propriétés proviennent, chez les premiers, d'un prolongement des faisceaux postérieurs de la moelle, et chez les seconds, du prolongement des faisceaux antérieurs. Cependant, est-ce à dire que, dans certaines circonstances, toutes les parties ne puissent devenir sensibles ? Les lobes cérébraux, comme le cervelet, ont pu être coupés par tranches, brûlés et dilacérés sans que l'animal sujet à ces mutilations, s'en aperçut ; la même insensibilité a été remarquée chez l'homme dans les blessures et opérations chirurgicales. Mais viennent certaines maladies, des douleurs aiguës se manifestent dans le cerveau, dans le cervelet ; les autopsies ont prouvé que ces douleurs n'étaient pas symptomatiques, et qu'elles existaient réellement dans la substance même de ces organes, où l'on trouvait de l'inflammation, du pus ou quelque autre lésion caractéristique. Mais il faut présumer que la nature prévoyante a voulu que, dans l'état ordinaire, le cerveau comme le cœur fussent à l'abri de la douleur, afin qu'elle ne troublât pas les fonctions importantes confiées à ces organes.

Quelles sont les fonctions des lobes cérébraux, du cerveau proprement dit ? Après avoir médité les écrits de Legallois, Rolando, Serres, Leuret, Flourens, Longet, Marshall-Hall, de MM. Bouillaud, Luys, Charcot, Vulpian, après avoir comparé les vivisections, les recherches microscopiques entreprises pour élucider une question non moins importante pour la physiologie que pour la psychologie, que devons-nous conclure ? Placés au sommet du système nerveux, les lobes cérébraux sont un centre où viennent aboutir toutes les impressions du monde extérieur, et d'où rayonnent en particulier les actes de la volonté. Quoique l'encéphale soit un tout harmonieux, on a reconnu toutefois que certaines parties, certains ganglions, parmi les moins importants, avaient des fonctions distinctes et spécifiques. En est-il de même des lobes cérébraux ? Écoutons Flourens : « Non seulement, dit le célèbre académicien, toutes les perceptions, toutes les volitions, toutes les facultés intellectuelles résident exclusivement dans cet organe, mais toutes les facultés y occupent la même place. Dès qu'une d'elles disparaît par la lésion d'un point donné du cerveau proprement dit, toutes disparaissent ; dès qu'une revient par la guérison de ce point, toutes reviennent. La faculté de percevoir et de vouloir ne constitue donc qu'une seule faculté, essentiellement une, et cette faculté réside essentiellement dans un seul organe. » (*Rech. exp. sur les propriétés et les fonctions du système nerveux*, *2e édit.*, *p.* 244).

Il est inutile de signaler la contradiction qui existe entre cette conclusion si absolue et plusieurs des propositions non moins formellement exprimées dans le même ouvrage ; si l'on admet que les différentes parties du cerveau ont des fonctions séparées, peut-on déterminer dans les lobes cérébraux les régions auxquelles doivent être attribuées des propriétés distinctes, et que doit-on penser du système des localisations qui a régné quelque temps dans la science, excitant partout de vives contradictions ? Nous voulons parler du système de Gall. Toutefois, nous nous hâtons de déclarer qu'il ne s'agit point ici de phrénologie ; il n'est question que de souvenirs rétrospectifs sur les hommes célèbres qui ont inventé ou soutenu cette doctrine. On verra, d'ailleurs, si la réfutation de quelques faits aventureux ou erronés n'est pas devenue le point de départ des recherches et des découvertes modernes sur la pathologie et la physiologie du cerveau.

Les rares survivants de la génération médicale qui suivaient les cours de la Faculté de Paris, il y a soixante ans, ne peuvent avoir oublié avec quel enthousiasme la jeunesse se précipitait dans les amphithéâtres et les hôpitaux, afin d'y écouter les enseignements de Cuvier, Pinel, Boyer, Chaussier, Laennec, Hallé, Béclard, Dupuytren, Roux, Orfila, Récamier, Marjolin. Les élèves d'alors qui s'apprêtaient à remplacer ces illustres maîtres étaient Chomel, Cruveilhier, Velpeau, Lisfranc, Sanson, les deux Bérard, Andral, Jobert, Blandin, Rostan, Blache, Nélaton, Trousseau, MM. J. Cloquet, Bouillaud, etc. La passion politique ajoutait un prestige particulier au nom de quelques hommes qui avaient illustré la médecine militaire ; on ne voyait jamais sans un sentiment de respect et d'admiration la noble figure de Larrey ; on applaudissait même aux boutades parfois burlesques de Desgenettes, en souvenir de l'expédition d'Égypte ; au Val-de-Grâce, Broussais tonnait contre l'ontologie, suivi d'une foule d'auditeurs enthousiasmés ; parfois, le tribun, à la tête de lion, traversant fièrement la place de l'École, menaçait celle-ci avec son bâton, et prenonçait contre elle le *Delenda Carthago*. C'est dans ces circonstances qu'en 1820, Gall annonça un cours public de physiologie du cerveau, à l'établissement des Jeunes-Aveugles, le dernier qu'il professa en France.

On ne saurait avoir vu Gall et oublier cette physionomie originale, parfaitement conservée dans la peinture de Gros. Cette figure vous suit dans la vie, comme celle d'une toile de Van-Dyck ou de Rembrand. De taille moyenne, son corps, ses épaules, son visage, ses traits étaient un peu larges ; son front dépouillé de cheveux, laissait voir un vaste crâne tres bien proportionné. Sa physionomie respirait une bonhomie malicieuse, et son regard pénétrant semblait lire dans le profond des cœurs. Il était évident qu'on n'avait pas sous les yeux un homme ordinaire et sans passions ; mais rien ne faisait supposer que, trois ans après, à l'âge de 65 ans, il épouserait une très agréable femme qui n'avait pas la moitié de son âge.

La Société phrénologique de Paris ayant décidé que, à sa première séance, tenue le 22 août 1831, il serait lu une notice biographique sur ce médecin célèbre, on avait lieu d'espérer que son ami, le Dr Fossati, s'acquitterait de cette tâche en nous révélant quelque particularité intime de la vie de Gall. L'attente générale fut déçue. Fossati se borna à une sèche nomenclature des organes phrénologiques de son modèle, et cette biographie est encore à faire.

Gall, né en 1758, à Tiefenbrun, près de Pforzheim,

dans le grand-duché de Bade, racontait lui-même que, très jeune, il avait été frappé de voir parmi les enfants de son âge et souvent dans une même famille, tant d'inclinations opposées, tant d'aptitudes différentes. Il remarqua particulièrement que, dans les écoles, les enfants et les jeunes gens qui avaient des yeux à fleur de tête, des yeux de bœuf, étaient doués d'une excellente mémoire, et remportaient tous les prix. La relation entre cette conformation singulière et une faculté intellectuelle paraissant se confirmer sans cesse, le mit sur la voie de toutes ses découvertes.

Après des recherches innombrables et des observations multipliées dans les écoles, dans les hôpitaux, dans les prisons, après avoir parcouru beaucoup de villes, Gall était parvenu à fonder tout son système organologique, et en 1796, il ouvrit à Vienne des cours publics qui eurent un grand retentissement. Mais une doctrine qui localisait les instincts, les penchants, les sentiments, les facultés intellectuelles dans le cerveau, tout en le désignant comme organe de l'âme, parut suspecte de matérialisme, et son cours fut interdit par un édit impérial dans la capitale de l'Autriche. Cependant, en ne tarda pas à se relâcher de cette rigueur, et dans les années suivantes, Gall obtint de faire quelques cours particuliers qui attirèrent un certain nombre d'auditeurs d'élite, hommes du monde et médecins. Parmi ces derniers, se trouvait Spurzheim, le plus célèbre élève de Gall regardé par les phrénologistes, comme le second fondateur de la doctrine.

Né à Longwi, en 1776, dans une famille de riches

fermiers, Spurzheim fit à Trèves ses études universitaires. Les Français ayant envahi la province, en 1799, on l'envoya à Vienne, où il étudia la médecine. Là, il se lia avec Gall et fut son élève pendant plusieurs années, se livrant avec ardeur à l'étude de l'anatomie. En 1804, il avait fait de tels progrès dans la nouvelle doctrine, que Gall se l'adjoignit comme collaborateur. L'année d'après, un nouvel ordre du gouvernement ayant défendu les cours particuliers, à moins d'une permission expresse, les deux savants résolurent de quitter Vienne, où d'incessantes entraves leur étaient suscitées et d'aller répandre leur doctrine dans les différentes capitales de l'Europe.

Les personnes qui, comme nous, ont connu Gall et Spurzheim, peuvent attester, qu'à un génie supérieur ces hommes célèbres joignaient un ardent amour de la vérité, une conviction profonde et l'enthousiasme de leur découverte. Par la nature de son caractère, Spurzheim se sentait irrité des contradictions qu'il rencontrait; Gall tempérait ses impatiences et ne voulait d'autres armes que le raisonnement. Aussi, ne s'offensait-il pas des plaisanteries spirituelles qu'on pouvait décocher contre sa doctrine. Socrate, s'amusa, dit-on, à la représentation des *Nuées*, où Aristophane livrait le philosophe aux risées de la multitude. A Berlin, le célèbre Kotzebue, à qui l'on doit, entre autres ouvrages, trois cents pièces de théâtre, et qui en aurait composé un plus grand nombre s'il n'avait été poignardé par Sand, en 1819, rechercha la société de Gall, comme pour étudier sa doctrine, mais il ne l'étudiait que pour la tourner en ridicule, ce dont il s'acquitta parfaitement dans une pièce qu'il composa et fit représenter sous ce titre : *La Crâniologie*. Gall assista à la première représentation et prit franchement part à l'hilarité du bon public de Berlin.

Après avoir parcouru la plus grande partie de l'Europe, l'ambition de Gall et de Spurzheim ne pouvait être satisfaite qu'après avoir obtenu pour leur découverte la sanction de l'Académie des Sciences. Il vinrent à Paris, en 1807. L'année d'après, ils communiquèrent à l'Institut leur mémoire sur l'anatomie et la physiologie du cerveau. La commission nommée pour l'examiner était composée de Tenon, Sabatier, Portal, Pinel et Cuvier, noms illustres, dont la décision devait être souveraine et sans appel. Les premières démonstrations de Gall et de Spurzheim furent acceuillies avec une très grande faveur. Quoique Corvisart ne fit point partie de la commission, il se montra enthousiaste de la nouvelle doctrine ; ses opinions étaient des oracles pour l'empereur, à qui cependant il ne parvint pas à les faire partager cette fois. Napoléon regardait comme des charlatans Lavater, le marquis de Puységur, Gall et Spurzheim ; il les rangeait sur la ligne des idéologues. Des personnes se prétendant bien informées m'ont assuré que, dans une réception aux Tuileries, l'empereur, avisant Cuvier, lui dit avec des signes de mécontentement : « on vous enverra des médecins allemands pour vous apprendre l'anatomie du cerveau. » Suivant ces personnes, Cuvier était trop bon courtisan pour n'avoir pas modifié, quelque peu, les termes de son rapport. On en connaît les conclusions, et ces conclusions qui, dans l'origine, parurent sévères, sont l'expression de la vérité ; le système de Gall ne s'en releva pas. Cependant les commissaires rendirent justice à la partie anatomique du mémoire. Douze ans après, Cuvier lui-même, dans un rapport sur les premières expériences de Flourens, disait : « on sait aujourd'hui, et surtout d'après les dernières recherches de MM. Gall et Spurzheim, que, etc., etc. »

Malgré la violente contrariété que le rapport de Cuvier leur fit éprouver, les deux savants ne perdirent pas l'espoir que la postérité, et peut-être même les contemporains, leur donneraient raison contre leurs puissants adversaires. Ils présentèrent, avec modération et non sans quelque succès, la réfutation du rapport de la Commission, entreprirent la publication de leur grand ouvrage et ouvrirent des cours publics, Gall à l'Athénée, Spurzheim à Londres et à Édimbourg, où il fit de nombreux prosélytes.

L'auditoire du dernier cours de Gall, professé en 1820 aux *Jeunes-Aveugles*, était composé de nombreux médecins, de savants, d'artistes et de gens du monde, parmi lesquels on remarquait Andrieux, Daunou, de Gérando, Casimir Delavigne ; le plus exact de tous était Destutt de Tracy, le dernier des idéologues. Assis derrière une grande table couverte de crânes, de plâtres, de portraits, soit d'hommes marquants, soit de criminels célèbres, il avait un volume de son grand ouvrage ouvert devant lui et dont parfois il citait quelques passages. Quoique tudesque, sa diction exprimait toujours simplement une pensée nette et juste ; c'était la science sans phrases, une conversation nourrie d'une multitude de faits et d'anecdotes qui avaient un grand charme.

Après la leçon, nous entourions le professeur ; il répondait avec complaisance à nos questions, à une objection sur l'anatomie du cerveau, sur le siège des facultés, sur la conformation de la tête de quelque assistant. Il signalait les yeux à fleur de tête, et pour ainsi dire pochés, comme signe de la mémoire des mots chez l'aimable Andrieux ; le front bombé à sa partie moyenne et supérieure, organe de l'esprit métaphysique, de la causalité chez Destutt de Tracy et de Gérando, conformation qui se présente à un degré type dans le front de Kant, et surtout dans celui de Fichte ; et enfin l'élargissement de la partie externe et supérieure du front, organe de l'esprit poétique, chez Casimir Delavigne. Aujourd'hui que l'expérience a fait litière de tant d'illusions d'autrefois, je reconnais cependant que j'ai vu Gall et Spurzheim porter presque toujours des jugements justes et extraordinaires.

Je ne revis Gall que dans les dernières semaines de son existence, à sa campagne de Montrouge où Fossati m'avait conduit. Cuvier qui, avons-nous dit, n'était pas sans reproches à son égard, et notamment dans son projet de candidature à l'Académie des Sciences, venait de lui envoyer une tête dont l'organisation lui paraissait singulièrement favorable à la nouvelle physiologie du cerveau. « Remerciez M. Cuvier, dit Gall, il ne manque plus à ma collection qu'une seule tête, c'est la mienne ; elle y sera bientôt et elle sera la meilleure confirmation de ma doctrine. » Son vaste crâne figure, en effet, dans la collection curieuse, dont, par testament, il fit don au Muséum d'histoire naturelle. Il succomba, en 1828, à une hypertrophie du cœur, suivie d'une apoplexie foudroyante, ayant conservé jusqu'aux derniers jours un calme imperturbable et l'intégrité de son intelligence.

Après la mort de Gall et malgré la défaveur dont sa doctrine était frappée au sein des Académies, il se fonda à Paris une société phrénologique, qui réunit plusieurs médecins de mérite et quelques savants étrangers à la profession. Parmi les premiers figuraient Andral, Amussat, Abraham, Bérard aîné, Broussais père, Casimir Broussais, M. Bouillaud, M. Jules Cloquet, Canuet, de Villiers, Falret, Ferrus, Londe, Rostan, Royer-Collard, Sanson aîné; on peut citer parmi les seconds, M. Ch. Lucas, de l'Académie des Sciences morales et politiques; Blondeau, doyen de l'École de droit; le baron Gérard, membre de l'Académie des Beaux-Arts, Léon Faucher, également membre de l'Institut, le duc de Montebello, etc. L'article 4 de son règlement statuait que la société publierait un journal: M. Bouillaud en fut nommé rédacteur principal; il en fit le prospectus, inséré en tête du premier numéro, et commença par cette phrase magistrale: « La presse périodique est aujourd'hui l'œil, et si l'on ose le dire, le *Cerveau* de la société. » On m'en confia l'introduction, dans laquelle je m'efforçai d'exposer succinctement les principes de la phrénologie, de réfuter les arguments de ses détracteurs et de faire connaître le but et l'esprit de la société naissante.

Le temps et l'expérience ayant très profondément

modifié les convictions d'une époque si lointaine, je n'ai point jugé à propos de transcrire ici les principaux passages de cette introduction, quoiqu'elle fût le manifeste de toute une société. Les principes généraux de la phrénologie me paraissent toujours justes et inattaquables ; les applications seules, ou plutôt les localisations sont démenties par un très grand nombre de faits. Il est donc inutile d'en parler plus longuement; je ne rappelle cette introduction qu'afin d'expliquer mes rapports inattendus avec Spurzheim qui doit être considéré comme le second fondateur de la phrénologie.

CHAPITRE VII.

Les localisations cérébrales; Spurzheim; la tête de Bichat devant la société anthropologique.

Peu de semaines s'étaient écoulées depuis l'apparition du premier numéro du journal de la société phrénologique, quand à ma grande surprise, on m'annonça la visite de Spurzheim, avec qui mon jeune âge et mon obscurité ne m'avaient permis d'avoir aucune relation. Le célèbre collaborateur de Gall avait alors cinquante-cinq ans; c'était un homme de haute taille, d'une figure austère et réservée; en l'examinant avec attention et dès les premières paroles qui sortaient de sa bouche, on était frappé de l'intelligence qui illuminait ses traits et de la profondeur de son regard. Arrivé à Paris depuis peu de jours, et ayant lu mon *introduction*, sur laquelle il se réservait de me présenter plus tard quelques observations, il avait voulu me voir et m'annoncer le cours quil allait ouvrir prochainemant, rue de la Michodière. Je m'empressai de faire acte d'adhésion à ce cours qui, sans annonces, sans affiches, réunit une trentaine d'auditeurs, et que suivirent avec une religieuse exactitude deux hommes remarquables à divers titres, et devenus plus tard, l'un le propagateur ardent, l'autre le plus redoutable adversaire de la phrénologie ; le premier, c'était le grand Broussais, le second était Leuret. Broussais ne pouvait contenir son admiration en écoutant Spurzheim, et, la leçon terminée, il la faisait suivre de commentaires et signalait sur les plâtres, sur les crânes les organes dont Spurzheim avait tracé l'histoire. Ses observations étaient vives, ingénieuses, passionnées. Sous la capote d'un simple soldat, avec son pantalon garance, Leuret attirait tous les regards de l'assemblée ; il arrivait à pied de Saint-Denis, où son régiment était en garnison ; il ne connaissait personne et ne prononçait jamais une parole; mais avec quelle intelligente et profonde attention, il écoutait, il observait! Leuret a porté les plus rudes atteintes aux localisations cérébrales des phrénologistes; travailleur infatigable, esprit original et profond, méconnu toutefois, à quelles destinées ne serait-il pas arrivé sans l'inexorable mort qui le frappa d'abord dans son esprit, et puis dans un corps miné par les privations, le travail et les ardeurs de la lutte !

Il n'entre pas dans mon intention de présenter ici une analyse, un aperçu même des leçons très intéressantes, très instructives de ces deux hommes célèbres. Témoin de tant de faits contradictoires, il me serait difficile de résumer en peu de mots le bilan de mes doutes et de mes croyances. Enfin, il ne tarda pas à s'élever dans mon esprit des objections sérieures contre certains points de doctrine, et surtout contre les applications pratiques qu'osaient formuler avec assurance les partisans aveugles de la phrénologie. Mais j'anticipe sur l'ordre de mon récit.

Vers la fin de son cours, Spurzheim, qui, pour des raisons que j'ignore, n'avait point voulu paraître à la société phrénologique, me proposa, ce que j'acceptai, de fonder une société anthropologique, dont nous rédigeâmes les statuts; en voici le chapitre premier : *La Société a pour but de connaître la nature de l'homme, de propager cette connaissance et d'indiquer les applications salutaires qui peuvent en être faites aux institutions sociales.* Le chapitre second était ainsi conçu : *Ses guides sont l'observation et l'induction. Elle n'admet de propositions que celles qui sont fondées sur des faits positifs, et s'abstient strictement de discuter sur des matières placées hors du domaine de l'observation.* Que ne pouvait-on attendre d'une société fondée sur de telles bases et un si beau programme? Attirées par le nom de Spurzheim, un grand nombre de personnes demandèrent à en faire partie. Les premières furent: le docteur Robertson, le comte Em. de Las Cases, David (d'Angers), le célèbre sculpteur; de Potter, l'ancien président de la république belge; le comte de Lasteyrie; le docteur David Richard; Willams Edwards, membre de l'Institut, et le pivot en quelque sorte de la Société, dont les savantes communications, non moins que celles de Spurzheim, donnaient un vif intérêt aux séances. Spurzheim fut élu président de la Société; on m'en nomma secrétaire.

La société anthropologique n'était, en réalité, qu'une société phrénologique, et, sans le moindre doute, elle aurait acquis une certaine importance si Spurzheim fût resté au milieu de nous. Mais jugeant qu'elle était assez fortement constituée pour vivre sans lui, momentanément du moins, et appelé avec de vives instances aux États-Unis, il s'embarqua au Hâvre, le 20 juin 1832. On apprit, qu'à son arrivée à New-York, il avait reçu, de la part des médecins un accueil enthousiaste. D'une nature très ardente, malgré les apparences contraires, Spurzheim déploya la plus grande activité ; il fonda des sociétés dans plusieurs villes, et se livra à l'enseignement jusqu'à professer six fois par semaine. Dans les premiers jours de novembre, excédé de fatigue, il fût saisi par un froid humide, eut de vifs frissons. La plus vulgaire prudence lui conseillait le repos ; il s'y refusa, mais on pût remarquer, dans ses deux dernières leçons, que ses idées n'avaient aucune suite. Terrassé par la fièvre, il conserva cependant assez de présence d'esprit pour refuser obstinément de se laisser traiter par les médecius anglais et américains, ne voulant entendre parler d'autre remède que des lavements. Il mourut à Boston, le 10 novembre 1832, âgé de cinquante-six ans.

La mort de Spurzhein, dans la plénitude de ses forces et de son intelligence, devint après celle de Gall, le signal de la décadence de la phrénologie. Elle ne pût être arrêtée, ni par le grand ouvrage de Vimont, ni par celui de Georges Combe, ni par les innombrables sociétés phrénologiques anglaises et américaines, ni par l'appui que lui prêtèrent en France Broussais et W. Edwards, tous deux membres de l'Académie des sciences morales et politiques; en Angleterre, le célèbre Elliotson qui, attaqué de toutes parts et faisant face à tous ses adversaires, consacra son immense fortune à fonder un hôpital mesmérien, un Institut phrénologique, et un journal à la fois mesmérien et phrénologique sous le titre de: *Zoïste*. Attaquée violemment par des adversaires passionnés, tantôt avec la science, tantôt par le sarcasme, tantôt enfin par le dédain du silence, elle ne cessa de déchoir, et, aujourdhui, reléguée au rang du système physionomonique de Lavater, elle n'est plus qu'une curiosité de salon, un art de dire la bonne aventure sous une livrée scientifique.

Gall et Spurzheim, avons-nous dit, étaient doués d'un tact merveilleux, d'une sorte d'esprit de divination pour juger les hommes. Un jour, cependant, le diagnostic de Spurzheim se trouva en défaut. Dans une visite qu'il me fit, je l'invitai à examiner la tête d'une femme malade, arrivant de Rouen pour me consulter. Cette personne, Mlle des-M....., alors âgée de trente et un ans, n'avait été remarquée dans sa très honorable famille que par sa bonne conduite, et une dévotion très grande, lorsque, cinq ans auparavant, étant dans une église, elle eut une vision et entendit en elle une voix qui lui conseillait un sacrilège. Les jours suivants, elle ressentit des élancements dans le cœur, eut plusieurs syncopes et fut prise d'accès de fièvre suivis de sueurs froides. Elle eut beau repousser la pensée du sacrilège ; traitée par divers médecins, et, notamment cinq mois entiers dans l'asile dirigé par Foville, jamais la voix ne cessa de se faire entendre et de lui suggérer qu'elle deviendrait la mère de Dieu. En un mot, nous avions sous les yeux un exemple d'aliénation, avec hallucinations hystériques. Spurzheim, ignorant ces détails et plusienrs circonstances que je supprime, examina la tête de Mlle des M.., et j'écrivis sous sa dictée le diagnostic suivant : « Organisation animale, sans bienveillance, sans vénération, sans justice, sans merveilleux, très peu d'idéalité ; la base énorme, le cervelet très développé, destructivité, accès de colère. »

On conviendra qu'une telle indication était complètement défectueuse. Elle me rappelle un exemple non moins frappant rapporté dans le *Traité de phrénologie* de Georges Combe et que cet écrivain cite à l'appui de son bien jugé, tandis que je le trouve entièrement contraire à la vérité. On en jugera : Dans le mois d'octobre 1835, M. Combe visita la prison de Newcastle-sur-Tyne, en compagnie de plusieurs personnages, dans le but de démontrer la réalité du fait qu'il avait souvent énoncé dans ses cours, qu'il y avait une différence marquée entre le développement du cerveau des hommes vertueux et celui des hommes criminels. Il fut convenu que M. Combe écrirait ses remarques avant de les communiquer aux personnes présentes et que, de son côté, le docteur Fife, aide chirurgien de la prison, donnerait par écrit le résumé de ce qu'il aurait appris sur les individus soumis à l'examen. Puis, on comparerait les deux résultats. M. Combe ayant palpé le crâne d'un homme de soixante-treize ans, résuma ainsi son observation : « La région coronale est très déprimée ; *la vénération et la fermeté*, sont un peu mieux développées; et tous les organes de cette partie sont en général très faibles. La circonspection est étonnament développée; l'organe de la *combativité* est considérable, et l'*amativité* est très forte. Les autres organes des penchants n'ont pas un développement démesuré. L'intelligence est très faible. . Son crime doit se rapporter à l'union de l'*amativité* avec la *combativité* ! ! ! Le docteur Fife avait écrit de son côté : « Voleur, n'ayant aucun principe de probité ; entêté, insolent, ingrat; insensible à tout bon procédé ; en un mot, un des caractères les plus dépravés que j'ai jamais connus. » (T. II, p. 190.)

M. Combe étant dans un pénitencier savait qu'il n'y avait que des criminels. Il trouve une intelligence très faible au prisonnier soumis à son examen, mais ne désigne aucun très mauvais penchant. Il incline à croire que le crime dont cet homme s'est rendu coupable est un attentat à la pudeur avec violence. Il n'en était rien ; on le signale comme voleur incorrigible, le caractère le plus dépravé que l'on ait connu. M. Combe parle d'une certaine vénération, de quelque fermeté, d'une grande circonspection; s'il eût rencontré ce grand misérable dans un salon ou dans un temple, il l'eût pris pour un sage. Jamais phrénologiste ne commit une erreur aussi grossière, si ce n'est la suivante qui fut partagée par une société tout entière.

J'avais toujours été frappé de la désinvolture avec laquelle certains membres de la société phrénologique et de la société anthropologique, un homme célèbre étant donné, trouvaient sur son crâne les organes des mauvais penchants ou des bonnes qualités dont il était notoire qu'il avait donné l'exemple dans sa carrière. Je ne pouvais assez admirer la sagacité qui faisait discerner, à la forme des sourcils, à la saillie de la base du front, à la direction des yeux, un certain nombre d'organes tels que le sens des localités ou l'amour des voyages, la mémoire des formes, l'appréciation de l'étendue, de la pesanteur, de l'ordre, du calcul, de la musique, de la peinture, du langage. Broussais père, Vimont, Dumoutier, et bien d'autres étaient très experts dans ce genre de démonstration ; Vimont trouvait vingt-neuf organes dans le cerveau d'une poule. Quelques-uns d'entre nous ne voyaient rien de pareil, et attribuaient leur peu de perspicacité à l'imperfection de leurs organes ou à leur myopie incurable.

J'étais flottant dans ces doutes, lorsque, faisant une visite au professeur Roux, notre grand chirurgien, j'aperçus un crâne entier sur son bureau. Je le saisis dans mes mains et lui demandai quelle était cette tête. « Vous êtes phrénologiste, me répondit Roux, dites-moi ce que vous en pensez. » Moitié riant, moitié sérieux, je signalai d'abord l'organe de la poésie. « Hé! hé!, fit observer Roux, il y a là quelque chose de vrai ; et puis? » Ce crâne quoique très extraordinaire, me parut développé dans la région frontale, ainsi que dans les régions temporo-pariétale et occipitale ; Roux m'apprit que c'était le crâne de Bichat, et entrant dans quelques détails de sa vie privée, il n'admit pas que l'amour physique, ainsi que je le prétendais, fut chez lui une passion dominante; mais l'opinion de Roux est contraire à celle de Buisson, qui attribuait la mort de ce grand homme, à l'excès de travail, aux veilles prolongées, au séjour presque continuel dans les amphithéâtres et à l'abus des plaisirs. Les *Recherches physiologiques sur la vie et la mort*, prouvent que Bichat n'était pas dépourvu d'une sorte de génie poétique. Il est vrai que le style de l'*Anatomie générale* est très négligé ; mais on cesse d'être surpris en songeant que cet immortel ouvrage fut composé en une année, que Bichat, comme Lamartine, écrivait la nuit seulement et ne recopiait jamais ce qui devait être envoyé à l'impression, le matin.

Je priai le professeur Roux de me confier la tête de Bichat, ce qu'il fit de bonne amitié, et il arriva ce qui se produit souvent lorsqu'on emprunte; je la gardai pendant plusieurs années. Mais je n'imitai point le docteur Bailly, de Blois, qui ayant emprunté le crâne de Cartouche à je ne sais quel établissement le garda tout à fait, et rendit, m'assura-t-il, un autre crâne à peu près pareil, à la place. Ce qui justifia le conseil de Gall, disant : *Défiez-vous des faiseurs de collections qui visitent la vôtre.* » J'avais rendu religieusement le crâne de notre grand physiologiste, avant le congrès médical de 1845, en sorte que, sur la demande qui lui en fut faite, Roux restitua cette précieuse relique qui fut déposée solennellement dans le cercueil de Bichat.

Bichat avait avancé que l'inégalité des deux lobes cérébraux devait engendrer un faux jugement ; plusieurs physiologistes ont fait observer que son exemple même leur paraissait la meilleure réfutation de cette hypothèse ; Bichat, dont les deux moitiés du cerveau étaient, prétendent-ils, fort inégales, ayant une grande rectitude d'esprit. Il y a ici une erreur que je dois relever. Les médecins qui ont vu chez moi ou chez le professeur Roux ce crâne étrange, peuvent attester qu'ils n'ont jamais rencontré, ni dans les amphithéâtres, ni dans les musées anatomiques, une difformité semblable. C'était évidemment une difformité osseuse congénitale. Les deux moitiés de la tête étaient comme une paire de chevaux attelés sur un plan différent ; l'occipital et le reste de la moitié de la boîte osseuse du côté gauche fuyaient d'arrière en avant jusqu'au frontal, tandis que la moitié du frontal et le reste de la boîte osseuse du côté droit étaient déjetés d'avant en arrière. En un mot, les deux moitiés du crâne étaient peut-être égales comme volume, mais placées de travers. Du reste, avec un peu d'attention, on peut remarquer que les deux moitiés de la face sont rarement symétriques, qu'il y a presque toujours une différence dans la grandeur et même dans la couleur des yeux. L'ouïe des deux oreilles présente souvent des inégalités frappantes. Quant au très singulier privilège de la main droite sur la main gauche, parfois interverti, il est certain, pourvu que les nouvelles investigations soient continuées, qu'on en découvrira la cause dans quelque localisation, soit dans le cerveau, soit dans le cervelet.

Les jugements de certains phrénologistes me paraissant si contradictoires, je résolus de tenter une épreuve décisive en faisant parvenir, sans aucun renseignement, le crâne de Bichat à la société anthropologique. C'était à la séance du 18 novembre 1832. M. de Potter présidait ; le docteur David Richard qui fut depuis, pendant plusieurs années, directeur d'un asile d'aliénés, me remplaçait comme secrétaire ; W. Edwards était absent. J'ai dans les mains le procès-verbal de la séance. Dumoutier venait d'analyser phrénologiquement le buste du nègre Eustache, et montrait combien son organisation cérébrale était en harmonie avec le beau caractère dont il avait fait preuve. Puis il présenta à la société le crâne de Benoist qui, âgé à peine de vingt-deux ans, avait été supplicié récemment pour avoir assassiné sa mère et son ami ; il est inutile d'ajouter qu'il trouva sur ce crâne la réunion des plus affreux instincts, en signalant l'absence des bons et la faiblesse de l'intelligence. Enfin le procès-verbal continue ainsi : « Le docteur Foissac adresse à la société un autre crâne sur lequel il n'envoie aucun détail. Plusieurs membres, cherchant à en déterminer les caractères phrénologiques, y trouvent les instincts animaux beaucoup plus développés que les sentiments supérieurs et les facultés intellectuelles, et sont portés à mal préjuger (ô blasphème !) de la vie de celui à qui le crâne a appartenu. On attend la prochaine réunion pour connaître la vérité sur son compte. » Tels furent les termes du procès-verbal ; ils sont assez significatifs. Cependant j'appris que, malgré l'imperturbable confiance de Dumoutier et de quelques autres membres, une certaine circonspection les avait portés à adoucir dans le procès-verbal les termes du jugement qu'on avait prononcé en séance, sans contradiction, à l'unanimité. Non seulement on ne s'était pas borné à mal préjuger de la vie de celui à qui ce crâne avait appartenu, mais encore le sentiment général était qu'un malheureux, aussi mal conformé, avait dû périr sur l'échafaud.

A la séance suivante, à laquelle j'étais présent et assistait W. Edwards, la société étant au grand complet, le docteur David Richard lut le procès-verbal. Quand il arriva au passage que je viens de rapporter, Edwards, ne contenant pas son indignation, s'écria : « Malheureux, qu'osez-vous dire? Ce crâne est celui de Bichat! » A l'instant, le docteur David Richard biffa de plusieurs traits de plume le passage du procès-verbal, démenti cruel à la science des phrénologistes. La Société était stupéfaite, et ne me pardonna pas le piège que je lui avais tendu. A dater de ce jour, il se fit un ralentissement de zèle, et la société ne tarda pas à se dissoudre.

Après une aussi longue suite d'observations, d'études, de recherches, de luttes et d'écrits, que reste-t-il aujourd'hui du système de Gall? Hufeland nous disait, en parlant de ce médecin célèbre, qu'il était l'un des plus étonnants phénomènes de notre siècle. Quelque carrière qu'il eût embrassée dans les sciences d'observation, il aurait été dans toutes un homme supérieur, et l'on peut rendre la même justice à Spurzheim. Il restera toujours à ces grands esprits, même dans leurs erreurs, la gloire d'avoir imprimé une nouvelle impulsion à l'anatomie et à la physiologie du cerveau qui, avant leurs découvertes, étaient très arriérées. Il est vrai que, dans le principe, toute la doctrine de Gall était basée sur les formes, sur les éminences du crâne. Mais on doit bien penser, que ce grand observateur ne se faisait, à cet égard, aucune illusion, et n'attribuait aux apparences extérieures d'autres qualités que celles de représenter la forme de l'encéphale.

Une substance aussi délicate que la pulpe cérébrale peut-elle se traduire sur la surface extérieure de la boîte osseuse en signes faciles à reconnaître? Certaines autopsies ne permettent pas de conserver une telle illusion, et, pour en citer une seule, rappelons celle de lord Byron : On lit dans le procès-verbal d'autopsie de l'auteur de *Don Juan*, que les os de la tête étaient très durs, et que le crâne, pareil à celui d'un octogénaire, ne présentait pas la moindre trace de suture. On aurait pu dire qu'il était formé d'un seul os sans diploë. Du reste, l'exemple du crâne de Bichat, que nous avons cité tout à l'heure, prouve également que la boîte osseuse ne représente pas toujours la forme du cerveau, mais que cet organe subit souvent la forme ou les déviations du crâne. A peine Spurzheim, déjà très bon anatomiste, eût-il suivi les cours de Gall que celui-ci comprit aussitôt combien un tel concours pouvait être utile à sa doctrine et se l'adjoignit comme collaborateur; Spurzheim, en effet, était un anatomiste de premier ordre et un très habile expérimentateur. Ajoutons cependant, qu'on regarde comme factice le déplissement des circonvolutions que nous lui avons vu exécuter avec une surprenante dextérité.

Gall et Spurzheim, les premiers, ont apprécié à leur juste valeur le volume et le poids de l'encéphale, ainsi que la multiplicité des circonvolutions cérébrales dans leurs rapports avec l'intelligence. Rien n'est absolu, ajoutaient-ils, ce n'est point avec le mètre ni avec des grammes qu'on doit mesurer les lois de la vie. Ainsi que l'ont fait justement remarquer Leuret et Gratiolet, l'encéphale de l'éléphant est le plus grand des encéphales connus; sa masse est triple au moins de l'encéphale humain. Par ses parties constituantes, nul, après celui de l'orang-outang n'est plus semblable à celui de l'homme. Il est inutile de faire observer la distance qui les sépare, tandis que si le cerveau seul était l'organe de la pensée, ce n'est pas l'homme qui serait le plus intelligent des animaux.

Il n'est point admissible, comme Baldinger le prétend, que le cerveau de Cromwell pesât six livres et un quart, en livres anglaises; Cromwell, d'ailleurs, était un fanatique criminel à qui tout réussit, plutôt qu'un homme *d'une profondeur d'esprit incroyable*. Le poids du cerveau de Cuvier était de 1,829 grammes, celui de Dupuytren de 1,436 grammes. On ne saurait conclure de ces exemples, que le poids du cerveau soit la mesure du génie; car aussitôt se présenteraient, en grand nombre, des faits contraires à cette hypothèse. J'en emprunte un seul à Paul Broca, lui-même : le 9 avril 1878, ce professeur pratiquait l'autopsie d'un rédacteur du *Rappel*, Louis Asseline, mort subitement. Son cerveau était énorme, il pesait 1,460 grammes. Quoique ce poids surpasse de 24 grammes celui du cerveau de Dupuytren personne ne songerait à comparer l'intelligence d'Asseline à celle du grand chirurgien de l'Hôtel-Dieu. Mais je n'insiste pas sur ces considérations, Paul Broca ayant traité cette question sous toutes ses faces, dans le mémoire communiqué à la société anthropologique, sous ce titre : *Du volume et de la forme du cerveau suivant les individus et suivant les races.* Du reste, Ruisch, Buffon, Haller, Daubenton et surtout Cuvier, avaient cherché à déterminer, non le poids absolu, mais le poids de l'encéphale comparé à celui du corps. On trouve comme résultat, la confirmation de la loi que l'encéphale se développe et que l'intelligence se perfectionne, à mesure qu'on remonte l'échelle animale.

Au poids du cerveau se rattache le volume de la tête. En général, et sans être d'une rigueur mathématique, l'angle facial de Camper sert à mesurer le degré d'intelligence; en d'autres termes, un front droit ou bombé annonce des facultés supérieures. Tels les sculpteurs représentent non seulement Jupiter Olympien, mais encore César, le Dante, Michel-Ange; Périclès avait une si grosse tête qu'il portait habituellement un casque pour en dissimuler la difformité. Il est vrai que de grands traits et une figure proéminente peuvent changer l'ouverture de l'angle facial ; mais l'observateur rectifie facilement l'erreur, et reconnaît que de grosses figures peuvent s'allier à des crânes volumineux, ainsi qu'on le voyait chez le prince de Condé, Racine, Louis XIV, Ampère, Gall et Spurzheim eux-mêmes.

On a émis des opinions contradictoires sur la tête de Napoléon: elle était très volumineuse. Aussi Hallé, frappé de ce volume et de la lenteur de son pouls, qui, dans l'état ordinaire, n'avait que 42 pulsations, craignait-il que l'empereur ne fût hydrocéphale, ce qui était invraisemblable. En 1834, la société phrénologique m'ayant désigné pour lire en séance publique, à l'Hotelde-Ville, une notice sur Napoléon, qu'un voyage à l'étranger m'empêcha d'achever, je n'eus pour me guider que le moule d'Antomarchi et les renseignements que me fournirent les généraux Bertrand et Gourgaud, les MM. de Las Cases surtout; M. Marchand, premier valet de chambre de l'empereur, me fit remettre le chapeau qu'il portait à Waterloo. Je pus donc constater que la tête de Napoléon, dont on m'assura que la peau, que les cheveux étaient d'une grande finesse, mesurait à sa base 22 pouces. Mais pour m'empêcher d'attacher à ces mesures une importance trop significative, j'avais alors sous les yeux un suisse, nommé Aviolat, dont la tête très uniformément développée, mesurait 23 pouces de circonférence. Il était blond, un peu lymphatique, grand de taille. Il n'avait qu'une intelligence ordinaire et des passions modérées. Aussi Gall et surtout Spurzheim avaient-ils soin de répéter sans cesse qu'il fallait avoir égard non seulement au volume, mais encore à la qualité et à l'activité de l'élément nerveux. L'homme dont on peut dire :

Nil actum reputans, si quid superasset agendum,

est celui qui opère les plus grandes choses ; il a la force multipliée par la vitesse.

C'est injustement que Leuret reproche aux phrénologistes, à Gall et à Spurzheim, d'avoir négligé l'étude des circonvolutions du cerveau, et d'en avoir tracé d'imaginaires. Du reste, il adresse le même reproche à Serres et à Cruveilhier, dont nous avons tous connu l'habileté et la probité scientifiques. Forcé de me borner, je me contente d'affirmer que ces éminents anatomistes n'en méconnurent jamais l'importance, ainsi que le prouvent leurs écrits, l'ouvrage et les dessins très perfectionnés de Vimont surtout. Aucun ne peut ignorer que la boîte osseuse n'est qu'une empreinte, une apparence, et que l'étude d'une phrénologie scientifique réside dans les circonvolutions. Ils est démontré aujourd'hui que les circonvolutions se montrent plus nombreuses à mesure que l'animal s'élève ; les singes et les éléphants en font foi. Compare-t-on entre eux les cerveaux des différentes espèces de singes, on reconnaît que les plis de développement dans ces organes ont des ressemblances frappantes : « Si maintenant, dit Gratiolet, nous essayons la comparaison entre le cerveau de l'homme et celui des singes, nous retrouvons les mêmes ressemblances, les mêmes parties essentielles, la même disposition générale ; seulement il y a plus de simplicité dans les singes et plus de complication dans l'homme. » Les circonvolutions sont constantes, symétriques, et n'offrent d'autres irrégularités que celles dont on trouve quelques exemples dans tous les organes.

Chose remarquable ! La première observation de Gall est celle de la mémoire des mots, se manifestant par des yeux à fleur de tête, c'est-à-dire par le développement de la partie antérieure du cerveau ; M. Bouillaud, modifiant avec bonheur cette observation, considéra les lobules antérieurs du cerveau comme organes législateurs de la parole, ou plutôt comme faculté de la coordination du langage. Mais l'honneur d'avoir découvert et déterminé avec précision le siège du langage appartient à Paul Broca ; cet éminent observateur, ayant rencontré plusieurs cas d'aphasie, coïncidant avec une lésion de la couche corticale de la troisième circonvolution frontale du côté gauche, regarda justement cette circonvolution comme le siège du langage articulé. Depuis que Broca a publié cette découverte, un grand nombre de faits sont venus la confirmer. D'un autre côté, plusieurs obvervations, et en particulier, celles de MM. Charcot, Pitres et Dieulafoy, portent à croire que la lésion corticale des circonvolutions frontales et pariétales détermine la paralysie des membres supérieurs et inférieurs; la deuxième circonvolution frontale paraît le véritable centre moteur de la face. Nous abrégeons, en renvoyant le lecteur à la communication de M. Bourdon à l'Académie de médecine, et au judicieux rapport de M. Gosselin sur les travaux de MM. Proust et Lucas-Championnière. Si tous les doutes ne sont pas levés, il est certain du moins que les faits observés sont le point de départ de nouvelles localisations cérébrales, et d'une phrénologie de l'avenir; les découvertes futures seront dues, non à des apparences et à des suppositions, mais à l'observation des symptômes morbides et à l'anatomie pathologique.

Tout en regardant comme évident que la troisième circonvolution frontale du côté gauche est le siège du langage, nous ne pouvons admettre que la circonvolution du côté droit soit étrangère à cette faculté, tous les organes de la *vie animale* étant doubles et symétriques. Celle-ci serait-elle le siège, le complément des signes du langage, langage muet, mais animé, peinture, hiéroglyphes, et surtout écriture, dont l'invention est attribuée aux Phéniciens, et nous rappelle les beaux vers de la *Pharsale*: *Phœnices primi.....*? Nous demandons la permission de rapporter pour ceux qui l'auraient oubliée, la belle traduction de Brébeuf. La voici :

C'est de là que nous vient cet art ingénieux
De peindre la parole et de parler aux yeux,
Et par les traits divers de figures tracées,
Donner de la couleur et du corps aux pensées.

Vers pompeux, auxquels cependant on doit préférer la traduction de Corneille, disant que l'écriture :

Fixe sur le papier la parole qui fuit.

Nous sommes très heureux de penser qu'un médecin aussi éminent que M. Bouillaud, à qui d'ailleurs la physiologie du cerveau doit d'importantes découvertes, ait émis (Acad. des sciences, 9 déc. 1879) sur la symétrie des circonvolutions une opinion qui confirme la nôtre. A l'occasion d'une communication de M. Vulpian sur l'importante question des localisations cérébrales, M. Bouillaud reprenant à son origine l'historique des travaux de l'école de Paris sur ce grand problème, signale ce fait singulier mis en lumière par MM. Dax et Broca, qu'un seul côté du cerveau sert à l'articulation de la parole. C'est là, d'après ce savant un phénomène d'habitude et rien de plus. On parle d'un seul côté, de même qu'on n'écrit que d'un côté, du côté droit, opposé précisément au côté du cerveau qui articule la pensée. L'écriture n'est que la figuration du langage; mais comme il y a des gauchers pour l'usage des mains, il y a aussi des droitiers du cerveau. M. Bouillaud croit même qu'à l'état normal on parle du côté droit de l'organe phonateur (larynx, langue, joues, lèvres). Oui, répéterons-nous après ce savant, si un seul coté sert à l'articulation de la parole, c'est un phénomène d'habitude. *La culture*, dit avec raison, M. Luys, *crée des conditions artificielles d'activité cérébrale*. La symétrie des deux hémisphères cérébraux n'en est pas moins réelle. La plupart des bons chirurgiens, deviennent ambidextres par l'habitude. Le célèbre Hans Holbein peignait aussi bien de la main gauche que de la droite. Jouvenet ayant été frappé d'une attaque de paralysie du côté droit, s'appliqua à peindre du côté gauche et put ainsi composer son chef-d'œuvre, le *Magnificat*, qu'on voït dans le chœur de Notre-Dame de Paris.

Quelques esprits timorés ont pu craindre que le système des localisations cérébrales ne fût contraire à la doctrine de la spiritualité. Plus les organes sont multipliés, plus on doit admirer l'esprit intérieur qui les fait mouvoir et produit, de tant d'éléments divers, l'unité mystérieuse de la conscience et du moi humain. Quoique Descartes ait fait de la glande pinéale le siège de l'âme, personne n'oserait l'accuser de matérialisme. Gall et Spurzheim défendant leur doctrine d'un tel reproche, avaient soin d'énoncer qu'elle considérait le cerveau comme l'organe de l'âme ; il est plus juste d'attribuer ce rôle à l'organisme entier. Le cerveau est véritablement le centre où aboutissent les sensations, et d'où partent les actes de la volonté, ce qui est bien différent. Ne dirait-on pas que le passage suivant est emprunté à un physiologiste moderne ? « La tête, dit Saint Ambroise, s'élève majestueusement au-dessus des autres membres, comme le ciel au-dessus des éléments, comme une noble citadelle au-dessus des murs d'une cité. C'est d'elle que se répandent sans cesse la vie et le mouvement des nerfs; c'est elle qui lance à chaque instant la mobilité aux pieds, la sensibilité à toutes les parties et qui, semblable à un monarque vigilant, administre toutes les régions avec une merveilleuse régularité. » Écoutons enfin cette belle pensée d'Épicharme et d'Aristote qui peut justement s'appliquer à notre sujet : « Ce ne sont pas les yeux qui voient, disaient ces grands philosophes, ce ne sont pas les oreilles qui entendent; c'est l'âme qui voit et qui entend. »

CHAPITRE VIII.

Lettre du professeur Paul Broca et la Société anthropologique.

Notre chapitre : *Sur les localisations cérébrales* ayant été inséré dans l'*Union médicale*, le professeur Paul Broca [1] adressa au rédacteur en chef de ce journal, M. Am. Latour, la lettre suivante qu'il nous a paru utile de reproduire ici avec notre réponse ; voici cette lettre :

[1] Au moment où nous livrions ces pages à l'impression, la mort venait de frapper avant l'heure et sans avertissement, M. le professeur Paul Broca. A peine âgé de 56 ans, c'est dans la nuit du 9 au 10 Juillet 1880, et après avoir assisté à la séance du Sénat, qu'il s'est éteint, on peut dire sans maladie et sans agonie. On sait les services qu'il avait rendus à la science et ceux qu'elle attendait encore de lui, quoiqu'il eut assez fait pour sa gloire. Quelques semaines auparavant, ses admirateurs s'étant réunis dans un banquet pour fêter sa nomination au Sénat, M. Broca entouré d'hommages et de félicitations. disait à quelques intimes : « Mes amis, je suis trop heureux ! Tous les rêves d'ambition, qu'un homme qui a consacré sa vie à l'étude aurait pu faire, se sont réalisés pour moi, et si j'étais aussi superstitieux que les anciens, je considérerais ma nomination au Sénat comme le présage d'une grande catastrophe, peut-être comme un présage de mort.

Paris, 26 décembre 1877.

Mon cher collègue,

« Je viens de lire dans l'*Union médicale* la dernière partie du feuilleton de M. Foissac *sur la tête de Bichat devant la société anthropologique*.

« Je pense que ce distingué confrère a fait une confusion de nom, et qu'il a voulu parler de la *société phrénologique*. J'ai lieu de croire, en effet, qu'il n'y a eu aucune société *anthropologique* ou d'*anthropologie* avant 1859, époque où fut fondée la société d'anthropologie de Paris. Le fait rapporté par M. Foissac s'est passé en 1832. Existait-il alors une société de ce nom ? J'en serais bien surpris, car il n'en reste aucune trace dans l'histoire de la science. Toutefois, l'auteur ajoute, que la société ne tarda pas à se dissoudre à la suite du jugement ridicule porté sur la tête de Bichat. Il ne serait donc pas impossible que la société n'eût tenu qu'un petit nombre de séances, et qu'elle eût cherché elle-même l'oubli, en évitant de parler des procès-verbaux entachés d'un incident aussi désagréable. On comprendrait ainsi pourquoi elle n'aurait laissé aucun souvenir durable. Malgré cette restriction, je considère comme extrêmement probable que la société dont il s'agit ne s'appelait pas : *Société anthropologique*. J'espère que M. Foissac voudra bien nous renseigner à cet égard.

« Il importe, en tous cas, d'établir qu'il n'y a aucune solidarité, aucun lien de filiation directe ou indirecte entre la société de 1832 et notre société d'anthropologie.

Cela est d'autant plus nécessaire, que la société actuelle comprend la crânologie dans son programme, et que la question des localisations cérébrales sous la forme qu'elle revêt aujourd'hui, a pris naissance dans son sein. Les phrénologistes, dont quelques-uns furent de vrais savants, avaient entrepris une tâche impossible : celle de localiser des fonctions qu'ils croyaient connaître, dans des organes qu'ils ne connaissaient pas du tout, ou plutôt dans des parties qui n'étaient pas même pour eux des organes, puisqu'ils croyaient comme leurs prédécesseurs, et comme leurs contemporains, que les circonvolutions cérébrales étaient dispersées sans aucun ordre, qu'aucune règle ne présidait à leur nombre, à leur position, à toutes leurs formes, à leur connexion. Ils avaient donc échoué dans leur entreprise ; ce fut seulement lorsque Leuret et surtout Gratiolet eurent débrouillé le chaos des circonvolutions, et démontré que c'étaient des organes fixes dans chaque espèce, qu'il fut possible de faire reposer sur une base positive, c'est-à-dire sur l'anatomie, la recherche des localisations cérébrales. C'est dans le sein de la société d'anthropologie de Paris que la question a été pour la première fois posée sur ce terrain, et cela explique peut-être pourquoi quelques personnes ont pu confondre notre société avec les societés phrénologiques. Ce que je viens de dire sur la découverte et le classement des circonvolutions ne s'accorde pas parfaitement avec l'opinion de M. Foissac. Notre savant confrère pense que Gall et Spurzheim ont connu les circonvolutions, et il renvoie à des atlas où quelques-uns de ces organes sont effectivement représentés avec une exactitude approximative, qui nous permet aujourd'hui de les reconnaître. Il est naturel que les dessinateurs aient représenté souvent ce qu'ils voyaient, il est même étonnant qu'ils ne l'aient pas fait plus souvent. Mais s'ils n'ont pas dénaturé la surface du cerveau au point de la rendre méconnaissable pour nous, il est certain qu'ils n'ont pas été guidés par des anatomistes, et que les auteurs pour lesquels ils travaillaient n'avaient aucune idée de ce qu'on appelle aujourd'hui une circonvolution.

« Veuillez excuser, mon cher collègue, la longueur de cette lettre, et croire à l'expression de mes sentiments dévoués.

« P. Broca. »

Je répondis à la demande du savant professeur, en fournissant un exemplaire imprimé du règlement de la société créée en 1832 par Spurzheim, avec ma collaboration, celle du docteur Roberton et du comte Emmanuel de Las Cases, député. Ce règlement ne contenait que nos quatre signatures et commençait ainsi :

SOCIÉTÉ ANTHROPOLOGIQUE.

« Pénétrés de l'importance de l'anthropologie, et des services qu'elle doit rendre à l'humanité, les soussignés ont fondé une société anthropologique, sur les bases suivantes :

Dispositions générales.

Chap. I. — La société anthropologique a pour but de connaître la nature de l'homme, de propager cette connaissance et d'indiquer les applications salutaires qui peuvent en être faites aux institutions sociales.

CHAP. II. — Ses guides sont l'observation et l'induction. Elle n'admet de propositions que celles qui sont fondées sur des faits positifs, et s'abstiènt strictement de discuter sur des matières placées hors du domaine de l'observation.

CHAP. III. — Elle propagera la connaissance de l'anthropologie par la démonstration et l'enseignement.

CHAP. IV. — Elle formera une collection d'objets propres à démontrer l'anthropologie, etc.

Spurzheim me remit en outre, comme secrétaire de la société, un plan à suivre dans l'étude anthropologique. Le voici de la main de ce savant célèbre :

Plan à suivre dans l'étude anthropologique.

1° Cette connaissance, ainsi que toute autre, n'est que phénoménale.

I. — PARTIE THÉORIQUE.

2° L'étude de la nature humaine dans l'état de santé et de maladie.

3° La nature de l'homme est triple :

a. Physique ou corporelle ;

b. Affective ;

c. Intellectuelle.

4° Classification des phénomènes fondamentaux de l'homme selon leur nature.

5° Conditions de leurs manifestations.

6° Modes d'action des phénomènes fondamentaux, selon leur *quantité* et *qualité*.

7° Influence mutuelle des phénomènes fondamentaux de l'homme, des uns sur les autres.

Cette étude explique la morale naturelle et la connaissance des caractères et des talents.

8° Étude du langage naturel.

II. — PARTIE PRATIQUE.

Elle embrasse l'éducation et toutes les institutions sociales qui doivent être établies d'après la nature de l'homme et pour le bonheur général.

Avant la première séance, un certain nombre d'hommes distingués avaient demandé à faire partie de la société anthropologique. Parmi les premiers figurent les noms de W. Edwards, Gaubert, de Potter, de Bonnechose, David (d'Angers). Elle compta d'abord vingt-sept membres, mais W. Edwards annonça qu'il espérait décider Geoffroy Saint-Hilaire et Villermé à faire partie de la société. Il n'est pas inutile de faire remarquer que les questions traitées dans les premières séances de la société anthropologique étaient conformes au plan et aux intentions de son fondateur. Je ne citerai que les suivantes : Quelle est l'influence de la nature et de ses lois? Quelle est celle des circonstances extérieures sur la condition des hommes? Quelles sont les causes des tempéraments? Quelle est l'influence des facultés réflectives sur les autres facultés spéciales? L'exercice d'un organe a-t-il pour effet d'augmenter le nombre des fibres dont il se compose? Quelle est la cause des formes de la tête et de ses différentes régions? Quelles sont les lois de l'hérédité, etc.?

Dans le cours des discussions auxquelles donnèrent lieu ces diverses questions, W. Edwards présenta des considérations intéressantes sur le croisement des espèces animales et sur celui des races humaines; il croit pouvoir démontrer que les développements particuliers des parties cérébrales constituent les races. Dans une autre séance, Edwards ayant fait observer que, même avec des circonstances favorables, nous ne savons pas toujours à quelle profession nous sommes véritablement propres, la préparation de la nature étant nécessaire ainsi que l'occasion et les circonstances, Châtelain cita, à l'appui de ce principe, l'exemple du maréchal Gouvion-Saint-Cyr : pressé par ses parents d'embrasser l'état militaire, il s'y refusa avec obstination, et voulut étudier le dessin et la peinture; il parcourut l'Italie, se fixa quelques temps à Rome, puis il revint en France le 10 août 1792. Le patriotisme fit ce que l'inclination n'avait pu faire, et il s'engagea dans un des bataillons de la Seine. Parvenu, en peu de temps, au grade de capitaine à l'armée du Rhin, ses supérieurs le distinguaient surtout à cause de son habileté dans l'art du dessin. Ce fut par force et par les menaces du tribunal révolutionnaire qu'en 1793 il accepta des grades supérieurs, ne voulant pas, assurait-il, dépasser celui de colonel. Il le franchit cependant, et déploya quoique sans goût et presque malgré lui, les facultés les plus remarquables; il n'avait aucun principe mathématique, et il faisait tout avec un ordre admirable.

« Les hommes de génie, dit Spurzheim à cette occasion, ont toujours les lois de leurs facultés; les résultats renferment les principes. Il faut distinguer entre les facultés et les actes : faire et pouvoir faire ne sont pas une même chose. L'étude d'un art paraît agréable ; la pratique et l'application font évanouir quelquefois l'espoir dont on se flatte. Du reste, les facultés s'appliquent à des actions fort différentes. » Moraliste très remarquable, à l'exemple de Gall son maître, Spurzheim examine ensuite quelle est l'influence des circonstances préparées, c'est-à-dire de l'éducation, de l'exemple, des habitudes, de la discipline, des lois, des mœurs, sur l'organisation. Il cite deux faits curieux : Un enfant, moulé à l'âge de six ans, avait de très mauvais instincts ; toute la partie postérieure de la tête était fort développée. Guidés par ses conseils, les parents, qui étaient phrénologistes, évitèrent toute occasion, tout exemple pouvant exciter l'activité des penchants qu'il s'agissait de réprimer, tandis que, par la pratique et l'exemple, on excita la vénération, la bienveillance, l'horreur du mensonge, le saint amour de la famille. Cette conduite, cette éducation, nous disait-il, continuées pendant dix-huit mois, on prit de nouveau le moule de la tête : l'organisation postérieure s'était amoindrie, la supérieure avait acquis un développement manifeste. La même conduite envers un enfant dont la *sécrétivité* donnait de vives appréhensions à sa famille fut suivie des mêmes résultats favorables. Appliquez les mêmes règles à la législation, continuait Spurzheim, vous créez les caractères nationaux, vous transformez un peuple.

Dans les détails qui précèdent, et j'en passe sous silence un grand nombre, on voit qu'il n'était pas question de phrénologie seulement, dans les séances de la Société anthropologique. Elle y figurait, cependant, ainsi que le prouve l'exemple suivant : Delestre, peintre d'histoire distingué, offre à la société, dont il était membre, le modèle en plâtre d'une femme appelée Denise. Examinant les proportions de cette tête qu'il n'avait jamais vue, Spurzheim déclare d'abord qu'elle indique un *animal*, et que, dans l'animalité, les deux organes les plus prononcés sont l'*amativité* et la *destructivité*. Il y a toutefois dans le front, ajoute-t-il, un suffisant degré de développement pour distinguer cette femme de la brute ; elle ne devait pas être complètement idiote. Après ce jugement, Delestre et Edwards communiquent à la Société les détails suivants : Dès son enfance, et jusqu'à l'âge de dix-sept ans, cette femme avait vécu dans les bois et les champs déserts, mangeant les fruits sauvages et broutant l'herbe à la manière des brutes. Surprise et arrêtée dans son état de vagabondage, elle fût envoyée, par mesure de police, à la Salpétrière, où Rostan lui donna des soins. Pendant ses règles, le sang lui sortait par les seins et les narines ; elle avait alors un grand penchant au meurtre. Ses mœurs étaient celles de Messaline, sa voracité, celle de Tarare ou de Bijou ; il lui arrivait de manger trente livres de pain par jour. Lui refusait-on des aliments, elle se trouvait mal. Envoyée, un jour, porter une lettre à la marquise de la Rochejaquelein, elle se barricada dans la cuisine, et dévora un dîner préparé pour plusieurs convives. Elle mourut, dans un âge peu avancé, d'une gastro-entérite. On ne trouva aucune conformation particulière ni dans l'estomac ni dans l'intestin. Spurzheim avait annoncé qu'elle n'était pas dépourvue de toute intelligence ; comme preuve de la vérité de ce diagnostic, Edwards rapporta que Denise ne sachant ni lire ni écrire, on pouvait lui confier trente lettres dont on lui énumérait les noms et les adresses ; elle les portait fidèlement dans l'ordre indiqué, sans jamais se tromper. Spurzheim exprime le regret qu'un phrénologiste exercé n'ait pu examiner l'état des organes cérébraux.

J'abandonne ces digressions et j'arrive enfin à la demande formulée dans la lettre du savant professeur : « Gall et Spurzheim pensaient-ils, comme leurs prédécesseurs et leurs contemporains, que les circonvolutions cérébrales étaient dispersées sans aucun ordre, qu'aucune règle ne présidait à leur nombre, à leur position, à leurs formes, à leurs connexions? » Attiré sur un terrain où je ne croyais pas m'engager, préoccupé seulement de quelques souvenirs rétrospectifs sans importance, je dois répondre cependant, malgré mon incompétence et quoique étranger aux études anatomiques. Le privilège de rester peut-être aujourd'hui le dernier auditeur des leçons de ces hommes célèbres m'impose cette obligation.

Au moment de quitter la capitale de l'Autriche, Gall voulant établir en quelque sorte la participation de Spurzheim à la gloire de leurs découvertes, lui dit : « Nous partons, vous comme anatomiste, moi comme physiologiste. » A cette époque, l'anatomie du cerveau se bornait à une description matérielle des formes et de bizarres apparences. Comment des auteurs recommandables avaient-ils pu établir une comparaison entre la moelle allongée et un animal, dont la protubérance serait le corps; les pédoncules cérébraux, les bras; les pédoncules cérébelleux, les cuisses; le bulbe rachidien, la queue. Haller, Morgagni et Chaussier lui-même n'admettaient pas l'entrecoisement des pyramides, prouvé cependant par Mistrichelli et mise entièrement hors de doute par Gall et Spurzheim. La protubérance annulaire avait pris son nom de la forme d'un demi-anneau, et fut dénommée par Gall avec une précision qui en indique l'usage, la commissure du cervelet. La glande pinéale a été ainsi nommée à cause de sa conformation, qui la fait ressembler à une pomme de pin. Malpighi ne voyait dans les circonvolutions qu'un paquet d'intestins difformes et confus. Les dénominations de corps striés, de corne d'Ammon, de voûte à trois pilliers, de lyre, ne sont pas moins injustifiables. Je m'arrête, personne ne contestant les progrès que Gall et Spurzheim imprimèrent à l'anatomie du cerveau. Quant à la physiologie, elle ne reposait que sur des hypothèses sans la moindre preuve, sans la moindre vraisemblance. On pouvait avec toute vérité, répéter avec Sténon : « Le cerveau est le principal organe de l'âme et l'instrument avec lequel elle exécute des choses admirables. » Sténon disait encore : « Le cerveau est le séjour de l'âme; mais quand elle veut regarder dans sa propre demeure, elle ne saurait la décrire et ne s'y reconnait plus elle-même. » Gall répétait souvent dans ses cours et dans ses ouvrages, que sa doctrine s'était fondée en observant la conformation du crâne, ses formes extérieures et en les comparant aux aptitudes, aux penchants, aux caractères de chacun. Il regardait la boîte osseuse, avons-nous dit, comme le moule du cerveau. Ses formes variées, ses éminences, ses circonvolutions, ses anfractuosités, que signifiaient-elles pour lui? Il est prouvé par le grand ouvrage : *Sur l'anatomie et la physiologie du cerveau*, que Gall et Spurzheim n'ont pas connu la topographie de ce grand viscère, avec autant de précision que Leuret et Gratiolet. Toute l'organologie, cependant, résidait dans les circonvolutions dessinées dans les planches de leur ouvrage. Après avoir indiqué les signes extérieurs d'un instinct, d'un sentiment ou d'une faculté, ils en précisaient la place dans une circonvolution cérébrale. On lit dans le livre de Gall : *Sur les fonctions du cerveau* (t. III, p. 460) : « Quand on a une collection de cerveaux, moulés en cire d'après nature ou même en plâtre, on peut non seulement préciser avec la plus scrupuleuse exactitude la circonvolution qui constitue l'organe de la *maternité*, mais encore apprécier au juste les modifications de sa marque extérieure sur le crâne. » Il décrit cet organe dans presque toute la série animale. « Dans le chat, ajoute Gall, cet organe est la seconde circonvolution, à commencer par la ligne médiane. » En parlant de l'organe de la *défense de soi-même, du courage* : « Dans le cerveau, dit Gall, c'est la circonvolution marquée V qui constitue cet organe (id. t. IV, p. 23). Le siège de l'organe de *la propriété* est dans les circonvolutions marquées VIII (pl. VIII). Gall parcourt ainsi tous les organes et leur assigne à tous un signe extérieur, une proéminence qui sert à les reconnaître pendant la vie, correspondant à une circonvolution cérébrale, nettement désignée. Il se trompait sans aucun doute, car Leuret signale chez le mouton les circonvolutions attribuées par Gall *au meurtre*, à *la théosophie*, et *au bel esprit;* il trouve *la vénération* chez le loup, le cheval et le chien.

Après la publication du second volume de leur grand ouvrage, Gall et Spurzheim se séparèrent, et, si je ne me trompe, ne se revirent plus. Cependant, ils se citaient souvent et je n'entendis jamais un mot de blâme sortir de leur bouche. J'ajoute que cette séparation fut surtout regrettable pour la science. On doit présumer que Spurzheim ne cessa de poursuivre ses études anatomiques. Si on n'en trouve point des vestiges dans quelque ouvrage, il fut facile de reconnaître ce progrès dans ses leçons; je suis heureux d'en fournir la preuve au professeur Broca. « Des anatomistes, disait Spurzheim, ont dirigé contre la phrénologie l'objection suivante : Que l'on montre à Gall, séparés du cerveau, l'organe de l'*acquisivité*, et celui de la *philogéniture*, et voyons s'il les reconnaîtra? Gall avait répondu : Que l'on montre aux anatomistes des nerfs du mouvement et des nerfs de la sensibilité, et voyons s'ils les reconnaîtront. Cependant, lorsqu'on examine avec attention les différentes formes du cerveau, on voit que ces formes sont distinctes, régulières et stables; les circonvolutions latérales ne seront jamais longitudinales; les parties diffèrent, l'ensemble est régulier... » Edwards ayant demandé si les anfractuosités profondes des organes n'annonçaient pas la force des facultés, Spurzheim répondit « qu'une partie peut se trouver très développée et la partie voisine l'être aussi : les anfractuosités sont alors peu profondes ; dans d'autres cas, des circonvolutions voisines étant peu développées sont séparées par de grandes anfractuosités ; la séparation des circonvolutions est moins tranchée dans l'enfance et chez les idiots. Il importe de saisir les forces fondamentales et d'en reconnaître le siège dans le cerveau ; cette détermination est très difficile, surtout pour la partie antérieure placée au-dessus de l'orbite. »

M. Barbier ayant demandé s'il était vrai que les circonvolutions du cerveau de Cuvier fussent plus nombreuses que celles des cerveaux ordinaires, Spurzheim fit observer que, M. Cuvier, quoique doué d'un esprit supérieur, n'avait aucune faculté qui ne se trouvât pas chez les autres hommes. Il rappela ses précédentes communications, établissant que les circonvolutions ont une forme constante et régulière, dans lesquelles on ne peut remarquer que d'insignifiantes modifications. Le raisonnement l'indique, l'observation le prouve ; on ne rencontre pas seulement le même nombre, mais encore la même direction des circonvolutions, les unes latérales, les autres longitudinales. Bonnet pensait que chaque fibre cérébrale avait sa fonction propre ; Spurzheim ne décide pas si la nature produit un plus grand nombre de fibres ou des fibres de différentes grosseurs ; il est certain que, dans tout cerveau bien développé les circonvolutions sont plus distinctes, plus volumineuses et plus prolongées.

Dans une autre séance, Spurzheim s'exprimait ainsi :

« Dans l'étude des circonvolutions, il faut considérer d'abord leur individualité, ensuite leur structure intime, puis leur connexion. Il est parlé dans des ouvrages américains d'organes simples et d'organes doubles. Tous les organes sont doubles ; ceux qui sont situés sur la ligne médiane sont les plus nécessaires. Quant à leurs connexions, *l'espérance* et *la consciénciosité* (je demande pardon de ces germanismes), sont toujours latérales et vont dans *l'acquisivité* ; il y aurait monstruosité s'il en était autrement..... Pourquoi limitons-nous un organe (Spurzheim employait indifféramment ces deux termes, organes et circonvolutions), tandis que les portions cérébrales se confondent et communiquent les unes avec les autres ? Telles sont *la consciénciosité*, *la fermeté*, *l'espérance*, *l'acquisivité*. C'est un fait anatomique. Quoique liées l'une à l'autre, il est d'observation cependant qu'elles ont des fonctions individuelles ; cette union résout la question de la communication des idées et des facultés entre elles. Nous avons exprimé que la *fermeté* est en connexion immédiate avec *la vénération*, *l'espérance*, *l'estime de soi*, et en connexion secondaire avec toutes les autres..... »

Je borne là mes citations qui, en dehors du professeur Broca et de quelques membres de la société anthropologique, ne peuvent avoir qu'un intérêt rétrospectif, la phrénologie ayant été, après une courte vogue, délaissée ou condamnée. Combien de systèmes ont eu un destin pareil ! Les uns cédèrent aux doutes violents que j'ai exprimés ; l'expérience sainement interrogée avait ébranlé ou détruit leurs convictions, ainsi que cela arriva au célèbre Lallemand ; les autres avaient reculé devant la réprobation à laquelle la phrénologie était en butte auprès des savants. Je rappellerai seulement que, dans les six ou sept premières éditions de sa *Physiologie*, Richerand comparait Gall à un baudet que les coups de gourdin du meunier ne peuvent empêcher de braire. Bérard aîné, qui était phrénologiste, ayant participé à la huitième édition, l'âne et le meunier disparaissent, Gall est traité de savant recommandable, et l'on donne une analyse de son ingénieuse doctrine. Il restera toujours à Gall et à Spurzheim, la gloire impérissable d'avoir réalisé d'importantes découvertes sur l'anatomie du cerveau, et d'avoir ouvert la voie dans laquelle après eux ont marché les savants modernes. Mais, depuis longues années, le silence s'est fait sur leur système phrénologique qui ne se relèvera pas des attaques dirigées contre lui, avec passion sans doute, mais avec l'autorité de la science par un grand nombre de médecins, par Leuret surtout, qui a prouvé avec la dernière évidence pour tout esprit non prévenu, qu'aucune des localisations cérébrales admises par Gall et Spurzheim n'était exacte. Il faut même se défier de la collection donnée par Gall au Muséum d'histoire naturelle. Comme toutes les collections phrénologiques, celle-ci a le défaut de ne réunir, malgré son étendue, qu'un nombre limité d'observations et d'exclure, intentionnellement ou non, les faits contradictoires. L'histoire rapporte que Diagoras, chassé d'Athènes pour s'être moqué avec Alcibiade, des mystères d'Eleusis, visitait le temple de Delphes : « Vous qui ne croyez pas à la Providence, lui dit un prêtre, voyez tous les *ex-voto* suspendus à ces murs par les naufragés qu'à sauvés la faveur des dieux : « Ceux qui, en plus grand nombre ont péri dans les flots, répondit Diagoras, ne se sont pas fait peindre ici. » Le cerveau a-t-on dit, avec raison, est un organe si complaisant qu'il fournit des arguments à toutes les hypothèses. Il y a néanmoins, dans la collection du Muséum, plusieurs crânes où l'on ne peut voir qu'avec des yeux prévenus, les organes que Gall y signale, et d'autres où se trouvent des apparences qu'on s'efforce de ne pas voir. Si nous insistons avec intention sur la question des localisations cérébrales, c'est que, loin de conduire au matérialisme, jamais question d'anatomie et de physiologie ne fournit des preuves aussi convaincantes, aussi manifestes de la spiritualité de l'âme, de l'opposition qui existe entre le physique et le moral, entre l'organisme et le principe immatériel.

Platon, Descartes et la plupart des philosophes spiritualistes non moins que Galien, Vésale, Ambroise Paré, Sténon, Willis, Wieussens, Lapeyronnie, Tréviranus, etc., ont considéré le cerveau comme l'organe de l'âme. Mais il était difficile de répondre à toutes les objections de la physiologie expérimentale et de la pathologie apportant des preuves multipliées, que certaines lésions de la substance cérébrale anéantissaient toutes les facultés de l'âme et jusqu'à la conscience et au sentiment du moi. Comment alors prouver avec évidence que le cerveau n'est point une glande ou une réunion de glandes qui, par une véritable opération physico-chimique sécrète la pensée, ainsi que le prétendent Cabanis et Broussais, comme le foie sécrète la bile, comme les parotides sécrètent la salive ? Comment prouver que la différence des facultés entre l'homme et les animaux, et la diversité des instincts entre les espèces animales, ne dépendent point d'une conformation particulière de la substance cérébrale ? Examinons dès lors, si la science elle-même, si la physiologie expérimentale et l'observation clinique sainement interrogées ne répondent pas à des arguments qui paraissaient irréfutables.

CHAPITRE IX.

Le système nerveux; résumé et conclusions.

Nous ne craignons pas de nous répéter et nous rappelons avec l'illustre Cuvier que le système nerveux est le vrai caractère de l'animalité. C'est par lui que tout sent, tout se meut, tout vit. Quelque admirable qu'elle soit dans sa structure et dans ses fonctions, la plante ne présente qu'une ébauche de la vie. Eh bien ! Soutenons-nous avec assurance, la physiologie expérimentale établit que, pour le système nerveux plutôt encore que pour les autres appareils de l'économie, chaque organe remplit sa fonction, chaque cordon nerveux répond à un ordre de phénomènes parfaitement caractérisés. Résumons encore une fois ces notions si simples, si importantes cependant, dont la découverte a répandu tant de gloire sur la physiologie moderne; car, c'est assurément de l'ancienne que M. Brown-Séquard a voulu dire : que de la physiologie du système nerveux, cette belle science dont le XIXe siècle est si fier, il ne reste plus qu'*un amas de ruines*.

Ainsi que nous l'avons dit ailleurs (*Gymnastique des anciens comparée avec celle des modernes*, 1838) : sentir et se mouvoir, tels sont les attributs, les propriétés, les conditions de la vie dans les espèces animales. Ils résident distincts et séparés dans la moelle épinière dont les faisceaux postérieurs et les nerfs qui en émergent sont très sensibles, tandis que les faisceaux et les nerfs antérieurs sont exclusivement moteurs. La substance grise de la moelle n'est douée ni de sensibilité ni de motricité, mais n'est-il démontré qu'elle est le principe ultime de la fonction propre à chaque organe?

Même distinction, mêmes propriétés pour les nerfs encéphaliques ; les uns sensibles et centripètes apportent à la conscience les impressions venues du dehors ; les autres moteurs et centrifuges sont les agents de la volonté. Parmi les premiers, l'un des plus importants est le trijumeau dont les trois principales branches vivifient la face, et dont le rameau lingual transmet les impressions sapides, propriété qu'il partage avec le glosso-pharyngien ; l'hypoglosse, nerf moteur, reste étranger à cette fonction. Dans la classe des seconds, figurent les nerfs oculaires et surtout le facial qui, outre la corde du tympan, fournit des rameaux aux muscles de l'oreille et à tous les muscles sous-cutanés de la face. Il existe cependant quelques nerfs mixtes, tels que le sciatique ; le facial, essentiellement moteur, jouit aussi de quelque sensibilité, après son anastomose avec des filets du trijumeau ; le pneumogastrique, nerf sensible à son origine, devient également moteur, au delà de son ganglion, par son anastomose avec des filets du spinal.

Voilà donc, parfaitement distinctes, deux propriétés inhérentes à toutes les espèces animales, la sensibilité et la motricité, attributs du système nerveux; aussi le trouve-t-on d'autant plus développé que l'animal s'élève davantage dans l'ordre de la création. A combien d'actes, de phénomènes et de fonctions, le système nerveux ne donne-t-il pas naissance pour la formation de l'organisme et l'entretien de la vie? Dans notre respect pour la dignité de la science et de l'humaine nature, nous avons blâmé un grand physiologiste d'appliquer constamment la désignation de machine vivante à cet admirable organisme, au sein duquel, comme au fond d'un sanctuaire divin, rayonne la pensée et s'accomplit la destinée humaine. Et cependant, abstraction faite du principe pensant, on ne découvre dans l'organisme qu'un savant et parfois mystérieux mécanisme. Le corps humain n'offre au microscope de l'histologiste, au creuset du chimiste, au scalpel du physiologiste que des cellules, des tubes, des fibres, des solides, des liquides, mais nulle part le moteur qui vivifie cette matière inerte, nulle part l'ouvrier divin qui se sert de ces instruments si délicats, nulle part l'esprit qui commande à ces organes si dociles.

Aussi admirables qu'on puisse les considérer dans leur structure et leurs fonctions, les autres parties du système nerveux ne sont en réalité que des instruments, des ouvriers de l'esprit qui les fait mouvoir; tels sont les nerfs vaso-moteurs ou grand sympathique, et même les nerfs de sensations spéciales, la vue, l'ouïe, l'odorat, le goût et le toucher. On a lieu de s'étonner que les nerfs optique, acoustique et olfactif, dont il serait superflu de signaler l'importance, ne diffèrent en rien, comme structure, des nerfs spinaux et ne soient cependant ni sensibles ni moteurs. Ce qui peut surprendre davantage encore, c'est que les nerfs de sensibilité générale acquièrent à leur périphérie la sensibilité tactile, et deviennent aptes à nous faire percevoir la température, la situation dans l'espace, la forme, le poids, le volume des corps extérieurs. Quoique ayant des attributions très différentes, la vue et l'ouïe se complètent à certains égards. Dans le livre de *l'Esprit*, Helvétius, poussant à bout les subtilités sophistiques de Condillac, soutient que, si la nature, au lieu de mains et de doigts flexibles, eût terminé nos poignets par un pied de cheval, il n'est pas douteux que les hommes ne fussent encore errants dans les forêts comme des troupeaux *fugitifs! Risum teneatis!*

Anaxagore enseigna le premier que la main était le principe de la raison humaine. Quoique la philosophie ancienne ait compté un grand nombre de sophistes, aucun n'osa prétendre que c'est à la perfection de leurs mains que nous devons un Homère, un Phidias, un Platon, un Démosthène, un Alexandre, un Euclide, un Archimède; mais, parmi les modernes, Condillac, Buffon, Lecat, Helvétius l'ont osé, ou du moins ils ont paru soutenir sérieusement cet insoutenable paradoxe. Suivant Buffon, c'est par le toucher que nous avons des connaissances complètes et réelles, et un homme n'a *peut-être* un esprit supérieur à un autre que pour avoir dès sa première enfance, fait un plus grand et un plus prompt usage du toucher. Le célèbre naturaliste, par exemple, attribue à sa trompe la prééminence de l'éléphant sur les autres animaux. Vicq-d'Azir, renchérissant sur ces paradoxes, explique par la forme de leurs mains, la différence entre les facultés intellectuelles de l'homme et du singe : « Parce que, ajoute-t-il, la main du singe n'a ni extenseur ni fléchisseur; puis, qu'en outre, le pouce est plus court et ne peut être opposé aussi aisément aux autres doigts. » De telles arguties méritent-elles une réfutation sérieuse? Tout ce qu'il y a de merveilleux dans l'instinct des animaux, ce serait donc à leurs queues, ce serait à leurs trompes qu'on devrait l'attribuer? Suivant la juste observation de Gall, le toucher peut-il produire l'amitié, l'amour de la gloire, le courage, la magnanimité? Les polypes qui palpent la lumière doivent avoir les connaissances les plus étendues et les plus profondes; peut-être découvrirons-nous un jour les merveilles qu'ils ont enfantées, les sciences qu'ils ont fondées, les systèmes du monde qu'ils ont créés. Si c'est aux mains qu'est due l'origine des arts, pourquoi les idiots qui ont des mains admirablement conformées, avec pouce complet, muscles extenseurs et fléchisseurs, n'inventent-ils rien? Pourquoi les hommes, privés dès leur naissance de ces organes, jugent-ils avec justesse les formes et les distances? Pourquoi leurs facultés intellectuelles sont-elles intactes? Comment le toucher, comment les autres sens ont-ils pu engendrer les idées abstraites et mathématiques telles que celles-ci : il n'y a pas d'effet sans cause, rien ne se fait de rien, la matière ne peut recevoir ni augmentation ni diminution, etc.?

A défaut de raisonnements, l'expérience prouverait au besoin que la supériorité des esprits ne répond nullement à la plus ou moins grande perfection des sens. La tarentule a huit yeux, un cerveau assez volumineux; est-elle plus intelligente que les autres araignées? On compte un nombre infini d'animaux, et en particulier la plupart des insectes et des oiseaux, dont la vue, l'ouïe et l'odorat sont plus fins et plus étendus que chez l'homme et surtout que chez l'homme de génie. Buffon, Montesquieu, Voltaire étaient myopes; Homère, Ossian, Milton furent aveugles de bonne heure. On répète sans cesse : *Nihil est in intellectu quod non prius fuerit in sensu.* Sans la rétine, en effet, point d'idée des couleurs; c'est vaguement qu'on peut faire comprendre à l'aveugle-né, la magnificence du ciel étoilé. Le peintre sublime de la *Transfiguration* serait mort ignoré et s'ignorant lui-même si la nature en naissant l'eût privé de la lumière des cieux. Mais combien vivent avec les yeux du lynx et de l'aigle sans avoir le sentiment de l'art divin de Raphaël? Il est douteux cependant que l'homme pût exister et former des sociétés sans l'organe de la vue; qui n'en découvre aussitôt la cause? Admirons plutôt l'harmonie qu'il y a entre sa destinée et les moyens que la nature a mis à sa disposition pour la remplir. L'expérience prouve donc avec évidence, que les sens n'ont aucune analogie avec l'instinct, avec les sentiments, avec la raison.

Sentit enim vim quisque suam,

dit Lucrèce. L'enfant nouveau-né cherche le sein d'une nourrice et le presse bientôt de ses petites mains. Le jeune bélier frappe de la corne avant que les cornes ne soient poussées; l'araignée à peine éclose tisse son fantastique réseau. L'hirondelle construit son nid, le castor sa cabane sans l'avoir appris. La chèvre au milieu de vingt plantes distingue et choisit le cytise qui lui est offert pour la première fois. Ces actions ne sont-elles pas le résultat d'instincts impérieux transmis par la génération, et non par les sens, gravés en nous, et dans la racine de l'être pour ainsi dire, en caractères ineffaçables ? Il y a donc quelque chose au delà des sens et des impressions extérieures, qui pousse l'animal, le commande, le guide et le fait ce que nous le voyons être. Les facultés existent donc indépendantes de la sensation ; mais elles ne sont actives que quand il y a rapport, harmonie, entre l'organisation intérieure et le monde extérieur, c'est-à-dire, lorsque les facultés, trouvent des matériaux et des organes pour entrer en action, et remplir le rôle voulu par la nature, c'est-à-dire par le créateur. Les sens étant les organes par lesquels nos facultés communiquent avec les agents extérieurs, la privation d'un sens entraîne le sommeil, l'annihilation de tout un ordre de facultés et d'idées. Il est très probable que le système nerveux ou plutôt l'âme contient virtuellement, une puissance, des facultés qui nous sont inconnues, dont la conscience ne nous est point révélée, faute d'instruments par lesquels elles puissent entrer en exercice. Ainsi nous échappent dans l'ordre naturel quelques-uns des instincts des animaux et dans l'ordre moral l'enchaînement des causes et des effets, la connaissance des causes premières et la plus grande partie des causes secondes. Ainsi la portée de notre esprit ne conçoit pas, tout en les admettant, les idées d'un espace sans fin, d'un monde qui n'a point commencé et qui ne finira pas, d'une substance, d'un être qui n'est point matière, qui n'est point accessible à nos sens ; quoique aucun organe ne nous soit donné pour le connaître, Dieu nous est révélé par le sentiment, nous est prouvé par la raison. Avec un sens de plus l'homme s'élèverait à un degré de connaissances incommensurable; la nuit de mille erreurs et de mille doutes serait dissipée; de nouveaux êtres, de nouveaux rapports, de nouveaux mondes lui apparaîtraient, et son génie plongerait dans les secrets de la nature, comme avec sa double pupille l'œil de l'aigle s'étend aux confins de l'horizon.

Après avoir prouvé que les instincts, les penchants et les facultés intellectuelles ne proviennent ni de la sensation ni des circonstances extérieures, il serait oiseux de réfuter l'hypothèse du très petit nombre de physiologistes qui, à l'exemple de Van Helmont, les placent dans le centre nerveux épigastrique, dans le cardia, d'où comme d'un trône, l'archée enverrait ses ordres à tous les organes soumis à sa juridiction. Il nous reste à les chercher dans les différentes parties de l'encéphale où l'opinion commune les fait résider. On doit s'attendre, sans aucun doute, à rencontrer une étroite solidarité entre les diverses pièces de cet appareil compliqué ; rarement un seul organe éprouve quelque altération, sans que les autres organes en reçoivent une atteinte plus ou moins profonde. Toutefois, l'observation clinique venant en aide à la physiologie expérimentale, a permis de constater que la plupart de ces parties ont des fonctions distinctes et accomplissent un acte spécial. Si la fonction de quelques autres reste encore voilée de mystère, tout observateur impartial reconnaîtra cependant que chaque découverte, rayon du prisme scientifique, devient une nouvelle sanction des doctrines spiritualistes.

Au sommet de l'axe spinal, les premiers organes qui sont en rapport avec cet axe, offrent les mêmes phénomènes de sensibilité et de motricité avec un caractère d'une plus haute importance pour la vie. Ainsi, le bulbe rachidien est l'organe régulateur de la respiration et des mouvements du cœur; c'est là que se trouve le *nœud vital* de Flourens, un point presque mathématique, dont la section, dont la piqûre produit une mort foudroyante, ainsi que Lorry et Legallois l'avaient annoncé les premiers. Tous les physiologistes reconnaissent que ce point est le principe moteur des mouvements respiratoires; aucun n'y a placé le siège de l'âme. La protubérance annulaire ou mésocéphale jouit d'une vive sensibilité dans sa face postérieure; l'introduction d'un stylet à travers sa face antérieure n'est point douloureuse, mais provoque des convulsions dans les muscles de la face et dans les quatre membres. Quel est le rôle de cet organe? Étranger aux actes intellectuels, les physiologistes attribuent principalement à la protubérance le principe incitateur des mouvements de locomotion; elle contribue, selon M. Vulpian, à l'attitude normale chez les animaux. Quant aux tubercules quadrijumeaux, si la surface de ces organes est insensible aux irritations mécaniques, on provoque de vives douleurs, dès qu'on plonge un stylet dans leur épaisseur. L'ablation des tubercules quadrijumeaux paralyse l'iris et, anéantissant ainsi l'impressionnabilité de cette membrane à la lumière, produit immédiatement la cécité. On peut conclure de ces observations que ni dans le bulbe, ni dans la protubérance, ni dans les tubercules quadrijumeaux on ne découvre le moindre vestige de principe intellectuel. Toutes les autres régions encéphaliques sont dépourvues de sensibilité, tandis que plusieurs offrent des phénomènes moteurs très remarquables.

L'homme est de tous les mammifères celui dont les pédoncules ont le volume le plus considérable. Malgré quelques divergences sur des points accessoires, il résulte des expériences de Rolando, de Flourens, de Magendie et de Longet que les pédoncules cérébelleux et cérébraux sont des organes essentiellement moteurs; Rolando ayant coupé le pédoncule cérébelleux inférieur chez des animaux, leur corps se courbait en arc du côté de la blessure. Dans les expériences de Magendie, au Collège de France, on voit la section des pédoncules déterminer un mouvement de manège très curieux; la rotation est d'autant plus rapide que la blessure est plus rapprochée du *pont de Varole*. Un lapin auquel Magendie avait opéré cette section roula ainsi plus de deux heures sans s'arrêter. On le plaça la nuit dans un panier rempli de foin; le lendemain on trouva l'animal tournant sans cesse, et ficelé de foin comme une bouteille qu'on veut emballer. Ce mouvement dura jusqu'à huit jours, sans presque le moindre repos; on comptait plus de soixante révolutions par minute. Constamment dans cette expérience, l'œil du côté blessé se portait en bas et en avant, l'autre en haut et en arrière. Magendie ne pouvait se rendre compte de ce singulier strabisme, ni expliquer comment la lésion d'un seul côté affecte simultanément les deux yeux. Dans une autre circonstance ce physiologiste ayant coupé avec la pointe d'un bistouri le pédoncule cérébelleux, l'animal fit une pirouette dans sa main, et puis, n'étant plus retenu, tournait de gauche à droite avec une rapidité extrême; il présenta également le double strabisme. Le même tournoiement a lieu si l'on divise les fibres tranversales et superficielles de la protubérance ou en d'autres termes, le *pont de Varole*. Dans la blessure du pédoncule inférieur du cervelet, Flourens dit avoir observé la tendance au recul.

Après Flourens et Magendie, tous les physiologistes répétèrent leurs expériences, avec les mêmes résultats. Toutefois, Longet rapporte que, dans ses expériences, exécutées, comme nous en avons été tous témoins, avec tant de précision et d'habileté, la rotation eut toujours lieu du côté opposé à la section, résultat contraire à celui de Magendie. Les expériences de Longet sont d'accord avec les faits pathologiques observés par Serres et Belhomme; le malade de Serres tournait sur lui-même de droite à gauche, et la lésion existait dans le pédoncule droit du cervelet; celui de Belhomme roulait le plus ordinairement à droite, et une exostose comprimait surtout le pédoncule gauche. Il nous a été donné d'observer une fois le singulier symptôme du tournis, chez un individu qui ne marchait qu'en tournant sur lui-même et qui, dans la rue, ne parvenait à arrêter son tournoiement de gauche à droite qu'en saisissant une porte ou tout autre obstacle. Que devint ce malheureux, je l'ignore. Quant à la contradiction, tout à fait accessoire, entre les expériences de Magendie et celles de Longet, elle est due évidemment au procédé opératoire et à l'étendue de la lésion. Mais qu'importe ? Il nous suffit de constater qu'il existe dans les pédoncules du cervelet et du cerveau des forces qui se font équilibre, et qu'il ne s'agit là que d'organes moteurs, pareils à des rênes dont la rupture renverse l'équilibre du char encéphalique.

Le cervelet, dépourvu de toute sensibilité, étranger à toute participation aux actes intellectuels est manifestement l'organe de l'équilibration des mouvements de locomotion, qui comprennent la station, la marche, la course, le saut, la danse, la natation, le vol, l'équitation, la reptation. Ajoutons ici une réflexion curieuse, quoique banale : tous les animaux savent nager instinctivement et exécutent les mouvements appropriés à leur organisation. Nous n'avons jamais connu un seul homme, aussi bien doué qu'on le suppose, fût-il un acrobate aussi extraordinaire que Blondin, qui sut nager et put se soutenir au-dessus de l'eau sans l'avoir appris ou s'être exercé lui-même. Et puis cependant, après un très petit nombre d'exercices, quelle perfection et quelle vaillance ne déploie-t-il pas ! Lord Byron se montrait aussi fier d'avoir renouvelé les exploits de Léandre et traversé l'Hellespont à la nage que d'avoir composé le Giaour et le Corsaire. Nous avons vu de nos jours (25 août 1875), chose presque incroyable, le capitaine américain Webb traverser la Manche à la nage de Douvres à Calais, en vingt et une heures trois quarts. Les naturels de Tahiti, des Marquises, se jouent des fureurs de l'océan ; une faible femme, au milieu de la tourmente, donne le sein à son enfant et gagne le rivage, le tenant au-dessus des flots irrités.

Quand on considère la situation des couches optiques et des corps striés au centre de l'encéphale et les noyaux de substance grise qui les pénètrent, on doit supposer que ces organes remplissent des fonctions importantes. Saucerotte, Serres, Foville et Pinel-Grandchamp pensaient que les couches optiques tenaient sous leur dépendance les mouvements des membres thoraciques, et les corps striés ceux des membres abdominaux. Les nombreuses observations d'anatomie pathologique contenues dans la clinique d'Andral, ne sont pas favorables à l'opinion de ces physiologistes. Du reste, les couches optiques comme les corps striés peuvent être piqués, dilacérés, sans exciter ni douleur, ni mouvement désordonné. Quelles sont donc les fonctions de ces organes qui paraissent en communication si intime avec les lobes cérébraux ? Dans ses savantes recherches sur les éléments nerveux par l'analyse photo-microscopique, M. Luys a été conduit à considérer les couches optiques, avec les noyaux isolés de substance grise qui les constituent, comme un lien de passage et de renforcement pour les incitations irradiées de la périphérie sensorielle, tandis que les corps striés, avec leurs différents départements, avec leurs arcades emboîtées, seraient au contraire directement en rapport avec le passage des irritations de la motricité volontaire.

Dans le jeu des organes dont nous venons d'assigner les fonctions, que voyons-nous? Une machine vivante admirable, un mécanisme merveilleux qu'aucune industrie humaine, celle d'un Archimède, d'un Vaucanson ne saurait imiter, même d'une manière grossière. Mais qu'on le remarque bien : au milieu de ces merveilles, il n'y a que des organes de mouvement et de sensibilité, depuis les muscles et les nerfs, depuis la moelle épinière et la moelle allongée jusqu'au cervelet, aux tubercules quadrijumaux, aux couches optiques et aux corps striés; qu'est-ce qui commande à ces organes? La réponse ne saurait être douteuse : l'esprit, l'âme.

L'importance de la question nous engage à rappeler ici l'opinion du célèbre secrétaire perpétuel de l'académie des sciences sur le problème qui nous occupe. Dans les conclusions de l'ouvrage intitulé : *Recherches expérimentales sur les propriétés et les fonctions du système nerveux*, Flourens soutient que : « *Le cerveau proprement dit, c'est-à-dire les lobes ou hémisphères cérébraux*, est le siège exclusif de l'intelligence. » Il avait écrit précédemment (ch. III) que les lobes sont le réceptacle unique des perceptions, et que l'animal privé de ses lobes cérébraux, ne voit, ni n'entend, ni n'odore, ni ne goûte, ni ne touche absolument rien, quoique tous les organes des sens subsistent. Ce physiologiste cherche également à démontrer que l'animal ainsi mutilé n'a aucun instinct, aucune intelligence, aucun jugement. Mais nous avons le droit d'être surpris, qu'après avoir prouvé avec une autorité irréfragable, que chaque nerf, que chaque ganglion encéphalique a une propriété spéciale, il se mette si complètement en contradiction avec son principe, avec l'évidence, en soutenant que le cerveau proprement dit n'est qu'un seul organe et qu'on peut enlever une portion assez étendue des lobes cérébraux sans que leurs fonctions soient perdues, une portion assez restreinte de ces lobes suffisant à l'exercice de ces fonctions! « Enfin, continue Flourens, dès qu'une perception est perdue, toutes le sont, lorsqu'une faculté disparaît, toutes disparaissent. Il n'y a donc point de sièges divers ni pour les diverses facultés, ni pour les diverses perceptions : la faculté de percevoir, de juger, de vouloir une chose, réside dans le même lieu que celle d'en percevoir, d'en juger, d'en vouloir une autre; et conséquemment cette faculté, essentiellement une, réside essentiellemsnt dans un seul organe. » (*Ouv. cit.* p. 99.)

Jamais hypothèse ne fut plus manifestement en opposition avec les lois de l'organisme; le nom de Flourens put seul la laisser subsister quelque temps sans protestation; elle devait s'évanouir au premier souffle de la physiologie expérimentale et devant l'observation clinique prouvant chaque jour que les diverses maladies, paralysies, contractures, troubles intellectuels correspondent invariablement à telle ou telle région du cerveau : « L'encéphale, dit M. le professeur

Charcot, ne représente pas un organe homogène, unitaire, mais bien une association, ou si vous le voulez, une fédération constituée par un certain nombre d'organes divers. A chacun de ces organes se rattacheraient physiologiquement des propriétés, des fonctions, des facultés distinctes[1].

Quoique, après le renversement des localisations imaginées par Gall et Spurzheim, le système d'une nouvelle phrénologie soit à son berceau, elle nous permet cependant par ses premières découvertes d'entrevoir l'avenir qui lui est réservé, et de signaler les preuves qu'elle apporte aux doctrines spiritualistes. Ajoutons toutefois que si Hippocrate a pu dire avec une grande profondeur : *Judicium difficile, experientia fallax*, on doit surtout appliquer cet aphorisme à l'étude des fonctions du cerveau. On ne parvient à déterminer ces fonctions que par un rapport constant entre une lésion constatée après la mort et les phénomènes morbides observés pendant la vie. Un très habile physiologiste, M. Brown-Séquard, a nié même la possibilité des localisations cérébrales, objectant, ce qu'en effet on voit parfois, qu'une lésion agit à distance. Cependant, sur la seule indication d'un symptôme caractéristique, MM. Proust et Terrillon et M. J. Lucas-Championnière osèrent entreprendre de graves opérations dont la réussite atteste un rare talent d'observation et un génie chirurgical de premier ordre. Dans le premier exemple, il s'agit d'un jeune homme de dix-neuf ans qui ayant reçu un coup

[1] Leçons sur les localisations dans les maladies du cerveau, etc. Aux bureaux du *Progrès médical*, rue des Écoles, 6. 1878.

de sabre-baïonnette sur le côté gauche du crâne fut pris douze jours après la blessure d'aphasie et d'hémiplégie faciale droite. La nécessité d'une opération ayant été décidée entre MM. Proust et Terrillon, la trépanation fut exécutée dix-huit jours après l'accident. Une incision cruciale ayant été pratiquée au niveau de la plaie de la région pariétale gauche où existait un enfoncement de la table externe, M. Terrillon appliqua une petite couronne de trépan en arrière et au-dessus de la partie enfoncée et retira trois fragments osseux. Une amélioration immédiate suivit l'opération et la guérison fut définitive.

Dans l'observation de M. Lucas-Championnière, il s'agit d'un jeune homme de vingt-six ans qui, en juillet 1876, fut apporté sans connaissance à l'hôpital Lariboisière. Il y avait une plaie des téguments à la région pariétale gauche, ecchymose sous-conjonctivale gauche, stupeur et paralysie du membre supérieur droit. Des attaques épileptiformes répétées s'étant déclarées, une terminaison fatale paraissait imminente. M. Lucas-Championnière, jugeant, avec raison, qu'il existait une fracture de la table interne avec esquille, irritant sans doute la surface du cerveau, incisa le péricrâne et arrivant au siège de la fracture, appliqua deux couronnes de trépan qui permirent d'enlever les fragments; une esquille était fixée dans la dure-mère. Les suites de l'opération furent très simples : tous les symptômes menaçants s'évanouirent, et le rétablissement fut complet. En nous associant aux sages conseils formulés par M. Gosselin sur ces deux belles opérations, on ne peut que féliciter les chirurgiens qui les ont entreprises avec tant de discernement et exécutées avec tant de succès. M. Gosselin ajoute que les opérations de MM. Proust et Lucas-Championnière viennent à l'appui des opinions physiologiques récemment admises par des expérimentateurs tels que MM. Broca, Ferrier, Vulpian, Carville, Onimus, Charcot, Pitres, etc.

On voit combien est importante une véritable topographie cérébrale sous le rapport pathologique. Mais cet intérêt est plus vif encore pour nous au point de vue physiologique et philosophique. La nouvelle doctrine des localisations cérébrales a révélé ce fait inattendu : c'est que la région frontale des hémisphères cérébraux, où les physiologistes logeaient les facultés de l'esprit, dont le développement paraissait aux peintres, aux sculpteurs, aux poètes, un signe de haute intelligence n'est composé que d'organes du mouvement. La détermination des centres moteurs est encore très incomplète; mais la voie étant ouverte ne peut manquer de conduire à la vérité tout entière.

Avant d'aller plus loin, nous présenterons une description aussi succincte que possible des hémisphères cérébraux et quelques remarques sur leur structure intime. Comme tous les organes de *la vie animale*, pour nous servir des expressions de Bichat, le cerveau est composé de deux lobes ou hémisphères symétriques, séparés l'un de l'autre par une scissure profonde et un repli de la dure-mère, et joints ensemble à la partie inférieure et moyenne par le corps calleux. La surface externe du cerveau a été divisée en quatre parties essentielles ; les lobules antérieurs ou frontaux, les lobules postérieurs ou occipitaux, les lobules moyens situés dans les fosses latérales du crâne formées par le pariétal et le temporal, et au-dessous de ces derniers, le lobe sphénoïdal ; mentionnons aussi au fond de la scissure de Sylvius le petit lobe de *l'insula*. Cette division n'est point arbitraire; deux sillons principaux, la scissure Sylvius et la scissure de Rolando délimitant la partie externe des lobules frontaux, et en arrière un autre sillon, la scissure occipito-pariétale, séparant les lobules occipitaux des lobules moyens. Chacun de ces lobes présente des circonvolutions et des anfractuosités parfaitement distinctes ; les physiologistes modernes ont déjà reconnu dans ces circonvolutions des centres psycho-moteurs parfaitement caractérisés.

Ce qui frappe d'abord dans le cerveau de l'homme, c'est le développement énorme de cet organe relativement aux autres ganglions encéphaliques; aussi ne doit-on pas être surpris que les physiologistes, à l'exemple de Flourens, aient attribué aux lobes cérébraux les facultés supérieures qui assurent à l'homme une sorte de royauté sur toutes les espèces créées. Leuret, plus précis encore que Spurzheim, a fait cette remarque importante : on trouve le même nombre, la même direction, la même forme des circonvolutions dans les deux hémisphères. Cette régularité est aussi constante que celle des artères et des veines d'un côté du corps, comparées à celles du côté opposé ; les différences et les anomalies sont insignifiantes. Et de même qu'avec un œil la vision reste entière, sauf peut-être la notion du relief qui échappe aux borgnes, ainsi un seul hémisphère suffit absolument aux opérations de l'esprit : « J'ai vu, dit Cruveilhier, plusieurs individus hémiplégiques dont tout un hémisphère était atrophié et qui cependant étaient doués de facultés intellectuelles ordinaires. » Un grand nombre d'auteurs ont fait des observations analogues et de plus importantes encore ; et tandis que, parfois, quelques gouttes de sang ou de pus déterminent des morts foudroyantes, on cite d'autres exemples d'une sorte d'immunité après des blessures effroyables. Il n'est pour ainsi dire aucune lésion cérébrale dans ses diverses parties où l'on n'ait observé la conservation de l'intégrité des facultés : Trousseau cite le cas où, dans un duel, un officier reçut une balle qui traversa les deux lobes frontaux ; le blessé parlait librement, il n'avait ni paralysie, ni anesthésie. L'exemple suivant est plus extraordinaire encore : en 1848, M. Vulpian étant élève chez Michon, à la Pitié, vit un blessé qui avait reçu une balle dans les parties antérieures du cerveau ; il sortit par la blessure une grande quantité de substance cérébrale ; le malade conserva pendant quatre mois toute son intelligence, il parlait sans la moindre difficulté ; il mourut de méningite.

De leur côté, MM. Charcot et Pitres ont recueilli un certain nombre de cas d'abcès, de ramollissement, d'atrophie des deux lobes du cerveau sans symptômes objectifs, la sensibilité et la motricité restant intactes. Toutefois, ils regardent comme sans valeur un grand nombre d'observations dans lesquelles la topographie des altérations n'est point indiquée avec une rigoureuse exactitude. M. Brown-Séquard conteste la validité de l'action croisée des paralysies, en se basant sur environ 200 exemples de paralysie, où la lésion siégeait du même côté. En admettant l'exactitude de ces exemples, MM. Charcot et Pitres opposent à M. Brown-Séquard, plusieurs milliers d'observations où la paralysie était croisée. Il résulte de ces faits que dans l'étude de phénomènes aussi délicats, il y a parfois quelques anomalies, jusqu'ici inexpliquées. Il pourrait exister certaines suppléances; mais cette supposition fût-elle vérifiée, ne détruirait pas le système parfaitement établi des localisations cérébrales. Il reste donc démontré que, le cerveau est l'organe nécessaire à la manifestation de la pensée, à la perception des objets extérieurs, et à la motricité volontaire.

Le cerveau étant composé de deux substances, l'une grise et l'autre blanche, quelle est la fonction de chacune d'elles? Sur cette question la science ancienne doit à peine être consultée ; la science contemporaine a seule le droit de l'être. Le croirait-on? Dans un ouvrage sur le système nerveux, Jobert, le grand chirurgien que nous avons admiré, et par conséquent bon anatomiste, a pu écrire les lignes suivantes : « La substance grise est un amas de globules jetés *au hasard* (Le hasard en anatomie!). Tant qu'elle est seule intéressée, il n'y pas diminution des facultés intellectuelles. Les éminences et les sillons qu'on remarque à la surface sont si variés, qu'on n'a jamais pu trouver sur les deux lobes d'un même homme des circonvolutions et des sillons semblables. » Autant de mots, autant d'erreurs. Du reste, ni Flourens, ni Magendie, ni Cruveilhier n'ont connu toute l'importance de la substance grise. Elle est composée de plusieurs milliers de cellules de formes et de volumes différents, découvertes d'abord en 1834 par Ehrenberg dans les ganglions du grand sympathique, et puis par Purkinge et Rémak dans l'axe cérébro-spinal. D'ailleurs, elle ne présente aucune différence en quelque région qu'on l'examine. Considérée aujourd'hui comme la substance active du système nerveux, et sans doute l'organe de la mémoire, elle constitue d'une part l'écorce cérébrale où elle forme une couche de deux à trois millimètres d'épaisseur, et d'autre part des noyaux qu'on rencontre à l'intérieur des couches optiques et des corps striés. L'harmonie du système nerveux est due peut-être à la substance grise. Dès 1837, dans ses cours de physiologie à l'école de médecine de Rouen, le savant aliéniste Max. Parchappe enseignait que la couche corticale du cerveau est la condition organique, le siège, le centre de l'intelligence dans tous ses modes, de la volonté dans tous ses actes, y compris les mouvements. Pour s'assurer la priorité de cette doctrine, il consignait en 1847 dans un opuscule destiné à une grande publicité, le passage suivant :

« La couche corticale du cerveau doit être considérée comme l'aboutissant des impressions sensitives et comme le point de départ des impulsions motrices volontaires. C'est dans cette partie du cerveau que s'accomplissent les actes organiques, inconnus dans leur nature, auxquels sont liés, comme à leur condition matérielle, les opérations spirituelles de l'âme. Toutes les fois que, pour une cause quelconque, compression, ramollissement, destruction, la couche corticale est, dans une étendue un peu notable, incapable de ces actes organiques, les opérations de l'âme sont troublées, suspendues, ou abolies, ainsi que le prouvent les vivisections et plus sûrement encore les recherches de l'anatomie pathologique, qui ont démontré, pour moi du moins et j'espère un jour, pour tous, que le ramollissement de la couche corticale cérébrale entraîne constamment l'altération de la sensibilité, de la motilité et des opérations intellectuelles. »

L'autre substance ou la substance blanche est composée de tubes juxtaposés, dont les uns sont les moyens de communications entre les divers noyaux de la périphérie corticale, et les autres forment les commissures tranversales servant de lien de communication entre les deux hémisphères. Il est donc permis de supposer que la substance blanche n'a d'autre rôle que celui de conducteur.

Nous avons annoncé plus haut que le rapport entre l'observation clinique et l'anatomie pathologique avait conduit à la découverte des propriétés physiologiques des circonvolutions. Jusqu'ici, en effet, les lobes cérébraux s'étaient montrés réfractaires à tous les excitants, physiques, mécaniques, chimiques, le feu même, fréquemment expérimentés. Longet avait conclu d'essais nombreux et variés que l'action électrique est absolument nulle. L'électrisation employée de nouveau par MM. Ferrier, Hitzig et Onimus, ne fournit d'abord, en raison sans doute de la diffusion des courants, que de faibles indices ; il résulte cependant d'un assez grand nombre d'expériences que, soit par des courants continus, soit par des courants induits, l'électrisation de la substance corticale autour du sillon de Rolando détermine des mouvements appréciables, tandis que appliquée sur le lobe occipital elle ne produit rien. Il y a donc dans l'écorce corticale une région motrice, tel point qui détermine l'abduction, tel autre l'adduction : l'un agissant sur le membre supérieur, l'autre sur le membre inférieur. Le courant est-il très faible, l'action se borne à un groupe musculaire ; plus fort, l'action s'étend aux muscles voisins et jusqu'à la moitié du corps ; on a une représentation des convulsions uni-latérales de l'épilepsie. L'observation de tels phénomènes conduira peut-être à la découverte de la nature de cette obscure et redoutable maladie, dans laquelle on voit tantôt l'accès éclater sans symptômes précurseurs, et tantôt à la suite d'une irradiation périphérique, d'une *aura epileptica* s'élevant comme une étincelle électrique d'un membre au cerveau [1].

Des expériences entreprises sur le cerveau d'un singe, M. Ferrier put tirer les déductions suivantes : au haut du sillon de Rolando, seraient le centre pour les mou-

[1] Aux observations curieuses citées par les auteurs, je joindrai la suivante : Une jeune fille traitée par Guersant, Récamier et moi, était atteinte d'épilepsie ; les accès n'éclataient que pendant le sommeil et débutaient invariablement par une crampe des muscles de l'avant-bras droit. On avait placé auprès d'elle une femme de chambre très dévouée et très intelligente qui veillait à son chevet et au moindre mouvement cherchait à saisir et à serrer fortement le bras. Y parvenait-elle à temps, l'accès était conjuré, et la jeune fille n'éprouvait aucun inconvénient de ce menaçant prodrome. Melle de M*** mourut dans un âge peu avancé ; je n'ajoute aucun autre détail, craignant qu'un mot indiscret ne trahit un secret qu'une grande famille avait tant d'intérêt à cacher.

vements volontaires du membre antérieur ; un peu plus en arrière, le centre moteur du membre postérieur ; dans la première circonvolution frontale, le centre pour la rotation de la tête et du cou ; au-dessous, le centre des muscles de la face ; plus bas encore, à la partie postérieure de la troisième circonvolution frontale, le centre des mouvements des mâchoires et de la langue ; en haut de la scissure parallèle, le centre des mouvements de l'œil ; au-dessous de la scissure de Sylvius, dans la première circonvolution temporale, le centre des mouvements de l'oreille et de l'audition. Tels sont quelques-uns des résultats très incomplets sans doute, mais trés précieux et très significatifs cependant que l'action électrique a permis de constater. Le champ est ouvert pour les découvertes ultérieures.

Est-il permis d'espérer que la clinique et l'anatomie pathologique compléteront ce que l'électriastion, la section des parties, avaient ébauché pour l'étude des fonctions de chaque centre nerveux ? Sous ce rapport, les savantes recherches de Morgagni, de Lallemand, de Cruveilhier ne contiennent aucune révélation des découvertes contemporaines. Avant ces découvertes, tous les médecins observaient des symptômes maladifs, dont jusqu'alors la lésion d'une partie cérébrale très circonscrite avait échappé. Ces faits cliniques sont les spasmes, les convulsions, les contractures, les paralysies, bornés à un groupe musculaire très limité, comprenant soit un membre, soit quelques doigts de la main, soit quelques muscles de la face. La paralysie du facial, en dehors de la cavité crânienne, occasionne la difformité qu'on remarquait, à un degré très prononcé, chez le duc d'Otrante, chef d'état-major de la garde nationale après 1830 ; des symptômes plus graves annoncent une lésion intra-crânienne, et chose remarquable, cependant, ces paralysies, ces contractures, mêmes permanentes peuvent coexister avec la conservation de l'intelligence. Je n'en reconnus aucune diminution, durant plusieurs années, chez un célèbre joueur de bourse dont tout le bras droit était agité d'un tremblement convulsif continuel. Il n'était sujet à d'autre altération de santé qu'à des maux de tête fréquents. Entre plusieurs exemples que je pourrais citer, l'un des plus remarquables est celui de Mme D. de P..., mère du général de ce nom. Vers l'âge de 45 ans, elle commença à ressentir des engourdissements dans les quatre membres, puis une contracture, presque paralytique, qui augmenta par degrés, de sorte qu'au bout de dix années elle ne pouvait se servir de ses doigts, même pour signer son nom et tenir sa cuiller ; dans une sorte de marche, elle ne parvenait point à soulever les pieds, elle glissait avec difficulté sur un parquet, soutenue par un bras solide ; eh bien ! Mme de P... atteinte évidemment d'une sclérose ou d'un ramollissement des circonvolutions qu'on sait aujourd'hui être les centres moteurs des membres thoraciques et abdominaux, n'avait, indépendamment d'une céphalalgie habituelle, aucun trouble de l'esprit, des sens, et des fonctions organiques. Ses facultés intellectuelles en particulier étaient intactes et très distinguées.

Nous renonçons à donner tous les développements nécessaires à cette démonstration, qu'un très grand nombre de maladies, nous devrions dire la plupart, proviennent des centres nerveux, et d'abord les vices de nutrition, les troubles de l'absorption, de l'exhalation, de la circulation, de la digestion ; il suffit de penser à une excrétion pour la rendre facile ; les médecins ne nous paraissent pas avoir suffisamment étudié la part qui revient au cerveau, comme cause déterminante des désordres nutritifs.

Nous voulons signaler ici une observation assez importante : l'expérience nous a prouvé que presque toutes les névralgies et les prétendus rhumatismes ne sont que des affections des centres nerveux. Si les eaux minérales, les bains et les douches guérissent ou du moins soulagent un certain nombre de malades, c'est que, sans le savoir, en allant à Gastein, à Bade, à Kissigen, à Tœplitz, à Sclangenbad, ils ont fait la cure propice aux maladies des centres nerveux ; les uns ont laissé reposer l'avarice, l'envie, l'ambition, la haine ; les autres se sont nourris d'espérance qui, par un bienfait providentiel, répand un baume sur les cœurs les plus ulcérés et n'abandonne même jamais les désespérés de la vie. Il serait donc facile de prouver que les questions les plus délicates de la pathologie, de la physiologie et de la psychologie se rattachent à l'étude des fonctions du cerveau.

L'action électrique a donc fourni quelques éléments à la physiologie du système nerveux, mais les données de la clinique ont une toute autre importance. Or, que nous dit-elle ? La découverte de M. Broca a pu faire penser que chaque circonvolution cérébrale était le siège, l'organe d'une faculté intellectuelle; car nous l'avouons, le langage est l'un des plus brillants apanages de l'humanité, un don pour ainsi dire divin. Mais, nous avons dit aussi que la troisième circonvolution frontale gauche, n'est sans doute l'organe que des signes du langage articulé, et la troisième circonvolution frontale droite l'organe du langage écrit. Le langage est un attribut de l'âme, les circonvolutions en sont les instruments psycho-moteurs, la langue et la main les organes de manifestation. On connaît l'exemple extraordinaire du célèbre professeur de physiologie de Montpellier : frappé d'aphasie au milieu d'une leçon, Lordat conservait la lucidité de son esprit ; il ne pouvait exprimer ses idées ; l'aphasie ne fut que temporaire. Elle est quelquefois subite et irrémédiable, ainsi que cela arriva au célèbre auteur de *l'Art d'aimer* : un excès impardonnable à son âge, enleva tout à coup à Gentil-Bernard la parole, la mémoire et ses autres facultés. Voici, dans un genre différent, un exemple qui n'est pas sans importance : une jeune fille de quatorze ans, Mlle Thérèse C..., eut une fièvre typhoïde, à forme cérébrale prédominante, dont elle se rétablit. On s'aperçut dans sa convalescence qu'elle ne savait plus ni lire, ni écrire, tout en parlant comme avant sa maladie. Vingt ans se sont écoulés et quoiqu'elle ait fait plusieurs tentatives pour apprendre de nouveau la lecture et l'écriture, elle n'a jamais pu y parvenir, par suite peut-être d'une lésion atrophique de la troisième circonvolution frontale droite. Elle comprend, l'impression s'envole.

Nous sommes d'autant plus porté à considérer la *cir-*

convolution de Broca comme organe psycho-moteur de la parole seulement, que la région frontale où elle se trouve n'est composée que d'organes du mouvement. En nous référant à l'ouvrage le plus important sur cette grande question de physiologie du système nerveux, celui de MM. Charcot et Pitres, la zone essentiellement motrice de l'écorce corticale comprend chez l'homme le lobule paracentral, la circonvolution frontale ascendante, la circonvolution pariétale ascendante et peut-être aussi les portions de l'écorce qui se trouvent en contact immédiat avec ces parties, telles que les pieds des circonvolutions frontales et des lobules pariétaux supérieurs et inférieurs. Mais là certainement n'est point limitée la zone motrice. L'étude des paralysies et des convulsions d'origine corticale rend très probable que, pour les deux membres du côté opposé, les centres moteurs sont situés dans le lobule paracentral et dans les deux tiers supérieurs des circonvolutions ascendantes, et que les contres pour les mouvements de la partie inférieure de la face sont dans le tiers inférieur des circonvolutions ascendantes au voisinage de la scissure de Sylvius. Suivant MM. Charcot et Pitres, on ne connaît pas encore exactement les centres moteurs de la nuque, du cou, des yeux et des paupières. Le savant professeur de Montpellier, M. Grasset, a rencontré un ramollissement cortical à l'extrémité de la scissure parallèle dans une paralysie de la paupière supérieure; dans une observation à peu près analogue M. J. Rendu trouva la lésion au tiers inférieure de la pariétale ascendante. Mais n'est-il pas évident qu'il y a aussi des zones motrices pour les groupes musculaires du dos, des lombes de la région thoracique, de l'abdomen, des sphyncters et peut-être même des muscles et des organes qui paraissent soustraits à l'empire de la volonté.

MM. Charcot et Pitres pensent toutefois qu'il existe, dans l'écorce des hémisphères cérébraux, des régions indépendantes du fonctionnement régulier de la motritricité volontaire, et dont les lésions ne donnent lieu à aucun trouble provenant des fonctions motrices. Ces régions comprennent le lobe occipital, le lobe sphénoïdal, la partie antérieure du lobe frontal, le lobe orbitaire, les lobes pariétaux (sauf peut-être leurs pieds), le lobule quadrilatère, et le lobule cunéiforme. Mais en rendant toute justice à la réserve de ces savants, nous ajouterons qu'une analogie suffisante permet de supposer, que tous ces organes ont la destination des autres plis cérébraux, c'est-à-dire qu'ils sont des centres de motricité.

Des symptômes particuliers et très caractéristiques signalent l'atrophie générale de l'écorce corticale du cerveau par les progrès de l'âge ou de la maladie. Le premier, le plus commun est la diminution de la mémoire; celle du passé lointain subsiste encore et paraît même se réveiller plus fraîche et plus vive, mais les faits contemporains ne s'assimilent plus ou s'évanouissent comme une fumée vaporeuse; heureux quand la défaillance morale s'arrête à cette halte! L'imagination s'émousse, le jugement chancelle, l'activité se perd. A ce degré on dit que l'homme baisse et que le génie s'éteint. Tels furent Corneille et Newton vers l'âge de soixante ans. La maladie s'annonce par le progrès de ces tristes symptômes; l'écriture s'altère, on ne respecte plus l'ortographe, on n'achève pas les phrases; la parole est traînante, mal articulée; les lèvres et la langue s'embarrassent. Le chancellement des jambes, le tremblement des mains, la maladresse ouvrent la période de la paralysie générale, dans laquelle fait naufrage tout ce qui fut l'homme de génie, s'appelât-il Lamartine ou le duc de Marlborough.

Que les savants les moins prévenus en faveur de la doctrine spiritualiste veuillent bien y réfléchir. Ils ne trouvent dans le système nerveux aucun argument qui la combatte; chaque découverte prouve au contraire que le microscope, le creuset et le scalpel ne rencontrent que des instruments d'une infinie ténuité sans doute mais matériels : ce n'est donc pas le cerveau qui pense, qui veut, qui commande, qui règne en souverain. Ce n'est donc pas à la multiplicité des organes, à la supériorité du système nerveux, au développement de ses circonvolutions que l'homme doit sa suprématie; mais pour exercer ses dons merveilleux, pour manifester sa puissance, pour accomplir sa destinée, l'âme avait besoin de ces instruments perfectionnés, de ces organes harmoniques. L'homme seul a cette physionomie royonnante, ce visage miroir de l'âme, cette langue qui communique sa pensée aux autres hommes et adresse l'hymne de sa reconnaissance à Dieu; il lui fallait un front radieux, un cerveau perfectionné qu'on ne trouve chez aucun animal, un clavier harmonieux pour l'esprit qui le touche. Sans les cordes de la lyre, où est l'harmonie; donnez à l'ignorant un violon d'Amati, l'instrument est sourd et déchire l'oreille; Paganini en tire des accords et des mélodies qui ravissent l'âme.

Oui, le cerveau est le temple des plus nobles facultés de l'âme; mais lequel de la matière ou de l'esprit est le principe de la pensée? Lequel a inspiré à Platon les preuves de l'existence de Dieu, à Démosthènes ses éloquentes *Philippiques*, à Phidias son Parthénon, à Michel-Ange la Coupole de saint Pierre, à Raphaël la *Transfiguration*, à Mozart sa Messe de *Requiem?* Je cherche en vain dans quel repli du cerveau Copernic découvrit le système qui fait tourner les planètes autour du soleil, d'occident en orient, et donne à la terre deux mouvements, l'un de rotation sur elle-même, l'autre de translation autour du soleil. Quelle circonvolution cérébrale, quelle cellule révéla à Descartes, son *Discours de la Méthode*, l'application de l'algèbre à la géométrie des courbes; à Newton, la connaissance de la gravitation universelle, *le calcul des Fluxions;* à Laplace, la *Mécanique céleste;* à Lagrange, sa *Méthode des variations;* à Euler, l'*Introduction au calcul de l'infini;* à Harvey, la circulation du sang; à Laennec, l'auscultation médiate; à Kirkhhof et à Bunsen la spectroscopie; à Niepce et à Daguerre, les merveilles de la photographie? Quel est le ganglion qui a produit la *Divine Comédie*, les *Lusiades*, le *Paradis perdu*, les *Fables* de Lafontaine, *Athalie*, *Cinna*, le *Misanthrope*, le *Génie du christianisme*, *Jocelyn*, les *Feuilles d'automne*, etc.? Est-ce aux couches optiques, est-ce aux corps striés que nous devons la découverte de l'Amérique, l'invention des arts, de la peinture, de la musique, de la chimie, de la mécanique, de l'architecture?

Reconnaissons avec sincérité que la science ne trouve rien, ni dans les combinaisons de la matière, ni dans un corps organisé, ni dans le système nerveux, ni dans les circonvolutions, pour expliquer tant de merveilleuses créations. Il faut donc les attribuer à l'esprit divin qui est dans l'homme. C'est grâce à l'union mystérieuse de cette âme, souveraine malgré ses défaillances, et de ce corps, obéissant et docile malgré ses révoltes, que tout se comprend, que tout s'explique, autant qu'il soit donné à l'homme d'approfondir la cause de phénomènes dont l'auteur de toutes choses s'est réservé le secret.

Nier la solidarité du corps et de l'âme, ce serait fermer les yeux à l'évidence et tomber dans l'idéalisme. La bonne disposition des organes est non seulement favorable à la manifestation des œuvres de génie, mais on voit qu'elles reconnaissent parfois encore pour cause quelque circonstance imprévue, une vive passion ou une excitation passagère; c'est ainsi que le plus merveilleux poète de la moderne Angleterre écrivit en quatre nuits son touchant poème de la *Fiancée d'Abydos;* que le célèbre Tartini composa dans un songe, sous la dictée de Satan, la magnifique *Sonate du Diable;* qu'Alfieri transformé par sa passion pour la belle comtesse d'Albany, enfanta chefs-d'œuvre sur chefs-d'œuvre tragiques. Nous empruntons l'exemple suivant, plus significatif encore, à l'*Examen des Esprits* d'Huarte :

« Le page d'un grand seigneur d'Espagne, jeune

« homme de peu d'esprit, étant tombé malade, se for-
« mait une si belle idée de l'administration d'un
« royaume dont il se croyait le roi, que, par merveille,
« chacun voulait le voir et l'entendre. Son maître ne
« quittait guère le chevet de son lit, et formait secrète-
« ment le vœu qu'il ne revînt jamais à la santé. Cepen-
« dant, un médecin ayant eu la maladresse de le guérir
« vint demander au seigneur espagnol la récompense de
« ses soins. » Celui-ci répondit : « Monsieur le méde-
« cin, je vous sais mauvais gré d'avoir changé une
« sage folie en un lourd entêndement. De prudent et
« avisé qu'il était, vous avez rendu mon page sot et
« bête, ce qui est la plus grande misère qui puisse
« arriver à un homme. » Le médecin déconcerté alla
« trouver le page qui lui dit : « Monsieur, je vous baise
« les mains de m'avoir fait recouvrer le jugement; mais
« je vous jure, ma foi, que j'ai un grand regret d'être
« guéri. Dans mon imagination, j'étais un si puissant
« monarque, que je croyais qu'il ne se rencontrait pas
« un roi sur la terre qui ne fut mon vassal; et que
« m'importait à moi que cela fut un mensonge, puisque
« j'y prenais autant de plaisir que si c'eût été la vérité
« même? Ma condition est bien pire à cette heure, que
« je ne me trouve effectivement qu'un pauvre page qui
« doit recommencer demain à servir celui que j'eusse à
« peine daigné, dans ma maladie, prendre pour mon
« serviteur. »

CHAPITRE VIII.

De la psychologie ou des facultés intellectuelles et morales.

L'enseignement de la philosophie a longtemps compris la logique, la métaphysique et la morale ; quelques auteurs même ajoutaient la physique, c'est-à-dire l'étude du monde et de ses lois. Aujourd'hui, la psychologie, nous dirions plutôt la métaphysique, est véritablement toute la philosophie. La logique, en effet, est-elle autre chose que l'art de raisonner, une sorte de grammaire de l'esprit? On sait l'abus que firent de la logique et du syllogisme les rhéteurs de l'antiquité et même les scholastiques du moyen âge ; mais les vices et les écarts de quelques esprits ne peuvent faire oublier les services que l'art de raisonner juste peut rendre non seulement à la psychologie, mais encore à toutes les sciences. Quant à la morale, si justement définie la doctrine des mœurs, elle n'est point la philosophie, proprement dite, quoique dans l'antiquité, tout l'enseignement de certains philosohes, celui d'Épictète, celui de Zénon et celui de Socrate lui-même, ne comprit que la morale; puis, traitant des rapports de l'âme avec Dieu et les hommes, elle est un corollaire de la philosophie. Platon, avec cette hauteur de pensées qui lui est familière, dit : « *Tous les sages n'ont qu'une voix;* il aurait pu ajouter : les sophistes en ont mille. Il n'y a qu'une vérité, immuable, éternelle, comme il n'y a qu'une morale, inviolable, et sainte; mais suivant la doctrine philosophique, spiritualisme ou matérialisme, les conséquences changent. L'une fondée sur le devoir et le dévouement est la conseillère de toutes les vertus qui honorent l'humanité; l'autre fondée sur l'utile et l'intérêt personnel et n'ayant pour but que la jouissance, à l'insu peut-être de ses adeptes, dissout les liens sociaux, y engendre l'égoïsme, la ruse, tous les vices de la servitude et conduit aux abîmes. La raison d'État sans la justice justifie tous les crimes et toutes les conduites; Voltaire disait qu'il ne voudrait pas vivre sous un gouvernement d'athées, « parce que, ajoutait-il, s'ils avaient intérêt à m'égorger, ils m'égorgeraient. »

Une définition un peu abstraite de la philosophie est celle-ci : *la science des premiers principes et des premières causes.* « La sagesse, dit Bossuet, consiste à connaître Dieu et à se connaître soi-même. » Tel est véritablement le principal objet de la philosophie, comprenant ainsi la science de Dieu ou la Théodicée, et la science de l'homme moral ou la psychologie. L'importance de la psychologie n'a pas besoin d'être démontrée : quel objet plus digne de l'homme que l'homme lui-même? Nous n'examinons pas si l'homme est la seule substance spirituelle dans l'univers, si tout a été créé pour nous, même les mondes cachés dans les profondeurs de l'immensité ; si des mystères insondables ne nous sont pas dérobés; mais on n'en conviendra pas moins que, souverain de la terre, l'homme est le centre d'une vie intellectuelle qui suppose, de la part de son créateur, une idée, une destination, un but. Chercher ce but, le connaître, l'approfondir, est le dernier mot d'une science au-dessus de toutes les autres; car c'est en elle que résident les lois morales de l'humanité.

Les physiologistes s'accordent à considérer le système nerveux comme le siège des facultés intellectuelles, et, chez les anciens comme chez les modernes, aucun philosophe n'a méconnu les rapports étroits qui unissent les organes du corps et les manifestations de la pensée. On sait que le cerveau en est l'organe ou du moins la condition matérielle; incomplètement développé, l'intelligence reste à l'état rudimentaire et comme étouffée; malade, elle s'altère; détruit, elle se perd, et la vie s'éteint rapidement. En présence d'une vérité que proclament avec la même évidence la physiologie expérimentale et l'observation des phénomènes morbides, on a lieu de s'étonner que la question suivante ait pu être posée : les médecins sont-ils aptes à s'occuper de psychologie? « La physiologie, dit-on, n'embrasse que de faits qui se touchent et se voient. Comment en serait-il autrement, si c'est toujours à de la matière qu'ils se rapportent, et dans l'étendue qu'ils s'accomplissent?

Ces faits, le médecin les observe par les sens et les explique par l'induction; il doit s'y renfermer. Tout ce qui, dans notre corps, n'est pas appréciable aux sens, ce qui n'est ni modification de la matière, ni mouvement de l'organisme, sera une science spéciale et distincte qui est fermée aux physiologistes..... La physiologie et la psychologie sont distinctes comme la vie du corps et la vie de l'âme, etc. »

L'auteur de ces réflexions, après avoir reconnu d'ailleurs la dépendance des phénomènes intellectuels du libre jeu de l'organisation cérébrale, semble oublier combien ces connaissances sont solidaires. Non, quoi qu'on en dise, nul n'a indiqué où s'arrête le champ de la physiologie, où commence celui de la psychologie. Sans une notion approfondie des fonctions des diverses parties du système nerveux, comment parler avec assurance de la sensibilité et même des facultés intellectuelles? Sans la comparaison des penchants, des instincts, des mœurs des animaux avec ceux de l'homme, peut-on espérer connaître tous les éléments du problème? Faut-il demander les observations aux philosophes purs ou bien aux médecins naturalistes? Pour traiter convenablement de telles questions, ce n'est point trop de tous les procédés, de toutes les facultés et de tous les moyens de recherches de l'intelligence humaine. « Il n'appartient qu'à celui qui a pratiqué la médecine, dit Diderot, d'écrire de la métaphysique. Lui seul a vu les phénomènes, la machine tranquille ou furieuse; faible ou vigoureuse; saine ou brisée; délirante ou réglée; imbécile, éclairée, stupide, bruyante, muette, léthargique;

vivante ou morte. » Et, en effet, combien de matériaux précieux pour leurs immortels ouvrages, Démocrite, Aristote, Descartes, Buffon, Cuvier, etc. Ces grandes lumières des siècles scientifiques, ne puisèrent-ils pas dans la médecine? Cette science, dont les anciens attribuaient l'origine à la divinité, a pu être considérée comme l'expression entière de l'étude de l'homme; aussi était-ce surtout au médecin que s'adressait ce précepte inscrit sur le fronton du temple de Delphes : *Connais-toi toi-même.*

Quelques hommes voués au culte exclusif des sciences exactes, n'ont vu dans la philosophie et surtout dans la psychologie qu'une abstraction de l'esprit, une pseudo-science dépourvue de fondement et de réalité ! Ils ont même posé cette question : Existe-t-il une philosophie ? Nous répondrons à ces critiques que, se bornât-elle à la notion du devoir et à la recherche des causes, la philosophie est une des branches les plus nobles et les plus importantes du savoir humain. Elle ne saurait disparaître sans enlever à la plupart des sciences leur niveau élevé, à la vertu son prestige irrésistible, aux législateurs leur base inébranlable, en un mot sans faire rétrograder la civilisation.

Se connaître, avons-nous dit, est le premier objet de la psychologie; c'est la pensée qui me révèle que je suis et ce que je suis. Si l'on me demande ce que c'est que l'homme, je répondrai : un être qui pense. Je demande aussitôt ce qui pense en moi. Nous avons établi dans les précédents chapitres que ni la matière et ses composés, ni les sens, ni le système nerveux, ni aucun autre organe ne sont les sources de nos sentiments et de nos pensées. Ce pouvoir de me connaître moi-même, provient de mon existence propre ; il a son origine dans le sens intime, dans la conscience. C'est par la conscience que nous connaissons l'âme, comme c'est par les sens que nous connaissons le monde extérieur. L'observation et le raisonnement sont les procédés qui nous font apprécier les phénomènes physiques et les faits moraux tout ensemble. Nos idées ont-elles moins de certitude que nos sensations? Le témoignage de la conscience n'est-il pas à l'abri des objections captieuses que le scepticisme adresse au témoignage des sens? Ceux-ci ne sont pas à l'abri de quelques illusions, tandis que hors le cas de maladie les illusions du sens intime n'existent pas. Les vérités d'évidence, lee axiomes mathémathiques sont du ressort exclusif de la conscience : le sujet et l'objet se confondent en elles. L'une ne s'occupe que du monde visible, l'autre du monde invisible ; la première s'arrête au fini, la seconde s'étend jusqu'à l'infini ; à celle-là les faits ; à celle-ci les principes, en un mot, l'une est la science des corps, l'autre la science des esprits et de la vérité. La psychologie constitue donc une science non moins certaine que la physique, réclamant l'une et l'autre le même procédé, la même méthode, l'observation, quoique plus délicate, plus compliquée dans la première que dans la seconde.

La psychologie est la science qui traite des facultés de l'âme, Aristote le premier lui a donné cette signification et cette grandeur. De Bonald, en définissant l'homme *une intelligence servie par des organes*, a parfaitement tracé les limites de cette science, et posé tout un système. En effet c'est par l'intelligence seule que l'homme est ce qu'il est; sans elle, il n'y aurait en lui qu'un genre, une variété de l'innombrable espèce animale, tandis que l'homme est véritablement une créature spéciale et privilégiée, à laquelle ne peut être comparée aucune de celles qui nous sont connues. Lorsque les anciens qui ont jeté un regard si profond dans la nature, ont appelé l'homme un microscome, ils avaient jugé qu'en effet, tout un monde se réfléchissait au dedans de sa pensée, et qu'elle seule renfermait un mystère dont ils ne se lassaient pas de chercher le sens.

La plupart des philosophes se sont occupés de psychologie. Aristote en contient presque tous les éléments, traités le plus souvent avec la profondeur et la justesse particulières à ce génie célèbre. Locke cependant, quoique à tort selon nous, en est regardé comme le fondateur : l'*Essai sur l'esprit humain* est consacré à déterminer la nature de nos connaissances, leur étendue, leur limite et surtout leur origine.

Analyse des facultés de l'âme, origine de ces facultés, nature du principe pensant, tels sont les trois points qui vont nous occuper. Les deux premiers ont leur intérêt et leur importanee ; mais c'est à déterminer la nature, l'essence du principe pensant que doit tendre toute science pratique : « Car, dit Jouffroy, c'est d'elle que dérive toute la moralité des actions de l'homme, et sur elle que repose sa destinée future. » La question d'une substance immatérielle ou simplement organique domine toutes les autres. La connaissance et la véritable appréciation des facultés des animaux sont d'une haute importance pour la solution de ce grand problème. Mais là n'est pas toute la difficulté ; en admettant, dans l'homme, la pensée et le corps comme principes indépendants, il resterait à examiner le moyen d'union des deux principes et leur influence réciproque. Poser de telles questions, c'est dire que nous ne pouvons les traiter que dans les limites les plus restreintes ; nous mettrons plutôt nos soins à les indiquer qu'à les résoudre, tout en émettant le vœu que des savants, familiers avec des questions aussi épineuses, les traitent avec l'étendue qu'elles comportent.

Pour les auteurs modernes, avons-nous dit, le seule manière de faire de la philosophie est la méthode d'observation. A part quelques partisans de l'école historique, la presque totalité des savants partage cette opinion. Partir d'un fait, non encore démontré, comme fondement d'une science, répugne aux esprits rigoureux. Au lieu de la créer de toutes pièces, il paraît plus logique de l'étudier par une sévère analyse et de réserver à la synthèse le couronnement de la science. Ainsi, connaître les faits est le point de départ de la philosophie ; mais que serait cette notion sans celle des lois, des causes et de la raison finale ?

Quels seront les moyens de cette observation ? Ici viennent se placer deux systèmes d'une importance telle, que, dans l'adoption de l'un ou de l'autre, se trouve presque formulée une opinion sur la nature intime de l'homme et sur les plus graves questions qu'on puisse agiter : nous voulons parler des deux systèmes de l'expérience et de la raison, qui divisent naturellement les philosophes en *empiriques* et en *rationalistes*. Dans l'antiquité, Thalès est regardé comme le fondateur de l'empirisme, et Pythagore du rationalisme. Sans adopter exclusivement l'un ou l'autre de ces systèmes, Aristote penche vers celui de l'expérience ; Platon vers celui de la raison. Cependant, on lit dans Aristote : « Les vérités rationnelles, bases du raisonnement, les vérités premières, les principes ne se prouvent pas ; ils entraînent immédiatement notre assentiment, notre foi ; il ne faut pas chercher leurs fondements, ils reposent sur eux-mêmes. » Descartes, chez les modernes, et en général, tous les spiritualistes professent le rationalisme. Bacon doit être regardé comme le fondateur de la philosophie expérimentale, qu'il applique à toutes les sciences. Cependant, quoiqu'il fasse un humble rôle à la conscience, il a proclamé que l'expérience et la raison étaient les deux fondements solides de toute science : « On peut tout espérer, disait-il, de leur étroite alliance, qui n'a pas encore été assez formée, et leur désolant divorce a jusqu'ici tout troublé. » Bacon, a été sans le savoir, le fondateur de l'école sensualiste adoptée et soutenue, à des points de vue divers, par Gassendi, Hobbes, Malmesbury, par Locke, le plus raisonnable d'entre eux. Locke, en effet, a distingué deux sortes d'expériences ; la sensation, qui a pour objet le monde extérieur, et la réflexion, qui a pour objet les sensations de l'âme ; celles-ci sont la perception des sensations, la rétention, le discernement, la comparaison, l'abstraction et la généralisation. « Ainsi, dit M. Jules Simon, tout se borne à obtenir directement des idées expérimentales, et à les combiner ensuite de diverses façons, Avec ces prémices, Locke devait aboutir au nominalisme, au matérialisme. Il n'a pas été jusque-là. Il s'est abstenu de prononcer ; il a fait un appel à la révélation. Ses disciples ont répondu pour lui ; ils sont allés jusqu'au bout de ses principes. »

L'école de Locke compte Condillac, Ch. Bonnet, s'Gravesende, d'Alembert, de Tracy, Condorcet, Helvétius, La Mettrie, Priestley, Cabanis, Volney, Garat, et plus ou moins tous les matérialistes modernes. D'après ces courtes citations, on voit toute l'influence, sur nos opinions et nos doctrines, des moyens dont on se sert dans de pareilles études. Ces formules préconçues sont toujours dangereuses : l'horizon de nos connaissances est si borné, pourquoi nous emprisonner dans des limites tracées d'avance? Tout en donnant une grande valeur aux données de l'expérience, n'est-il pas plus rationnel d'interroger aussi la conscience, et de fouiller le domaine de la nature avec toutes les forces de l'esprit, en admettant le sens commun au nombre des guides qui peuvent sûrement nous diriger à travers le labyrinthe de la psychologie !

CHAPITRE X

(Suite).

Des facultés de l'âme. — De la sensibilité, de l'entendement et de la volonté.

Quoique une et indivisible, l'âme a des facultés multiples dont la connaissance est un des principaux objets de la psychologie. Pour admettre ces facultés, il est nécessaire qu'elles s'appliquent à des opérations distinctes et à des phénomènes divers qui ne se confondent pas les uns avec les autres. On ne doit pas oublier toutefois qu'au fond, ces facultés et ces opérations ne proviennent que d'une seule source et ne sont réellement qu'une même substance, l'âme. C'est pour la commodité de l'étude que les classifications ont leur utilité. Il nous paraîtrait que toutes les opérations de l'âme devraient être rapportées comme à leurs causes aux cinq facultés suivantes : la sensibilité, la mémoire, l'entendement, l'imagination et la volonté. Toutefois, notre seul but étant d'envisager le matérialisme et le spiritualisme devant la science, nous n'insisterons pas sur cette classification et nous adopterons la plus généralement admise.

Accoutumé aux grandes généralisations, Buffon a pu dire : « Notre âme n'a qu'une forme très simple, très générale, très constante ; cette forme est la pensée. » Pour l'école sensualiste, toutes les facultés se réduisent à un seul terme, *sentir*, et toutes les opérations de l'âme ne sont, d'après Condillac, que la sensation transformée diversement. Ce philosophe partage l'intelligence en *entendement* et en *volonté ;* la plupart des auteurs admettent un troisième mode, la *sensibilité*. Dans leur opinion, toutes les transformations de la pensée, toutes les affections, tous les sentiments, toutes les passions, toutes les forces de l'âme agissante et libre appartiennent ou à la sensibilité, ou à l'intelligence, ou à la volonté.

Nous ne ferons qu'une seule remarque sur cette classification aujourd'hui universellement admise. L'un des trois phénomènes actifs de l'âme, la sensibilité, ne nous semble ni bien compris, ni bien défini. La sensibilité, dit-on, est la capacité d'éprouver toute espèce de sensations et de sentiments. La peine et le plaisir sont, avec leurs variables degrés, le fond de cette faculté : on en fait dériver l'amour, le désir, l'espérance, le regret, l'aversion, la terreur, ainsi que les sentiments, instincts, appétits, penchants, inclinations, etc.

Ces phénomènes sont entièrement indépendants les uns des autres et n'ont entre eux ni connexion ni rapport. Cependant, il est indispensable de former une classe ou un genre distinct des appétits, penchants, instincts, sentiments ou passions, qui ne dépendent ni de l'entendement ni de la volonté. Pour remonter à leur origine et déterminer leur nature, ce n'est pas trop de la science du moraliste, du métaphysicien et du physiologiste. Nous nous bornerons à une simple indication, cette question étant traitée avec plus de développement dans notre *hygiène philosophique de l'âme.*

Les appétits sont des impulsions ou des sensations intérieures qui révèlent un besoin de l'organisation. Nous éprouvons, selon Descartes, des modifications qui ne se rapportent ni à l'âme ni au corps, mais qui résultent de l'union de l'âme et du corps, telles que l'appétit, la faim, la soif, etc. Nous croyons l'âme complètement étrangère à ces modifications, de nature purement organique. Elles ne nous apprennent rien, elles ne sont la source d'aucune idée. On peut les regarder comme des sentinelles qui veillent à la conservation du corps, et on les trouve chez les animaux les plus inférieurs aussi vivaces que chez l'homme.

Les sentiments *paraissent* dépendre des facultés de l'âme, commes les appétits, les besoins dépendent des fonctions du corps. Ce sont des modes abstraits ou des combinaisons de ces facultés que l'on confond souvent avec les passions. Les Grecs nommaient παθος, c'est-à-dire maladie, tout mouvement qui trouble. Cicéron appelait les passions du nom de *œgritudines*, *perturbationes*, *libidines*, *affectiones*. Chez les anciens, les passions étaient aussi difficiles à bien définir que dans les langues modernes, ce qu'on peut induire de la multiplicité des termes propres à les désigner. On confond généralement les passions et les affections de l'âme; cependant le premier nom est plus particulièrement réservé aux passions actives, la colère, la haine, l'ambition, etc.; le second aux passives, telles que la tristesse, la crainte, etc. La classification et le nombre des passions varient selon les philosophes qui s'en sont occupés. Les stoïciens en admettaient de quatre sortes, celles qui proviennent du désir et de la joie, de la tristesse et de la crainte. Pour les épicuriens, il n'y avait que trois passions principales, la joie, la douleur et le désir; tandis qu'Aristote en admettait huit. Dans son *Traité des passions*, Descartes reconnaît qu'il y en a six, simples et primitives, dont toutes les autres tirent leur origine, savoir : l'admiration, l'amour, la haine, le désir, la joie et la tristesse. Certains philosophes ont fondé leur classification sur les deux appétits supposés de de l'âme sensitive, l'un concupiscible et l'autre irascible. Les partisans des deux principes qui semblent partager l'empire du monde, le bien et le mal, font dériver toutes les passions de l'amour et de la haine, de la sympathie et de l'antipathie. Le psychologiste a dû naturellement les envisager d'après leur influence sur les fonctions organiques : ainsi, les unes épanouissent, exaltent les forces vitales, les autres les concentrent et les oppriment. Dans la première catégorie viennent se ranger l'admiration, la joie, le courage, l'amour, la colère; dans la seconde, le chagrin, la haine, la peur. Les unes sont dites chaudes; les autres, froides. Celles-ci sont le propre des vieillards, celles-là, le brillant apanage de la jeunesse.

Suivant les stoïciens, toute passion est une maladie, toutes sont vicieuses ; ils les définissaient un trouble d'esprit contre nature et le détournement de sa voie ; ils appelaient la colère une fureur passagère, *furor brevis*. Le plus haut degré de sagesse était de savoir les dompter, le comble de la félicité résidait dans la sérénité d'esprit ou l'indifférence. Supporter et s'abstenir renfermait presque toute leur morale. Combien est plus sage et plus vraie l'opinion de Descartes ! D'après ce philosophe, toutes les passions sont bonnes de leur nature, et nous n'avons rien à éviter que leur mauvais usage et leurs excès. L'âme peut avoir ses plaisirs à part ; mais, pour ceux qui lui sont communs avec le corps, ils dépendent entièrement des passions, en sorte que les hommes qu'elles peuvent le plus émouvoir sont capables de goûter le plus de bonheur en cette vie. Diderot comparait les hommes sans passions à des instruments sans cordes. Gall et les phrénologistes considèrent le cerveau comme le siège des passions ; c'était aussi l'opinion de Descartes. Mais, à l'exemple de Pythagore, la plupart des philosophes les faisaient provenir de l'âme déraisonnable, et les plaçaient dans l'organe où ils supposaient que cette âme devait résider, au centre phrénique en particulier, où Van Helmont logeait son *archée*, et dont Buffon et Lacaze faisaient *le foyer de la vie*.

On ne s'est pas borné à dire qu'en général les passions ont leur siège dans les principaux viscères, ou dans les ganglions du nerf grand sympathique, on a assigné à chaque organe une passion déterminée. Richerand place dans les entrailles le sentiment de la maternité ; les grandes pensées viennent du cœur, selon Vauvenargues ; d'autres y logent le courage. D'après Quintilien, *pectus est quod nos disertos facit*. Suivant certains auteurs, *splene rident*, *felle irascunt*, *jecore amant*, *pulmone jactantur*, *corde sapiunt*. Jeux futiles de l'imagination, ces vaines théories ne soutiendraient pas un examen sérieux. En retrouvant, chez les animaux, plusieurs des passions dont l'homme nous offre l'exemple, en les voyant transportés de courage, animés par la fureur, les uns frappés de terreur et de mouvements antipathiques insurmontables, les autres attirés par un attachement qui ne finit qu'avec la vie, et victimes parfois de la tristesse que leur laisse une amitié brisée, on se demande de quel principe dérivent les passions? Prennent-elles naissance dans l'âme, ou dans les organes? Sont-elles un produit mixte de cette double origine, si comme le prétendent les philosophes, la sensibilité est la source des passions. Cette dernière opinion serait celle de saint Thomas d'Aquin : « Sentir, dit ce grand théologien, n'est le propre ni de l'âme ni du corps, mais du composé ; « *Sentire*, *non est proprium animæ, neque corporis, sed conjuncti.* »

L'âme, en tant qu'elle pense et qu'elle forme des idées, prend le nom *d'entendement* ou *d'intelligence*. La première et la plus simple de ses opérations est la *perception*. Mais déjà ce phénomène en suppose un premier, qui lui-même est composé : on donne le nom *d'impression*, à l'action d'un agent extérieur sur un organe ; transmise au cerveau et ressentie par lui, cette impression devient sensation et perception. La sensation perçue par l'âme prend le nom *d'idée ;* quelques philosophes définissent les idées des sensations comparées ou des associations de sensation. Il paraît indubitable qu'avant d'être perçue, l'impression est sentie par le cerveau, agent intermédiaire de l'âme et du monde extérieur. N'est-il pas évident que nous ne connaissons les qualités des corps que par les sens et l'expérience ? C'est en ce sens, mais en ce sens seulement, qu'on doit admettre l'axiome des sensualistes : *Nihil est in intellectu quod non prius fuerit in sensu.* La vue, le tact et l'ouïe sont les trois sources abondantes de nos sensations et de nos idées ; le goût et l'odorat apprennent peu à notre intelligence.

Plusieurs philosophes réduisent toutes les opérations de l'esprit à trois termes : percevoir, juger, raisonner. A leurs yeux, la perception est l'idée sans affirmation ; juger, c'est apercevoir le rapport de deux idées ; raisonner, c'est former une suite de jugements et de rapports. Mais la nature est à la fois plus simple et plus compliquée ; quoique les opérations intellectuelles soient d'une infinie variété, la gradation des phénomènes supposés par les physiologistes n'existe pas, et les actes de l'intelligence sont rapides, simultanés et en quelque sorte indivisibles. Lorsque la sensation arrive à l'organe cérébral, l'âme la perçoit par une force active, *l'attention.* Sans cette dernière, les idées seraient comme les images fantastiques qui disparaissent d'un miroir aussitôt que s'éloigne le corps qui y était représenté. L'attention fixe l'image du corps senti dans le cerveau, et l'idée perçue dans l'âme. Dès lors, commence la *mémoire*, cette faculté admirable et mystérieuse qui réfléchit et conserve les accidents, les formes et les modifications de la pensée, de l'espace et du temps ; en l'absence des sens et loin de l'impression des agents extérieurs, elle se représente cette succession d'idées, d'images et d'événements déjà envolés, déjà tombés dans le néant ; elle les ressuscite spirituellement, et tels que le cerveau les sentit et que la conscience les perçut ou les forma.

Pourquoi la mémoire occupe-t-elle une aussi petite place dans les ouvrages de psychologie ? Est-ce désespoir d'en expliquer le mécanisme et l'essence ? Il y a deux mille ans, Aristote consacra à l'étude de cette faculté un petit traité rempli de vues profondes et ingénieuses, et qui est encore l'ouvrage le plus complet sur cette matière. Descartes, Locke, Malebranche, Condillac, Spinosa, Reid, Dugald-Stewart, ont à peine fixé leur attention sur la mémoire, ou bien ont emprunté au philosophe grec la plupart de ses opinions.

Aristote (*Psychologie*) se pose d'abord ces questions : Qu'est-ce que la mémoire ? Qu'est-ce que le souvenir ? Quelle est la cause de ces phénomènes ? A quelle partie de l'âme se rapportent cette faculté et l'acte qui constitue le souvenir, la réminiscence ? « On ne peut se rappeler l'avenir, dit Aristote ; l'avenir ne peut être l'objet que de nos conjectures et de nos espérances. La mémoire ne s'applique pas davantage au présent ; c'est l'objet de la sensation ; elle ne concerne que le passé, et s'accompagne toujours de la notion du temps. Parmi les animaux, ceux qui ont la perception du temps ont seuls la mémoire. » Nous préférons cette explication à la définition, si contradictoire dans les termes, que le chef de l'écocisme en a donnée, en appelant la mémoire, *la connaissance immédiate du passé*. Il est certain que la notion du temps se mêle souvent aux phénomènes de la mémoire, mais elle n'en est pas inséparable : la notion du temps est très confuse chez les enfants; nous croyons que les animaux en sont complètement privés. Quoiqu'en dise Aristote, les enfants sont doués d'une grande mémoire, et nous en donnerons pour preuve la faculté qu'ils ont de retenir plusieurs milliers de mots dans trois ou quatre langues différentes.

Selon ce philosophe, la mémoire appartient à la partie de l'âme de laquelle relève encore l'imagination. L'impression qui se produit, par suite de la sensation dans l'âme et dans cette partie du corps qui produit la sensation, est analogue à une espèce de peinture; la perception de cette sensation constitue précisément ce qu'on appelle la mémoire. Le mouvement qui se passe alors empreint dans l'esprit comme une sorte de type de la sensation, analogue au cachet qu'on imprime sur la cire avec un anneau. Les enfants et les personnes trop vives ont peu de mémoire, parce qu'ils sont dans un grand mouvement, comme si le cachet était appliqué sur une eau courante. Chez les vieillards et les gens trop lents, la dureté même de la partie qui reçoit l'impression empêche que l'image n'y laisse la moindre trace.

Est-ce de l'impression de l'esprit qu'on se souvient ou de l'objet même qui l'a produite? Un animal peint sur un tableau, dit Aristote, est à la fois un animal et une copie ; tout en étant un et le même, il est pourtant ces deux choses à la fois. L'être de l'animal et celui de l'image ne sont pourtant pas identiques, et l'on peut se représenter cette peinture, soit comme animal, soit comme copie de l'animal. La notion que l'âme contemple est quelque chose par elle-même, bien qu'elle soit aussi l'image d'une autre chose. Tant qu'on la considère en elle-même, c'est une représentation de l'esprit, une image ; en tant qu'elle est relative à un autre objet, c'est comme une copie et un souvenir. Après ces explications un peu confuses, Aristote s'attache à distinguer la mémoire de la réminiscence. Il n'attache pas à ce mot la même signification que Platon. Celui-ci disait que savoir, c'est se ressouvenir ; pour celui-là, la réminiscence est l'effort de l'esprit pour réunir les fragments d'un souvenir incomplet. Il y a des choses qu'on peut apprendre deux fois ; mais la réminiscence n'est pas le second apprentissage. Le souvenir par réminiscence, c'est posséder dans son esprit la faculté motrice assez forte pour tirer de soi-même et des mouvements que l'on a en soi, le mouvement même qu'on cherche. Beaucoup d'animaux, suivant Aristote, ont de la mémoire, tandis que parmi tous les animaux connus, la réminiscence n'appartient qu'à l'homme ; la cause de ce privilège, c'est que la réminiscence est une sorte de raisonnement. L'une est une faculté qui dépend en partie du corps, l'autre est une sorte de recherche que fait l'esprit dans l'image que le corps lui a transmise.

Pour trouver quelques notions nouvelles sur la mémoire, il faut arriver à Descartes. Comme Aristote, il pense que cette faculté provient de vestiges que laissent en nous les impressions des sens ou les modifications de la pensée : « Je crois, dit Descartes, que la mémoire des choses matérielles dépend des vestiges qui demeurent dans le cerveau, après que quelque image y a été imprimée ; et que celle des choses intellectuelles dépend de quelques autres vestiges qui demeurent en la pensée même. Mais ceux-ci sont d'un tout autre genre que ceux-là, et je ne les saurais expliquer par aucun exemple des choses corporelles qui n'en soit fort différent ; au lieu que les vestiges du cerveau le rendent propre à mouvoir l'âme, en la même façon qu'il l'avait mise auparavant, et ainsi à la faire souvenir de quelque chose, tout de même que les plis qui sont dans un morceau de papier ou dans un linge, font qu'il est plus propre à être plié de rechef, comme il était auparavant, que s'il n'avait jamais été ainsi plié. »

De toutes les facultés intellectuelles, la mémoire est celle qui nous révèle avec le plus d'évidence la séparation qui subsiste entre les phénomènes physiques et l'ordre des faits moraux : « Il y a des souvenirs qui ne sont que des échos de la sensation, dit Cousin, des images qui reviennent involontairement sous les yeux de l'imagination ; c'est là la mémoire animale en quelque sorte; mais il y a une autre mémoire où la volonté intervient. » Oui, sans aucun doute, à côté de cette mémoire engendrée par les sensations, il y a une mémoire qui est purement immatérielle et du ressort de la raison ; et cette dernière est l'une de nos facultés les plus merveilleuses. Peut-on s'expliquer la mémoire des objets extérieurs et matériels autrement que par des images? Stahl tourne cette opinion en ridicule, regardant comme impossible qu'un acte aussi fugitif que la sensation puisse laisser dans le cerveau la trace des objets. Si cet homme célèbre avait vécu de nos jours et qu'il eût connu les prodiges de la photographie et de l'électro-chimie, il aurait compris cette possibilité. Toutefois, en admettant cette hypothèse, nous ne saurions pas néanmoins sous quelles images, par quelle modification de sa substance le cerveau conserverait le souvenir des sons et des couleurs, et aurait la faculté de les reproduire par un acte de la volonté.

Comment l'âme peut-elle voir ce qui est hors d'elle ? Quoique Leibnitz en posant cette question prétende l'avoir résolue, le doute subsiste encore. On renouvelle à ce sujet aussi fortes et aussi nombreuses les objections qu'on adresse à la théorie de l'union de l'âme et du corps ; on pourrait se contenter des mêmes réponses. Mais on doit ajouter que Dieu, pur esprit et cause première, est reconnu de tous comme agisant sur la matière, la voyant jusque dans sa dernière molécule et la profondeur de sa substance ; pourquoi créant une âme spirituelle, ne lui aurait-il pas accordé le don de se mettre en communication avec le monde physique, à l'aide d'organes qui saisissent la matière dans ses propriétés caractéristiques et par des opérations qui l'atténuent et, la spiritualisant presque, la rendent accessible aux regards de l'âme. Le système nerveux est en dernière analyse le véritable intermédiaire. Selon Maine de Biran, c'est cette partie seulement de l'organisation humaine qui peut être dite servir l'intelligence. Toutefois le moyen nous échappe, et aucun des systèmes proposés ne résiste à un examen sérieux. D'après Newton et Clarke, l'âme étant immédiatement présente aux images qui se forment dans le cerveau par l'intermédiaire des sens, voit les images comme si elles étaient les choses mêmes qu'elles représentent. Ils considèrent donc le cerveau comme l'agent par lequel les images sont formées et non comme le moyen par lequel l'âme voit les images ainsi formées.

On trouve dans le *Traité de l'existence de Dieu* de Fénelon (1re partie, chap. II) un admirable passage sur la mémoire, qui nous paraît entièrement conforme à nos propres idées et que nous ne résistons pas à reproduire ici : « Je connais, dit Fénelon, tous les corps de l'univers qui ont frappé mes sens depuis un grand nombre d'années : j'en ai des images distinctes, en sorte que je crois les voir lors même qu'ils ne sont plus. Mon cerveau est comme un cabinet de peintures dont tous les tableaux se remueraient et se rangeraient au gré du maître de la maison. Les peintres, par leur art, n'atteignent jamais qu'à une ressemblance imparfaite : pour les portraits que j'ai dans la tête, ils sont si fidèles que c'est en les consultant, que j'aperçois les défauts de ceux des peintres et que je les corrige de moi-même..... Je me souviens distinctement d'avoir connu ce que je ne connais plus ; je me souviens de mon oubli même ; je me rappelle les portraits de chaque personne en chaque âge de la vie où je l'ai vue autrefois. La même personne repasse plusieurs fois dans ma tête ; d'abord je la vois enfant, puis jeune et enfin âgée. Je place des rides sur ce même visage, où je vois d'un autre côté les grâces tendres de l'enfance ; je joins ce qui n'est pas avec ce qui est encore, sans confondre les extrêmités. Je conserve un je ne sais quoi, qui est tour à tour toutes les choses que j'ai connues depuis que je suis au monde. De ce trésor inconnu sortent tous les parfums, toutes les harmonies, tous les goûts, tous les degrés de lumière, toutes les couleurs, toutes les nuances, enfin toutes les figures qui ont passé par mes sens et qu'ils ont confiées à mon cerveau. »

De toutes les conjectures émises sur les idées et sur la mémoire, une des moins vraisemblables est celle de l'auteur de l'*Essai de psychologie*. Il suppose que les idées produisent dans le cerveau un mouvement qui se conserve par les seules forces de la mécanique, comme ceux de la circulation et de la respiration. « Les fibres du cerveau, dit-il, ne seraient-elles pas des ressorts si parfaits, des machines d'une correction si admirable, qu'elles ne laissent perdre aucun des mouvements qui lui ont été imprimés? » On ne saurait trop étudier la mémoire, si l'on réfléchit qu'elle est une des plus importantes facultés de l'entendement, et qu'en approfondissant les phénomènes qu'elle présente, on peut espérer jeter un nouveau jour sur les questions encore obscures de la psychologie. Nous nous abstiendrons de parler de l'imagination, qui joue un si grand rôle dans les œuvres des poëtes et des artistes ; du jugement qui consiste à mettre en rapport deux idées, à les comparer, à prononcer leur ressemblance ou leur exclusion ; du raisonnement, opération plus compliquée encore, qui juge des rapports plus éloignés ; de l'induction, qui, à l'aide de l'analogie, de la vraisemblance ou de l'identité, étend les résultats de l'expérience, et s'élève des nations connues à des nations en dehors de l'étendue et du temps : c'est aux traités spéciaux que reviennent de telles questions. Nous aurons occasion de parler plus loin de la *raison* et de la *conscience ;* maintenant, nous présenterons quelques remarques sur l'une des facultés ou des forces de *l'âme*, sur la *volonté.*

Les impressions reçues par les sens ne sont pas toujours soumises à la volonté ; des images variées se présentent à la vue et se gravent dans la mémoire ; le bruit de la tempête ou des sons harmonieux perçus par l'ouïe frappent l'imagination ; le contact d'un air glacé fait frissonner ; des parfums suaves répandus dans l'atmosphère ébranlent les nerfs ; souvent dans le repos de l'esprit, et même quand la raison veut imposer son empire, le cri des passions se fait entendre, le cœur est agité de mouvements tumultueux, une image de tristesse voile la sérénité de l'âme ; ces perceptions, ces idées, ces sentiments, pénètrent en nous contre notre gré, et ne laissent pas à la conscience la liberté de les ressentir ou de ne les point ressentir. Mais lorsque je veux mouvoir le bras, aller d'un lieu dans un autre, lorsque j'écoute ou que je regarde, en dépit de tout empêchement, je sais que je fais un acte qui n'est pas du domaine de l'intelligence ; celle-ci est, jusqu'à un certain point, dépendante et tributaire, tandis que l'acte de la volonté est un acte de maître ; cette volonté est le plus intime caractère du moi et de la personnalité humaine. Je cherche dans ce phénomène quel est le rôle de la sensation ou des agents extérieurs, et je n'en trouve aucun. Lorsque dans la *Médée* de Corneille, une confidente, la voyant au comble du malheur, lui dit : « Que vous reste-t-il ? » et que Médée répond : « *Moi !* » Lorsque Auguste, réprimant la passion de la vengeance, s'écrie : « *Je suis maître de moi comme de l'univers* ; » ces nobles paroles, ces vifs sentiments, excitent dans toutes les âmes le plus grand enthousiame, parce que nous y trouvons la preuve admirablement rendue de notre grandeur et de notre liberté.

D'autres caractères essentiels distinguent la volonté de l'intelligence ; celle-ci est multiple et se subdivise en un grand nombre de facultés distinctes, mémoire, imagination, raisonnement, etc ; celle-là est une et indivisible. Dans le repos, dans l'action, dans la mollesse, dans la vigueur, on sent les motifs qui se croisent, qui s'entrechoquent ; mais le moi qui décide, le moi qui commande, le moi qui exécute, n'a ni degrés, ni morcellement, et, jusque dans les obstacles qu'il rencontre, qu'il ne peut surmonter, il est identique et souverain. On ne peut disconvenir que la volonté ne jouisse d'une énergie diverse selon la force des motifs, l'objet du désir qui pousse, de la passion qui sollicite ; mais elle n'en reste pas moins entière. « Sa nature est telle, qu'on ne lui saurait rien ôter sans la détruire. » (Descartes.)

L'observation nous révèle que la nature prévoyante a soustrait à l'influence de la volonté les organes et les actes indispensables à l'entretien de la vie ; cette indépendance était nécessaire à l'accomplissement des fins du Créateur, qui a protégé encore son œuvre en donnant à l'homme l'instinct de la conservation, l'horreur de la mort et la crainte de la douleur. D'autres organes ont été rendus tributaires de son empire et en quelque sorte ses ministres : « Le pouvoir de la volonté sur les organes dont elle dispose est un fait, dit Amédée Jacques; le constater est tout ce que la philosophie peut et doit faire, le nier est absurde, l'expliquer est impossible. Les faits primitifs sont de leur nature inexplicables; ils sont la borne de notre curiosité. »

Le plus important des faits qui se rattachent à l'étude de cette faculté, c'est le *libre arbitre*. Volonté et liberté sont inséparables, facultés nobles qui nous distinguent de toutes les créatures connues, fondements éternels des lois de la morale et de la justice. Leibnitz a méconnu la vraie nature du libre arbitre, lorsqu'il a dit : « Donnez à une aiguille aimantée la conscience de ses mouvements, elle pourra croire qu'ils dépendent d'elle-même, ne sentant pas les attractions insensibles de l'aimant terrestre, comme il arrive que les hommes ne sentent pas les influences de leurs perceptions confuses ou appétitions. » Mais à quoi bon examiner longuement et s'attacher à réfuter des sophismes au sujet du libre arbitre? Nous croyons à la liberté humaine, parce que la conscience nous l'atteste, nous ne demandons pas d'autre certitude; s'il s'agissait de la prouver à un sceptique, nous le ferions à la façon de Diogène, qui prouvait le mouvement en marchant.

CHAPITRE X

(Suite).

De l'origine des idées. — De la raison. De la conscience.

Les philosophes du dernier siècle ont fait de l'origine, et de la formation des idées leur champ de bataille, et le nœud gordien de la psychologie. D'où viennent les idées, de combien de sources différentes dérivent-elles, et par quels procédés les formons-nous ? C'est principalement sur cette question que deux systèmes essentiellement distincts partagent les philosophes : l'empirisme d'une part et le rationalisme de l'autre. Les sensualistes supposent que le cerveau de l'homme est une table rase, *tabula rasa* d'Aristote, un bloc de marbre où la nature n'a gravé aucun signe, aucune empreinte. Le résumé de cette doctrine est l'axiome de l'école attribué à Aristote : *Nihil est in intellectu quod non prius fuerit in sensu*. D'après eux, toutes les idées nous viennent de l'expérience et par les sens. Quant aux idées abstraites et aux notions générales, l'esprit les compose des matériaux préexistants, mais provenant de la même source. Il n'a point la capacité de les produire spontanément : il a celle de les recevoir, de les combiner, et d'en former des jugements, des raisonnements. L'esprit ne trouve rien en lui, son rôle se borne à élaborer les impressions venues du dehors. Locke en Angleterre, Condillac en France, sont les deux représentants de cette doctrine qui compte un grand nombre de partisans. Ils ne font grâce ni aux mathématiques, ni aux lois morales, ni à la notion d'une cause première, de l'Être suprême ; pour eux, tout relève de l'expérience. Le premier livre des *Essais* de Locke est consacré à réfuter la doctrine de l'innéité des idées. Il paraît contradictoire à ce philosophe de supposer que certaines vérités, certains principes soient gravés dans l'entendement, sans que l'entendement les aperçoive, par exemple les mathématiques, et toute notion métaphysique. Quant aux idées universelles, il prétend que tous les hommes les possèdent, parce que tous ont le sens par lequel elles arrivent à l'esprit ; par conséquent, dit Locke, elles sont acquises.

Pythagore et Platon chez les anciens, Descartes et Leibnitz chez les modernes, les philosophes de l'école écossaise et presque toute l'école éclectique française, sont, à divers titres, les représentants du rationalisme et plus ou moins défenseurs de l'innéité. Aucun d'eux, assurément, ne prétend que les sens ne soient pas une source abondante d'idées : Nier la matière, à l'exemple des pyrrhoniens et des spinosistes, n'est pas le propre d'un esprit sain, c'est un genre d'aberration philosophique qui mérite d'être classée par les aliénistes. La couleur des corps avec ses innombrables variétés, leur situation dans l'étendue, leurs formes diverses; le son avec ses phénomènes et les différences d'intensité, de timbre, de tonalité, d'articulation ; les odeurs et les saveurs ; les modifications et les états de l'air, agitation, repos, chaleur, froid, humidité, sécheresse ; en un mot, la notion du monde extérieur, visible et tangible, nous vient évidemment par les sens. Descartes appelle *factices* ou *adventices* les idées qui en naissent; elles ont reçu des philosophes le nom de *contingentes*, par opposition aux idées *nécessaires*. Dans la langue philosophique, le contingent est ce qui existe, mais qui n'a pas en soi la raison de son existence, et qui pourrait ne pas être. Les traits communs de toute notion contingente sont le fini, l'imparfait, le variable. Le caractère propre de l'expérience, c'est de ne jamais saisir que le contingent.

Y a-t-il dans la nature autre chose que le contingent, le fini, l'imparfait, le variable ? Y a-t-il dans l'homme, une faculté capable de concevoir d'autres notions que celles dont l'expérience est la source et le moyen ? Poser ces questions, c'est les résoudre. L'homme voit un corps dans l'espace, ce corps pourrait ne pas exister, mais non l'espace. Quelque étendue que je suppose à celui-ci, mon esprit ne lui trouve ni limites, ni fin ; de là aussi, la notion de l'immensité, de l'infini. Il en est de même du temps, *image mobile de l'immobile éternité*, (Platon). Pareil aux corps dans l'espace, les événements qui sont dans le temps passé, présent, à venir, pourraient ne pas avoir été, ne pas être: mais la durée, que je l'appelle temps ou que je lui donne ce nom terrible, *éternité*, la durée n'est pas l'ouvrage de la main des hommes; elle ne dépend ni de la sensation, ni de l'expérience ; on ne peut jamais supposer qu'elle n'existe pas. Les anciens avaient personnifié cette vérité métaphysique par la création du *temps*, auquel ils supposaient que les dieux mêmes étaient soumis, et par l'idée du *destin*, ou vérité immuable qui dominait même la puissance et la volonté du maître de l'univers.

Quelle est la faculté qui donne à l'homme la notion du nécessaire, de l'absolu, de l'infini ? *La raison*. Ces idées sont-elles aussi évidentes, aussi certaines que les notions contingentes ? Elles ont, pour ainsi dire, un degré de plus d'évidence et de certitude ; car les sens ne sont pas exempts d'erreurs, la nature des connaissances qu'ils nous procurent est variable et mobile. Les idées de ce monde harmonieux qui se révèlent à la raison sont immuables et absolues. Que les corps célestes, l'organisation, l'homme disparaissent, elles n'en existent pas moins. De là provient le caractère d'absolu et d'évidence des sciences fondées sur les mathématiques ; elles ont en elles leur raison d'être, elles ont une valeur intrinsèque, immuable : « et tandis que l'expérience, cette maîtresse de la vie, amasse lentement autour d'elle, à l'aide des sens, *ces outils de l'âme*, le trésor des sciences contingentes et de la nature créée, la raison ne tire ses principes que de la conscience, de la réflexion, de l'esprit. » (Cardinal d'Aussat.) Les hommes vulgaires ont remarqué, sans les comprendre, les prétendues distractions des mathématiciens et des profonds penseurs, lorsque ceux-ci étudient en eux-mêmes les vérités qu'ils chercheraient en vain dans le monde : tels furent Euclide, Archimède, Viète, Pascal, Ampère, etc. Les anciens disaient : « *Ferme les yeux et tu verras* » ; et Newton répondait qu'il avait trouvé le système du monde en y pensant toujours.

Les idées nécessaires ne sont connues que par la raison, et tirent leur origine de la *conscience*. La conscience (*vis sui conscia*) n'est point une faculté de l'âme ; supérieure même à la raison, apanage exclusif de l'humanité, elle est le foyer où vont aboutir sensations et pensées, cette force qui sait le pouvoir dont elle dispose ; elle est le moi juge suprême de sa propre existence. « Il fallait, avant tout, que l'homme ne s'ignorât pas lui-même, dit Amédée Jacques, lui acteur responsable du drame de la création. »

La conscience est, à l'exclusion des sens, la source des idées nécessaires ; ce sont elles que les rationalistes appellent les idées innées : « Lorsque je dis (Descartes) que quelque idée est née en nous, ou empreinte naturellement dans nos âmes, je n'entends pas qu'elle se présente toujours à notre pensée, j'entends seulement que nous avons en nous-mêmes la faculté de les produire. » Puis, parlant de l'idée de l'infini et du parfait, il ajoute : « Dieu l'a imprimée en moi comme le sceau de l'ouvrier sur son ouvrage. »

Les principes des mathémathiques, les notions de l'espace et du temps, les idées d'unité, de cause première vers laquelle fait nécessairement remonter l'enchaînement des causes secondes, s'imposent à la volonté par le témoignage de la raison et de la conscience, et, à peine de révolte contre elles, il faut les accepter ; si les principes qu'elles représentent pouvaient n'être pas, le monde serait la vraie représentation de l'informe chaos des poëtes. C'est d'eux surtout qu'on peut dire avec Fontenelle : Une vérité est connue dès qu'elle est nommée. Platon, dans sa haute intelligence, soutenait que l'âme avait habité un autre monde avant de venir en celui-ci, et qu'en apprenant, elle ne faisait que se ressouvenir. Les stoïciens appelaient ces idées *notions communes*, pour enseigner que le créateur les avait départies à toutes les intelligences. « La loi de Dieu est gravée dans les cœurs, » disait saint Paul. Scaliger enfin voyait, dans les idées nécessaires, *semina æternitatis*, des germes, des semences de l'éternité.

Enfin, en opposition avec les lois physico-chimiques auxquelles obéissent fatalement toutes les particules de la matière, simples et composées, en regard de l'automatisme des animaux que l'instinct gouverne aveuglément, il faut placer l'activité spontanée ou volontaire de l'âme ; nous disons spontanée, afin de la distinguer de l'activité fonctionnelle, inhérente aux plantes et aux bêtes et qui est le propre de tout corps organisé. L'activité spontanée, c'est l'âme agissant elle-même ; ainsi l'ont pensé tous les spiritualistes et notamment Platon qui a défini l'âme une force qui se meut, et lui a attribué ces trois facultés essentielles : l'activité, le sentiment et la raison.

CHAPITRE X

(Suite).

De la nature du principe pensant.

Tout en consacrant quelques pages à l'analyse des facultés intellectuelles, la plupart des physiologistes se sont abstenus d'examiner, même brièvement, quelle est la nature du principe pensant de l'homme ? Faire provenir les phénomènes intellectuels et moraux de la sensibilité physique, parler du cerveau comme de l'organe immédiat qui les accomplit, tout en réservant les droits d'une âme spirituelle qu'on abandonne aux métaphysiciens, c'est poser des prémisses sans conclusion. Pour nous, sans prétendre expliquer ce qu'il nous sera sans doute éternellement refusé de connaître, nous dirons sur le problème qui nous occupe toute notre pensée, sans réticence et sans ménagement.

Il ne peut exister que deux suppositions sur la nature du principe pensant : matière ou esprit ; l'une sujette à la destruction, l'autre impérissable. Tous les moyens termes, quelque subtils qu'ils soient, viennent se confondre dans ces deux opinions et sont ramenés à deux doctrines essentielles qui s'excluent l'une l'autre ; l'académie et le lycée, l'épicurisme et le scepticisme, l'école éléatique et l'école d'Alexandrie chez les anciens, la scholastique et le cartésianisme, le spinosïsme ét l'empirisme, le dogmatisme de Wolf, le scepticisme de Hume, le sensualisme de Condillac, l'idéalisme subjectif de Kant, le principe de l'identité de Schelling, le panthéisme logique de Hégel chez les modernes, ne sont en réalité que des formules compliquées, des théories ingénieuses, des œuvres d'art ou de raisonnement qui en dernière analyse aboutissent au matérialisme ou au spiritualisme. Qu'importe que les épicuriens admettent une âme raisonnable formée des atomes les plus polis et les plus parfaits, si cette âme meurt avec les organes ou si du moins les atomes qui la forment se désagrègent et retournent à l'état élémentaire ? Qu'importe que Spinosa et les panthéistes reconnaissent qu'un dieu vit en moi, que mon âme est une parcelle du grand tout ? Je ne conçois d'âme qu'avec le caractère d'unité indivisible, et la conservation de l'individualité, du moi. Qu'importe enfin que la philosophie allemande suppose dans le monde un dieu sans conscience et sans liberté et dans l'homme une âme qui, pendant la vie est privée du libre arbitre, et après la mort est dépourvue de la conscience de son existence ? Entre cette doctrine et l'athéisme brutal de Diagoras, de Sylvain Maréchal, de Naigeon, quelle différence y a-t-il ? Des abstractions vides de sens, des rêveries qui sous une forme scientifique ou géométrique, choquent le bon sens. Si mon âme, après avoir senti, souffert, pensé, aimé, espéré, va se perdre dans cet océan fabuleux appelé l'âme du monde, le moi se dissout et s'évanouit ; c'est l'effacement de mes affections, de mes souvenirs, de mes espérances, c'est l'abîme des consolations de cette vie et le vrai néant de l'âme.

On peut définir l'âme, avec Platon, une force qui se meut elle-même ; avec Descartes, une chose qui pense ; avec Leibnitz, une force qui se connaît ; ces différentes définitions supposent qu'il existe dans l'homme, distincte du corps, une substance spirituelle « qui fait penser, connaître, sentir, raisonner, vouloir, choisir une chose plutôt qu'une autre. » (Bossuet) Sur quelles raisons se fondent certains philosophes pour attribuer la pensée à l'organisation ? Il y a près de deux mille ans, Lucrèce les résumait avec une grande force dans les vers suivants :

Propterea gigni pariter cum corpore, et una
Crescere sentimus, pariterque senescere mentem.
Nam velut infirmo pueri teneroque vagantur
Corpore, sic animi sequitur sententia tenuis :
Inde ubi robustis adolevit viribus œtas,
Consilium quoque majus, et auctior est animi vis.
Post, ubi jam validis quassatum est viribus œvi
Corpus, et obtusis ceciderunt viribus artus,
Claudicat ingenium, delirat linguaque mensque
Omnia deficiunt, atque uno tempore desunt.

Ainsi que le soutient le poëte épicurien, le corps et l'âme paraissent naître, croître, vieillir ensemble. On trouve dans les phénomènes de la maladie, de nouveaux arguments à l'appui de cette doctrine : quelquefois, une fièvre subite voile l'intelligence, ravit la volonté, la raison et jusqu'à la conscience; que le mouvement fébrile cesse, dès lors la pensée reprend son empire et sa clarté. Dans l'idiotisme, dans l'aliénation, dans la démence, l'entendement peut nous être enlevé pour toujours. Quelle en est la cause? Dans les neuf dixièmes des cas, une lésion de la substance cérébrale; les blessures, les coups, les chutes, le brisement des os du crâne révèlent une relation intime entre les désordres organiques et les troubles de l'intelligence. On voit un épanchement de sang, de pus, ou de sérosité, ravir l'exercice de toutes les facultés, perception, mémoire, jugement, etc., et jusqu'au sentiment du moi: « Dès que je sus par la chirurgie, dit Broussais, dans son testament, que, du pus accumulé à la surface du cerveau, détruisait nos facultés et que l'évacuation de ce pus leur permettait de reparaître, je ne fus plus maître de les concevoir autrement que comme des actes d'un cerveau vivant, quoique je ne susse ce que c'était qu'un cerveau, ni ce que c'était que la vie [1]. »

[1] Nous transcrivons ici en entier, à titre de document historique, la profession de foi du célèbre Broussais. En tête de cette pièce se trouvaient ces mots :

« Ceci est pour mes amis, mes seuls amis. »

« Développement de *mon opinion*, expression de ma foi: Je sens comme beaucoup d'autres, qu'une intelligence a tout coordonné; je cherche si je puis en conclure qu'elle a créé; mais je ne le puis pas, parce que l'expérience ne me fournit point la représentation d'une création absolue: je n'en conçois que de relatives, et ce ne sont que des modifications de ce qui existe, dont la seule cause appréciable pour moi, est dans les molécules ou atomes, et dans les impondérables qui font varier leurs activités; mais je ne sais ce que c'est que les impondérables, ni en quoi les atomes en diffèrent, parce que le dernier mot sur ces choses n'a été dit ni par les physiciens, ni par les chimistes, et que je crains de me représenter des chimères. Ainsi, sur tous ces points, j'avoue n'avoir que des connaissances incomplètes dans mes facultés intellectuelles ou mon intellect, et je reste avec le sentiment d'une intelligence coordonnatrice, que je n'ose appeler créatrice, quoiqu'elle

Durant le sommeil, dans la lipothymie, pendant un accès épileptique, l'intelligence s'arrête et se suspend. Il en est de même pendant l'effet des narcotiques et des boissons enivrantes : non seulement l'esprit s'égare, mais quelquefois le poison donne une conscience factice, celle d'une vie imaginaire, où toutes les notions du temps et de l'espace sont bouleversées. Les vices de conformation du crâne et du cerveau, certains rapports entre le volume, la configuration de l'encéphale et la perfection de l'intelligence, et enfin l'hérédité des penchants et des facultés dans certaines familles, ont paru des arguments irréfragables en faveur de l'opinion qui attribue à la matière les diverses manifestations de la pensée.

Il ne faut pas trop s'étonner si, frappés de cet ensemble de preuves, quelques physiologistes ont considéré le cerveau comme une glande sécrétoire, dont le mécanisme n'est ni plus compliqué ni plus merveilleux que celui du foie ou du pancréas : « Pour se faire une idée juste des

doive l'être ; mais je ne sens pas le besoin de lui adresser un culte extérieur autre que celui d'exercer, par l'observation et le raisonnement, l'intelligence pour l'enrichir de nouveaux faits, et les sentiments supérieurs, parce qu'ils aboutissent au plus grand bien de l'homme forcé de vivre avec ses semblables ; c'est-à-dire social. Je crois aussi que ce culte exige que les premiers besoins soient satisfaits, sans nuire aux autres hommes, soit dans la même satisfaction, soit dans celle des sentiments supérieurs, et un de mes sentiments me pousse à les seconder de tout mon pouvoir dans cette double satisfaction, parce que j'y trouve le plus doux et le plus pur des plaisirs. J'applique cela aux animaux voisins de nous.

« Telle est ma foi, et je ne crois pas pouvoir en changer ; car toutes les personnifications anthropomorphiques d'une cause générale pour l'univers, et d'une cause particulière pour l'homme, m'ont toujours inspiré une répugnance invincible que je me suis en vain efforcé de méconnaître et de vaincre pendant longtemps.

« Je ne crains rien et n'espère rien pour une autre vie, parce que je ne saurais me la représenter.

« Je ne crains pas d'exprimer mon opinion, ni d'exposer ma profession de foi, opérations dont résulte la pensée, dit Cabanis, il faut considérer le cerveau comme un organe particulier, destiné spécialement à la produire, de même que l'estomac et les intestins à opérer la digestion, le foie à filtrer la bile, les parotides et les glandes maxillaires ou sublinguales à préparer les sucs salivaires. Les impressions en arrivant au cerveau le font entrer en activité, comme les aliments en arrivant dans l'estomac, l'excitent à la sécrétion plus abondante du suc gastrique et aux mouvements qui favorisent leur dissolution. » On s'est appuyé enfin de l'opinion du célèbre auteur de l'*Essai sur l'entendement humain*, prétendant que le Créateur, dans sa puissance infinie, a pu rendre la matière pensante ; « Pourquoi, fait observer Locke, multiplier les êtres et les espèces sans nécessité ? Nous ne connaissons pas assez les propriétés de la matière, pour être en droit d'assurer que la faculté de penser ne fait point partie de ses propriétés inconnues. Prétendre que Dieu ne peut donner à la

parce que je suis convaincu qu'elle ne détruira le bonheur de personne, ceux-là seuls adopteront mes opinions qui étaient organisés pour les avoir, et je n'aurai été qu'une occasion pour eux de les formuler. Les gens nés pour l'anthropomorphisme n'en seront point changés. Les personnes affectueuses et bienveillantes qui trouvent leur bonheur dans cet anthropomorphisme me plaindront ; et celles qui sont en même temps dominées par l'antropomorphisme et la méchanceté m'anathématiseront, pendant que les gens qui sont athées par constitution se moqueront de moi.

« Tout cela m'est indifférent, parce que je ne suis point haineux, quoique, par instants, vif et même un peu colère ; mais, plus je vis, plus facilement l'intelligence réprime ces mouvements qu'elle condamne. C'est parce que je l'ai beaucoup exercée à cela.

« Avant d'avoir les représentations que j'ai des faits chimiques et physiques sur la causalité accessible, ma répugnance pour l'anthropomorphisme existait déjà, et j'étais aussi déiste que je le suis. On avait beau me dire ; « La nature ne peut pas s'être faite elle-même ; donc une puissance intelligente l'a faite. Je répondais : Oui, mais je ne puis me faire une idée de cette puissance. » Dès que matière la faculté de penser, c'est mutiler et restreindre la puissance infinie du Créateur. » Locke et Charles Bonnet après lui, font un appel aux vérités de la religion en disant : « La mort ne serait-elle point pour l'homme une préparation à une sorte de métamorphose qui le ferait jouir d'une nouvelle vie? L'amour de notre être nous porte à le souhaiter, la raison nous le rend probable, la révélation nous le persuade. »

Naturaliste, philosophe, théologien, Charles Bonnet, emporté par son imagination, ne s'est pas assez défendu d'hypothèses dénuées de preuves et qui ont fourni des armes inconscientes au matérialisme. L'opinion de Locke est non seulement gratuite, mais illogique. Rien n'est plus contraire à l'essence de la pensée que les propriétés de la matière : prétendre que Dieu est juste, qu'il ne nous trompe pas, qu'il n'a pu vouloir bercer l'humanité de chimériques illusions, n'est pas limiter sa puissance; la perfection de Dieu ne se suggère pas, elle s'impose. C'est une grande tache dans la

je sus par la chirurgie que du pus accumulé à la surface du cerveau détruisait nos facultés, et que l'évacuation de ce pus leur permettait de reparaître, je ne fus plus maître de les concevoir autrement que comme des actes d'un cerveau vivant, quoique je ne susse ni ce que c'est qu'un cerveau, ni ce que c'est que la vie.

« Ainsi, les études anatomiques, physiques et chimiques ne m'ont rendu ni plus ni moins croyant, c'est-à-dire capable de me figurer, avec conviction, un Dieu opérant comme un homme multiplié, et une âme faisant mouvoir un homme, parce que cette âme paraissait un cerveau agissant, et rien de plus, sans que je pusse dire comment il agissait.

« Beaucoup d'autres hommes sont comme moi ; le sentiment ne suffit donc pas pour prouver les faits extérieurs à toutes les intelligences, parce qu'il ne démontre rien que sa propre existence. On l'a en soi, c'est chose sûre, puisqu'on le sent : mais on ne l'a que pour agir sur l'extérieur, et cet extérieur n'est montré que par l'intelligence d'après les formules des sens. Si l'on croit voir un autre extérieur, on se trompe, on ne peut voir que celui-là. Telle est ma croyance. »

mémoire de ce philosophe célèbre, d'avoir, par une phrase qui est tout un système, déposé un doute empoisonné dans la conscience de l'homme de bien, justifié Spinosa et préparé l'empirisme étroit de Condillac ainsi que l'idéalisme fantastique de Hume et de Berkeley.

Les preuves métaphysiques de la spiritualité de l'âme, accumulées dans les œuvres de Platon, de Descartes, de Bossuet, de Leibnitz et de Clarke, nous ont toujours paru assez fortes pour entraîner la conviction, alors même que nous serions dans l'impuissance de répondre à tous les arguments de la science moderne. Mais ces preuves ne sont pas les seules, et l'observation, la science expérimentale même, ces derniers remparts du sensualisme, sont loin de les infirmer. On n'a jamais nié la solidarité des organes sains et d'une intelligence saine. Mais cette dépendance si naturelle n'est pas tellement absolue qu'on ne rencontre de nombreux exemples du contraire : on dirait que ces exemples sont donnés à l'homme pour l'éclairer sur sa double nature et l'empêcher de faire de l'aveugle fatalité le mobile de ses actions. On trouve quelquefois, dans un âge tendre et quand l'organisation est à peine ébauchée, une imagination extraordinaire ou une raison supérieure : Le Tasse, Raphaël, Pascal, Metastase, Pic de la Mirandole, Fénelon, Montesquieu, Newton, Voltaire, Mozart (pourquoi ne nommerions-nous pas M. Joseph Bertrand?) et mille autres nous serviraient au besoin d'exemple. Quelques vieillards caducs et infirmes conservent intacts le jugement, la mémoire, l'ardeur du courage. Il y a quelques années, le professeur Lordat écrivait un traité remarquable sur l'*insénéscence du sens intime de l'homme*. Un des plus grands historiens de la France contemporaine, Augustin Thierry, consumé par la maladie, aveugle, frappé de paralysie n'avait-il pas conservé intactes la fraîcheur de sa mémoire, la sûreté de son jugement et la vigueur de son esprit? Nous pourrions joindre à ces exemples ceux de Démocrite, de Sophocle, de Michel-Ange, de Pétrarque, de Milton, de Bossuet, de Buffon, de Kant, de Gœthe dont la vieillesse la plus avancée ne se trahit par aucune défaillance. Croit-on répondre à nos objections, en disant que chez les enfants d'un génie précoce, le cerveau a devancé le développement des autres organes, tandis que celui des vieillards a conservé sa complète intégrité au milieu d'un affaiblissement général? Ces assertions purement hypothétiques n'auraient même aucune valeur, tandis que pour comprendre ces phénomènes, il nous suffit de supposer que les organes ne font point obstacle à la manifestation des plus nobles facultés de l'âme. Libre des entraves qu'ils lui suscitent parfois, mûri et fortifié par l'expérience et la réflexion, l'esprit peut acquérir plus d'étendue, de justesse et de profondeur. Quelques physiologistes ont même soutenu, qu'en se dégageant de ses liens, l'âme a des facultés supérieures et une vue plus claire de l'avenir.

L'aliénation s'accompagne souvent d'une lésion appréciable des centres nerveux, qu'elle soit primitive ou consécutive; mais que dirions-nous des cas où Esquirol et quelques autres savants affirment n'avoir trouvé aucun vestige d'altération dans le cerveau? Un réquisitionnaire est tué d'un coup de feu à côté de son frère; celui-ci demeure immobile comme une statue. On le ramène chez lui privé de raison : sa vue produit la même impression sur un troisième frère; Pinel a conservé longtemps ces deux insensés à l'infirmerie de Bicêtre. Voilà un fait moral qui laisse tous les organes sains et n'agit que sur un seul dont il paralyse l'activité, l'empêchant de ressentir normalement les impressions extérieures et d'exécuter les volontés du principe immatériel. De quoi le cerveau se trouve-t-il l'instrument? De l'esprit, de la pensée, de l'âme, sans doute. Il ne peut être à la fois le moteur et la chose mue, la cause et l'effet, le principe et la conséquence. D'un autre côté, les annales de la science nous fournissent, en assez grand nombre, des faits parfaitement observés d'altérations profondes de la substance cérébrale, sans que pendant la vie, on eût remarqué le plus léger trouble de l'intelligence.

On a vu des portions de cerveau enlevées, des balles traverser de part en part cet organe, sans le moindre dérangement de l'esprit; tandis qu'il suffit quelquefois d'un mince filet de sang dans un point circonscrit pour allumer la fièvre, exciter un délire furieux et amener rapidement la mort. Nous ne cesserons de répéter que l'intégrité des organes, leur bonne conformation, un volume suffisant sont des conditions favorables au libre exercice, à la vigueur des facultés intellectuelles. Mais, gardons-nous de confondre l'organe avec la fonction, avec la faculté surtout; c'est particulièrement en parlant du cerveau et de la pensée que cette distinction est importante ; car, plusieurs organes de l'économie concourent à ce grand phénomène de la vie intellectuelle : la privation de l'air la fait cesser immédiatement, une balle qui traverse le cœur la détruit avec rapidité. Et cependant, qui oserait donner pour cause à la pensée, l'air que nous respirons, le sang vermeil qui circule dans les canaux artériels ? Mais c'est par la synergie de plusieurs organes, par la simultanéité de plusieurs fonctions que s'entretient la vie, et que l'âme peut librement exercer son empire.

On dira : Comment comprendre quelque chose qui n'est pas matière ou loi ; organe ou fonction ? En supposant un principe spirituel dans l'homme, où réside-t-il ? S'il est localisé, il a donc de l'étendue, des parties ; et dès lors que devient l'unité, principe essentiel de la spiritualité ? L'union de la matière et d'un esprit est-elle possible ?

La réponse à ces difficultés, quelque graves qu'elles paraissent, n'est pas impossible, quoique toute explication de phénomènes qui touchent aux causes premières laisse immensément à désirer. Il est inutile de rappeler combien de phénomènes dans l'ordre de la nature échappent à la faiblesse de notre esprit : nous ne savons comment en plaçant dans des conditions bien connues un acide et une base, il se forme un sel, un cristal ; comment, en déposant un grain de blé dans la terre, il pousse un épi ; et, cependant, personne ne nie la cristallisation, la germination. L'affinité et le mouvement, en physique, ne sont-ils pas aussi incompréhensibles que la vie ? La vie n'est-elle pas aussi inexplicable que la pensée ? Et pourtant, ces faits si merveilleux personne ne les révoque en doute ; bien plus, personne ne les admire : la nature nous montre ses œuvres avec tant de profusion, que nous passons à côté sans daigner leur jeter un regard, et les miracles journaliers cessent de l'être pour notre admiration rassasiée. Nous répondrons toutefois aux précédentes objections.

Suivant Broussais, nul contact n'est possible entre l'immateriel et la matière. Le célèbre réformateur ne fournit aucune preuve à l'appui d'une opinion aussi hasardée ; il ne conçoit pas l'union naturelle possible entre deux substances aussi opposées ; est-ce donc une raison pour ne pas l'admettre ? Malgré son génie extraordinaire, Descartes lui-même, renonce à l'expliquer : « C'est le secret de la création, dit ce grand philosophe ; si nous le savions, nous saurions tout. » Le mystère de cette union donna naissance au système des causes occasionelles de Malebranche, en faisant intervenir Dieu à l'occasion de tous les mouvements des corps organisés. Leibnitz constate l'accord parfait des deux substances sans avoir recours au miracle. Toutefois, ainsi que Clarke le fait remarquer, *l'harmonie préétablie* du philosophe allemand n'est qu'un mot ou un terme d'art, et elle n'est d'aucun usage pour expliquer la cause d'un effet miraculeux. C'est un fait d'observation manifestement incompréhensible. Mais nous ne saurions souscrire, d'une manière absolue, à l'interdiction que le P. Buffier adresse au philosophe, de la recherche des causes. Réduire la science à la simple observation de phénomènes, serait fermer la voie aux découvertes et à ces belles spéculations qui font la gloire de l'esprit humain.

On a autant discuté sur le siège de l'âme que sur son union avec le corps. Mais l'une et l'autre question seront à jamais insolubles, et l'on doit s'en remettre à l'auteur des causes premières et à la volonté souveraine qui a établi la substance des choses. Nous avons rapporté l'opinion de Lapeyronie qui plaçait l'âme dans le *septum lucidum* ; Lancisi a écrit un traité *de sede cogitantis animæ* sans être plus heureux dans ses appréciations ; Hippocrate en avait une idée plus juste que tous les localisateurs en la définissant : *Spiritum tenuem per corpus diffusum.* Ne doit-on pas imiter la sagesse de Haller qui, après tant de recherches infructueuses écrivait dans sa grande physiologie que l'anatomie était muette sur le siége de l'âme. Du reste la plupart des physiologistes et même des spiritualistes la placent dans le cerveau. Par une inconséquence incompréhensible, le philosophe qui avait dit : *je pense, donc je suis*, la reléguait dans la glande pinéale. Leibnitz, en quelques mots, a réduit à néant ces hypothèses : « Dire que l'âme est diffuse par le corps, dit cet illustre savant, c'est la rendre étendue et divisible ; dire qu'elle est tout entière en chaque partie de quelque corps, c'est la rendre divisible d'elle-même. L'attacher à un point, la répandre par plusieurs points, tout cela ne sont qu'expressions abusives, *idola tribus.* » *(Lettres entre Leibnitz et Clarke.)*

Que dans les conditions actuelles de l'humanité, l'âme ait besoin d'organes pour manifester ses volontés et remplir sa destination, qui pourrait en douter ? Si l'organisme n'était pas indispensable à l'âme, pour le plein exercice de ses forces dans ses rapports avec le monde, où serait l'utilité des organes? Toutes les conditions de la vie ne seraient-elles pas changées? Comment expliquer l'état de l'âme pendant la vie utérine, dans la première enfance, durant l'ivresse, pendant le sommeil, dans la maladie? Leibnitz croit, il est vrai, que l'âme pense toujours; une substance, suivant lui, ne saurait être sans action; mais on ne peut accepter une définition comme une preuve suffisante, et le contraire de cette hypothèse est plutôt la vérité. C'est pour cet ordre d'idées qu'il faut, suivant le précepte de Descartes, ne se rendre qu'à l'évidence ou du moins se renfermer dans le doute. Lorsque les organes ne sont plus à la disposition de l'être pensant, nous n'avons conscience, ni de nos facultés, ni de notre propre existence. Ce ne sont point là des arguments contre la spirtiualité, mais ils prouvent bien plutôt notre double nature.

Il reste à peu près interdit à la raison de déterminer avec certitude quels sont les organes dont l'âme se sert pour la manifestation de ses facultés intimes. Pour les sensations, la question est simple; nous connaissons la voie qu'elle emploie pour se mettre en rapport avec le monde extérieur. Il en est de même de la locomotion ; ici les intermédiaires sont les sens et le système nerveux. Dans toute science appliquée, nécessitant quelques notions venues du dehors, l'esprit entre en partage avec l'instrument matériel ; cette vérité nous est prouvée par les faits et l'expérience. C'est ici qu'on peut appliquer le principe d'Empédocle : *le semblable n'a pas d'action sur le dissemblable; le même ne peut agir que sur le même.* Ainsi, nous n'apprécions les qualités physiques des corps qu'à l'aide des agents ou d'instruments physiques ; nous ne connaissons les choses immatérielles que par l'immatériel, les choses morales qu'avec le moral. D'où nous pouvons conclure, que les animaux n'ont que des notions physiques et que seul entre toutes les créatures, l'homme, à l'aide de sa raison et de sa conscience, devient capable de s'occuper de causes, de lois, de rapports, et par là de s'élever à la connaissance de Dieu et de lui-même. Il est très probable qu'il existe certainés qualités des corps que nous ne connaissons pas, que nous ne connaîtrons jamais, ces qualités ne pouvant nous être révélées que par l'intermédiaire des sens et le sens qui répond peut-être à cette qualité n'existant pas. On peut se faire une idée de cette privation en supposant ce que serait à l'égard des couleurs et des vibrations aériennes une nation d'aveugles et de sourds. Si nous sortions du domaine de la physiologie et de la métaphysique, nous trouverions pour confirmer la loi précédente, un ordre de notions, les idées religieuses que nous ne parvenons à connaître entièrement, ni par les sens, ni même par la raison ; ce résultat ne peut être atteint que par la foi. Ainsi voilà plusieurs ordres de faits dont la connaissanee ne nous est transmise que par le semblable ; ils ne peuvent se suppléer entièrement, mais ils se prêtent un mutuel appui pour agrandir et compléter l'intelligence de l'homme.

« L'organe cérébral, dit Cabanis, exerce l'action la plus générale, la plus énergique ; ses prolongements, les nerfs se distribuent à toutes les parties ; il est doué de la sensibilité la plus vive, il en est le réservoir. Cette expression, *influence du moral sur le physique*, ne désigne pas autre chose que cette influence du système cérébral sur les autres organes. *C'est cela, ce ne peut être que cela.* » Il serait superflu de relever les erreurs physiologiques qui, du temps de Cabanis, régnaient dans la science, et notamment l'opinion de ceux qui regardaient le cerveau comme doué de la sensibilé la plus vive. Toutefois, il rentre pleinement dans la vérité, en signalant comme un fait général incontestable, appuyé sur des exemples sans nombre : « La grande influence de ce qu'on appelle *le moral*, sur ce qu'on appelle *le physique.* » Mais la tendance de sa doctrine se révèle dans les preuves mêmes qu'il cite à l'appui, tels que les effets des passions sur le système musculaire, l'influence de l'imagination sur les organes digestifs. Un homme vigoureux, en pleine digestion, reçoit une nouvelle fâcheuse ; aussitôt son estomac cesse d'agir sur ses aliments, et les sucs eux-mêmes demeurent frappés d'inertie. A l'appui de cette thèse, pourrait-on citer un plus frappant exemple que le suivant : le célèbre financier Gacon ayant obtenu par la complicité d'un grand diplomate, la délivrance du trésor de Berne s'élevant à dix-huit millions, arrive à Paris, muni de lettres de lord Castelreagh, et réunit des amis dans un banquet splendide ; c'était le 1er mars 1815. Au dessert, on lui remit une dépêche télégraphique lui apprenant que Napoléon venait de débarquer au golfe Juan. Frappé comme par la foudre, Gacon ne prononce pas une parole ; on s'empresse autour de lui ; il était mort. Si Cabanis n'avait pas craint d'accorder au moral une activité et une spontanéité qu'il attribue faussement à la matière, il se fût élevé à des considérations d'un ordre supérieur et aurait reconnu le pouvoir de l'âme sur le cerveau, sur la vie même. Il n'y avait qu'à ouvrir l'histoire et les faits se seraient présentés en foule ; ici le sage Chilon, Éphore de Lacédémone, meurt de joie en embrassant son fils, couronné aux jeux olympiques ; là, le pape Clément IX succombe au chagrin de n'avoir pu empêcher la perte de Candie. Le docteur Deleau mourut subitement (le 28 août 1878) en déposant un dernier baiser sur le visage de sa fille expirée. Au siège de Bude, un jeune homme combattit avec tant de courage qu'il excita l'admiration des deux armées. A la fin, il succomba sous le nombre; son cadavre fut emporté. Tous les chefs accoururent pour contempler la figure du jeune héros. On lève la visière de son casque : Rasciat de Souabe reconnaissant son fils, demeure immobile, les yeux fixés sur lui et tombe mort sans proférer une parole. Qui ne connaît les maladies convulsives déterminées par une frayeur ou par la colère; les perversions de goût et de sentiments, l'étiolement, la mort même causée par une passion secrète ? Combien est surprenant l'empire que l'éducation, l'enseignement philosophique, une volonté forte exercent sur les passions, sur la douleur ! Leibnitz, tout en niant, par une étrange contradiction, l'influence de l'âme sur le corps, en cite cependant un exemple très remarquable ; afin de pouvoir résister aux tourments, un italien mis à la torture se proposa d'avoir continuellement le gibet en vue. On l'entendit répéter à plusieurs reprises : *Io ti vedo*. Ce qu'il expliqua ensuite quand il fut échappé (*Nouv. essais sur l'entendement*, liv. I., chap. 11).

De combien de femmes, de combien de mères, ne pourrait-on pas dire comme Ovide de Niobé après la mort de ses enfants? « Privée de tout ce qui lui est cher au milieu de ses enfants et de son mari qu'elle vient de perdre, la force de ses maux la rend immobile; le vent ne saurait même agiter ses cheveux; son teint décoloré et ses yeux sans mouvement, ne laissent plus apercevoir sur son visage accablé de tristesse la plus légère image de la vie. »

Dans toute fonction vitale, le physiologiste voit clairement l'organe et parfois même le mécanisme. Estomac, foie, poumons, cœur, sens externes, nous révèlent leur destination, et l'on n'est point tenté de confondre les fonctions de l'un avec celles de l'autre. Mais quand il s'agit de l'intelligence, l'obscurité se fait; on ne comprend pas même comment le toucher fournit à l'âme tant de notions diverses, température, consistance, forme des corps extérieurs. Quant au mécanisme du cerveau dans l'aide qu'il fournit ou qu'il est sensé fournir à l'âme, dans certaines occasions, ce n'est pas seulement l'obscurité, c'est la nuit la plus profonde, la plus impénétrable. Qui oserait même faire intervenir l'organe matériel dans les conceptions du génie, dans l'accomplissement des actes de dévouement et des vertus sublimes ? Lorsqu'en 1683, Jean Sobieski fut monté à cheval pour aller délivrer Vienne assiégée par les Turcs, la reine son épouse, le visage inondé de larmes, embrassait leur plus jeune fils : « Qu'avez-vous à pleurer, lui dit ce prince? *Je pleure*, répondit-elle, *de ce que cet enfant n'est pas en état de vous suivre comme les autres.* » Peut-on faire provenir d'une fonction animale la réponse de cette femme héroïque ? Comment agit le cerveau, lorsque l'amour de la patrie inspire à Thémistocle d'abandonner Athènes pour aller combattre les Perses à Salamine? Lorsque Socrate refuse de s'évader de sa prison, ne voulant pas donner le honteux exemple de désobéir à la loi, fût-elle même inique? Lorsque Archimède inventait ces merveilleuses machines qui s'accrochaient aux vaisseaux de Marcellus et les brisaient contre les rochers ? Quels sont ici les rapports possibles entre l'organisme et les actes accomplis? Quoi ! La sainte indignation de Tacite contre les crimes de Tibère impuni, l'amour de la liberté qui bouillonnait au fond des âmes de Trasybule, de Brutus, du jeune Caton, de Philippe Strozzi ; le dévouement de Léonidas aux Thermopyles, celui du chevalier d'Assas, s'écriant devant la mort : *A moi, Auvergne, ce sont les ennemis !* auraient été inspirés par le mouvement de quelques fibres nerveuses ou par la sécrétion d'une glande cérébrale? Entre la production de *l'Iliade*, et celle de l'albumine, entre la composition du *Jugement dernier* de Michel-Ange et celle du suc gastrique, il n'y aurait presque aucune différence ; ce seraient produits d'organes ayant entre eux une parfaite analogie ! Les chimistes devraient classer et décrire la pensée et la graisse, la vertu et la bile parmi les principes immédiats de l'organisation ! Je n'arrêterai pas plus longtemps l'attention sur ce que de telles hypothèses auraient de ridicule, de monstrueux, et je dirai même de révoltant pour la conscience.

Quoique Platon et Aristote parlent, l'un des trois régions de l'âme, l'autre de cinq espèces d'âmes qu'il désigne sous les noms de nutritive, de sensitive, motrice, appétitive et rationnelle, ils n'admettaient qu'une seule âme immortelle. Du reste, on n'a pas pu imaginer de procédés de philosophie autres que ceux de ces deux grands esprits; saint Augustin et les Pères de de l'église étaient de l'école de Platon, les scholastiques et les docteurs du moyen âge de celle d'Aristote. « *Quidquid a Platone dicitur, vivit in Augustino,* dit Thomas d'Aquin. Jusqu'à l'âge de trente ans, Justin suivit les écoles philosophiques, séduit particulièrement par la doctrine de Pythagore et de Platon, puis sans transition devint chrétien, ce qui fournit une nouvelle preuve que l'Académie était le vestibule du christianisme; Justin était persuadé que Platon avait connu la *Genèse*. Albert le Grand, l'homme le plus savant de son siècle, eut le mérite de faire connaître et de commenter Aristote. On comprend l'influence que cette étude approfondie dût avoir sur ses opinions philosophiques et sur celles de son illustre disciple saint Thomas d'Aquin. C'est avec toute raison qu'Albert attaque la doctrine de plusieurs âmes, au nom de l'unité de l'esprit humain. A l'exemple d'Aristote, il attribue à l'âme quatre facultés essentielles : la puissance organisatrice, le mouvement, la sensibilité et l'intelligence, ainsi que la vertu de donner la forme au corps. C'est dans ces mêmes principes que saint Thomas d'Aquin la définit : *Anima intellectiva est forma substantialis.* Cette définition rappelle celle d'Aristote ainsi conçue : « L'âme est la première entéléchie d'un corps naturel, organisé, ayant la vie en puissance » (*De anima*, lib. II, chap. 1).

CHAPITRE X

(Suite).

De l'âme des bêtes.

L'examen des doctrines du *vitalisme* et de l'*animisme*, comprises dans les définitions précédentes sur la nature de l'âme, nous conduirait trop loin. Toutefois, nous croyons devoir répondre à l'un des plus sérieux arguments que les matérialistes dirigent contre le principe de la dualité humaine. Assimilant les facultés des animaux à celles de l'homme, ils prétendent que les unes et les autres ont la même origine, et que les seules différences proviennent de la perfection relative des sens et du système nerveux dans les différentes espèces. Nous avons déjà indiqué celles qui sont l'apanage exclusif de l'humanité, celles dont on peut rapporter l'origine à la sensation et qui lui sont communes avec les animaux. Plusieurs philosophes et quelques naturalistes ont entrepris cette tâche; cependant, cette séparation nette et distincte n'est établie ni dans Aristote, ni dans Descartes, ni dans Condillac, ni dans Frédéric Cuvier.

Les anciens avaient puisé dans l'initiation aux mystères de l'Égypte et de l'Inde, la croyance à la transmigration des âmes, et généralement ils en attribuaient une aux bêtes. Les stoïciens, Platon et les philosophes spiritualistes qui l'ont suivi ne pouvaient s'empêcher d'admettre, à côté de l'âme rationnelle, une sorte d'âme irrationnelle qui nous est commune avec les animaux. Telle est aussi la pensée de Bacon; d'après cet homme célèbre, la première a une infinité de caractères de supériorité qui la distinguent de l'âme des brutes; ces caractères sont sensibles même pour ceux qui ne jugent que par les sens. Recherchant quelle est la nature de l'âme sensitive ou corporelle, il émet certaines hypothèses sur un fluide particulier, participant de la nature de l'air et de la flamme; mais cette doctrine, ajoute-t-il, doit être le sujet de recherches plus exactes; c'est pour ne pas l'avoir approfondie qu'on est tombé dans des opinions superstitieuses, profanes, qui vont à rabaisser odieusement la dignité de l'âme humaine, telles que la métempsycose, etc. (*Dignité et accroiss. des sc.*, liv. IV, chap. 3.)

Le médecin espagnol Gomez Pereira, passe pour avoir enseigné le premier, même avant l'auteur du *Discours sur la méthode*, que les bêtes sont de pures machines, dénuées de connaissances et de sentiments; cette opinion se trouve énoncée dans un ouvrage publié en 1554 et intitulé *Antoniana Margarita*. Suivant Descartes, tout ce qui n'est pas la pensée est matière, tout ce qui a de l'étendue est également matière. Ce grand philosophe n'admettait pas de substance intermédiaire. Mais comment concilier cette doctrine avec les instincts et la sensibilité des animaux? Son plus illustre disciple poussait le fanatisme de cette opinion plus loin encore que son maître; on rapporte que Fontenelle étant allé le voir, une chienne qui était pleine vint caresser Malebranche et se rouler à ses pieds. Après quelques efforts inutiles pour l'éloigner, le philosophe lui donna un coup de pied qui fit jeter à l'animal un cri de douleur et à Fontenelle un cri de compassion. Eh! quoi, lui dit froidement Malebranche, ne savez-vous pas bien que cela ne sent pas? »

Descartes ne pouvait persévérer jusqu'à la fin dans son erreur. Pressé par les arguments de ses contradicteurs, après avoir fait des animaux de pures machines, il formula cette distinction profonde : J'attribue aux animaux tout ce qui n'est pas la pensée. « En effet, dit Maine de Biran, si les animaux ne pensent pas, ce ne sont pas des agents libres, et par suite ils sont incapables de savoir ce qu'ils font ou de se connaître eux-mêmes. » Ils sont ce que nous sommes nous-mêmes dans les rêves, le somnambulisme, dans les passions violentes, dans certaines maladies nerveuses, dans l'aliénation. Dans ces divers états, ce qui peut être attribué à l'homme comme à l'animal, n'est pas la pensée, la liberté, le moi. Ainsi, la sensibilité, la locomotion spontanée, l'imagination, tout ce qui se fait passivement et nécessairement en nous, n'est pas du domaine exclusif de l'âme.

En décrivant l'instinct des animaux, les naturalistes ont signalé ce que cet instinct a d'aveugle et d'irrésistible. Ses opérations sont spontanées, sans réflexion, sans éducation ; c'est véritablement le *fatum* par opposition à la liberté humaine : de ce principe découlent donc l'irresponsabilité des actions chez les brutes, la responsabilité dans l'homme. Enfin, chacune des facultés animales est parfaite en soi dès l'origine, mais elle se trouve renfermée dans un cercle fatal. Le progrès et la perfectibilité n'existent que chez l'homme ; lui seul aussi a le privilège de transmettre ses découvertes aux générations qui se succèdent ; ce n'est qu'au prix du travail et du sacrifice que la nature lui livre ses trésors et qu'elle les féconde.

Après avoir élevé les animaux jusqu'à l'homme, Condillac a été conduit à se prononcer sur le principe qui les fait agir et sur la responsabilité de leurs actes ; il leur accorde une âme simple comme celle des hommes et pourtant mortelle, Dieu ne leur donnant pas l'immortalité parce qu'il ne la leur doit pas. L'un de ses disciples, Charles Bonnet, ne met point en doute que l'âme des bêtes ne soit entièrement semblable à la nôtre, et il soutient que lui refuser l'immortalité, c'est porter atteinte au dogme même de l'immortalité de l'âme humaine. Quoique la supposant simple, il se demande de quel côté reste l'âme, dans un animal coupé en deux parties, qui l'une et l'autre continuent à vivre : dans ce cas, dit Bonnet, l'âme reste du côté du cerveau ; il se développe dans l'autre moitié une âme qui était en germe et qui acquiert toute sa force quand le cerveau s'est formé. On trouve une opinion semblable dans l'ouvrage de physiologie de J. Muller : « Le principe vital, dit ce savant, l'âme d'un animal, sont inhérents à la matière des êtres organisés, mais sans être composés de parties, et ils sont susceptibles de division comme cette matière, sans que leur puissance subisse par là aucun changement. »

Leibnitz distingue avec précision une double nature, l'une qui vit, sent et ne pense pas, l'autre intelligente ou pensante qui appartient spécialement à l'homme. Mais ici s'élève une difficulté sur l'origine et la durée de l'âme des bêtes ; il pense qu'elle n'est pas moins indivisible que celle de l'homme ; il doute même si elle ne va pas de corps en corps et si, créée avec le monde, elle ne durera pas autant que lui. L'opinion de Leibnitz ne diffère donc de celle de Pythagore et des Brahmanes qu'en ce qu'il borne la métempsychose aux animaux, tandis que le philosophe de Samos l'étendait aussi à l'espèce humaine.

Nous sommes trop profondément frappé de la distance infranchissable qui sépare l'homme des brutes, pour admettre la moindre analogie entre le principe de leurs actions et de leurs facultés. Qnoique dans la nature, tous les êtres semblent former une échelle admirablement graduée dont tous les degrés se tiennent presque ou se rapprochent, on trouve entre plusieurs, des distinctions essentielles et qui empêchent de les confondre. Les corps inertes sont sous l'empire des lois physiques ; mais déjà l'aimant révèle dans la matière une propriété assez merveilleuse pour que les anciens lui aient donné le nom d'*âme*. L'affinité qui rapproche les éléments divers et les confond en formant des composés nouveaux, est une préparation à la vie ; la cristallisation semble ensuite une transition aux propriétés nouvelles que nous rencontrons dans les corps organisés. Dans ce règne, nous trouvons la vie, avec les merveilles de la germination, de la fructification, et même d'un tact exquis développé dans la sensitive ; puis nous arrivons par des gradations insensibles aux facultés départies si diversement aux innombrables espèces animales. Mais de même que ni la gravitation, ni l'affinité, ni l'aimant n'expliquent la sensibilité et l'instinct des animaux, ainsi, les facultés toutes merveilleuses de la fourmi, de l'abeille, du castor, du chien, de l'éléphant, du singe seront radicalement impuissantes à nous faire comprendre la nature de l'homme et les modes brillants de la pensée. Je ne chercherai pas, avec Bacon et Condillac, si les brutes sont douées d'une âme mortelle, avec Leibnitz, si elle est indissoluble ; il nous suffit de constater qu'il n'y a dans l'animal le plus admirablement doué aucune des facultés propres à l'âme humaine et des idées nécessaires, qui n'empruntent rien à la sensation et ont leur origine dans la conscience.

C'est par une confusion de termes abusive et dangereuse que l'on donne à l'instinct des animaux le nom d'*âme*, qu'on la fasse mortelle ou indissoluble. La vie et l'organisation qui sont leur apanage deviennent l'origine de leurs facultés, déjà si merveilleuses, et en donnent l'explication. Cette distinction se trouve dans Isaïe et dans saint Paul: « C'est moi, dit le premier, qui renferme les esprits dans les corps, c'est moi qui ai créé les âmes (Chap. 57, vers. XVI). » On lit dans le second : *Video aliam legem in membris meis repugnantem legi mentis meæ* (*Épit. aux Rom.*, chap. 7). On voit dans les pensées de Marc-Aurèle que l'esprit de vie est distinct et de l'âme et du corps lui-même. Saint Augustin s'exprime ainsi sur cette question : *Spiritum corporeum voco aerem, vel potius ignem, qui pro sui subtilitate videri non potest et corpora inferius vegetando vivificat. Quædam autem vivificat tantum et non sensificat sicut arbores et herbas et universa in terra germinantia ; quædam autem sensificat et vegetat sicut omnia bruta animalia* (*De spir. et an.*, cap. 23). Il dit ailleurs : *Vita brutorum est spiritus vitalis, constans de aere et sanguine animalis, sed sensibilis, memoriam habens, intellectu carens, cum carne moriens, in aere evanescens.* Enfin, on trouve dans la Genèse, dans le Lévitique et le Deutéronome la défense sans cesse réitérée de manger le sang des animaux : « Parce que, dit le texte sacré, le sang est leur vie, et que vous ne devez pas manger avec leur chair ce qui est leur vie. » Ainsi s'expriment tous les traducteurs. Mais le verset XXIII, chap. 12 du Deutéronome contient un passage très significatif qui nous paraît avoir une autre interprétation ; le voici, tel que nous l'avons vérifié dans une vieille édition de la *Vulgate* : « Hoc solum cave ne sanguinem comedas, sanguis enim eorum pro anima est, *anima est*, et idcirco non debes animam comedere cum carnibus. » Il est évident qu'on ne peut traduire comme dans plusieurs autres passages, que leur sang est leur vie ; car saint Jérôme ne dit pas : *sanguis eorum anima est*, mais bien : *pro anima est ;* ce qu'il faut traduire : le sang leur tient lieu d'âme. Quoique la théologie ne soit pas un enseignement philosophique, on voit qu'un texte sacré ne permet pas de confondre le principe de vie des brutes avec l'âme humaine.

Nous pourrions multiplier les citations pour démontrer qu'un grand nombre de philosophes ont nettement établi une distinction, entre l'esprit de vie qui anime tous les corps organisés et l'âme, attribut exclusif de l'humanité. Toutefois, nous signalerons un caractère important qui distingue certains sentiments de l'homme de ceux de la brute, quoique ayant les uns et les autres une source commune dans la sensibilité ; ces sentiments se transforment à la lueur de cette clarté qui brille dans le sanctuaire de l'âme. L'instinct qui porte un sexe vers l'autre, celui qui fait aimer sa progéniture, celui qui nous fait regarder un étranger comme un frère, deviennent le lien de la famille et les bases de la sociabilité; ce besoin de chercher dans des lois sages un appui pour la faiblesse, une protection contre l'injustice, sert de défense contre la violation du droit. Le combat des passions et de la conscience crée des sentiments et des vertus sublimes; le plus beau spectacle que le ciel puisse donner à la terre, dit un sage, est celui de l'homme vertueux luttant contre l'adversité. De la résistance à la voix tumultueuse des sens est née la chasteté ; de l'attachement au sol provient l'amour de la patrie, avec ses dévouements et ses sacrifices héroïques. Je m'arrête ; on a vu qu'un certain nombre d'instincts et de sentiments naissent de l'organisme, du principe de vie, de la sensation ; qu'ils sont au service de l'homme, mais qu'ils ne sont pas l'homme lui-même. Il n'a en propre que les facultés qui ont pour origine la pensée, la conscience, le libre arbitre, la raison ; voilà son domaine, voilà l'homme. La justice, le sentiment du devoir, la charité, la pitié, l'admiration, l'amour du beau, du bien, du vrai, voilà les titres de noblesse de l'humanité.

L'homme doit-il sa supériorité intellectuelle à la perfection de quelque sens, à une organisation privilégiée? Nous avons répondu à cette objection et nous répétons qu'un grand nombre d'animaux sont pourvus de sens non moins parfaits que les siens : les oiseaux de proie ont même la vue, l'ouïe, l'odorat plus étendus et plus fins. Il est vrai qu'aucun, pas même l'éléphant, ne possède le tact à un tel degré de perfection ; aussi Galien, Buffon et leurs partisans ont-ils établi sur cette perfection la supériorité morale de l'homme. Il y a longtemps, et nous le répétons, que Gall a réfuté ces sophismes et prouvé que les sens ne font naître aucun penchant, aucune faculté ; il l'a fait, avons-nous dit plus haut, avec un talent d'observation et une force de raisonnement qui ne laissent matière à aucun doute.

Il n'existe dans l'homme aucun organe essentiel, aucun nerf important qu'on ne trouve chez les animaux supérieurs au même degré de développement; le cerveau lui-même ne fait pas exception, quoique Gall ait prétendu que celui des animaux n'est qu'un cerveau tronqué. Qu'on lise, en effet, sans passion et sans idée préconçue les recherches de Desmoulins, Gall, Spurzheim, Spix, Leuret, Gratiolet, Parchappe, etc., sur le volume et la configuration de l'encéphale dans leurs rapports avec l'intelligence, on reconnaîtra qu'en sortant des généralités pour apprécier avec rigueur les résultats de l'observation, on éprouve un obstacle insurmontable à formuler une loi, à travers les mailles de laquelle ne s'échappent point de nombreuses contradictions.

Sous le rapport organique, sans doute, l'homme est le privilégié de la création, et cela devait être, car tout a une fin. Il y a un rapport harmonieux, non seulement entre l'âme et le corps, mais encore entre l'âme et le monde, entre chaque faculté et les choses du dehors. Mais toutefois, qu'on se garde de chercher la raison de cette suprématie dans les secrets de l'organisme. L'encéphale du dauphin et de l'éléphant est plus volumineux que celui de l'homme. Que dirons-nous de la force de ce dernier, quand on considère celle des taureaux et des lions; de sa vue comparée à celle de l'aigle? L'homme enfin est privé de quelques organces, des ailes, par exemple, qui ont créé les oiseaux rois de l'air, rivalisant avec la vitesse des vents, et auxquelles il n'a pu suppléer ni par l'invention avortée des aérostats ni par les ailes de fer de la vapeur. Que l'on accorde aux animaux une sensibilité analogue à celle de l'homme, une mémoire bornée aux choses *contingentes*, consistant plutôt en renouvellement de sensations et d'images qu'en reproduction d'idées, qu'on leur accorde l'instinct si varié et si fécond en merveilles dont la cause nous est inconnue; sur ces divers points, il n'y a aucun dissentiment parmi les philosophes. Mais, en dehors de ces propriétés, de ces forces, de ces penchants, combien trouvons-nous de facultés spéciales dévolues exclusivement à l'homme ! Et d'abord, la conscience, le sentiment de l'individualité, le *je*, le *moi*, premier attribut de l'âme humaine, dans laquelle naissent et se développent les idées nécessaires qui n'empruntent rien au monde matériel, à qui les sens n'apportent rien ; ensuite la volonté, ce pouvoir d'agir librement, de faire ou de s'abstenir, de sacrifier sa vie par dévouement à la patrie, à l'honneur, de se tuer volontairement, ce qui faisait dire à Bossuet : « Dieu a respecté l'épouvantable liberté de l'homme. » Jamais animal n'a commis un suicide. Les stoïciens prétendaient même qu'à cet égard l'homme est supérieur aux dieux, car il a la liberté de s'ôter une vie insupportable, tandis que les dieux sont enchaînés par le destin à leur immortalité. A côté de la conscience et de la volonté, se place une faculté dont on ne trouve aucun vestige dans les actes des animaux les plus parfaits, *la raison*. « Ce génie que Dieu a donné à chacun de nous pour chef et pour maître, émanation de Dieu même, dit Marc-Aurèle, c'est notre raison. » C'est elle, en effet, qui guide sûrement l'esprit dans les profondeurs des sciences immuables ; la conscience, dans le sanctuaire des lois morales, leur révélant ainsi les desseins de l'éternité, et leur découvrant que l'homme est en quelque sorte le chaînon d'or jeté entre la création et le Créateur. Et maintenant que l'on jette un regard sur les ouvrages sortis des mains de l'homme, sur les progrès et les découvertes dus à son génie ; sous quels rapports les animaux peuvent-ils lui être comparés ? Divers auteurs ont parlé avec admiration de leur langage, si toutefois on peut donner ce nom à un bruit confus, à des cris inarticulés, expression animée de leurs besoins et de leurs passions. Tout merveilleux qu'il nous paraisse, en quoi cependant voudrait-on raisonnablement l'assimiler à la parole, ce puissant ressort de tout progrès et de toute civilisation ? L'invention des langues est une de ces œuvres que l'on ne doit pas craindre d'appeler divine, tant elle est merveilleuse et surnaturelle. « La parole et la pensée, dit de Maistre, sont deux magnifiques synonymes. » Chez tous les peuples, on a vu la perfection d'une langue devenir le mobile fécond de son avancement et de sa supériorité. L'homme essaya d'abord de conserver le dépôt des notions acquises et de rendre immortelle la vie éphémère des nations et des héros par la tradition orale, sorte de mémoire souvent défigurée après quelques générations, ainsi que par les signes hiéroglyphiques. Mais combien étaient incertains et fragiles ces vieux monuments de la tradition, combien vacillante l'ombre des premiers âges de l'humanité ! Que de siècles sont morts emportant avec eux dans l'abîme de leur tombe l'histoire des événements qui les ont traversés ! Que de grandes pensées, d'actions sublimes, de généreuses aspirations ; que de catastrophes, de crimes, de douleurs, de larmes, sont ensevelis sous des ruines muettes, sous une poussière aujourd'hui sans nom et sans écho ! Puis vinrent les lettres phéniciennes, l'une de ces inventions semées sur la route du temps comme un fanal pour éclairer les peuples ; l'imprimerie enfin qui est le couronnement de cette découverte, et sans laquelle il devenait presque impossible de mettre à la portée de tous, les traditions de l'histoire et les secrets des sciences. On dirait que pareil à un instituteur habile, accomodant ses leçons aux progrès de la raison de ses jeunes pupilles, Dieu conduisait l'humanité, sa fille sur la terre, par des voies successivement agrandies, livrant avec ménagement les secrets de la nature féconde à l'enfance des peuples, et réservant pour l'âge de leur virilité les découvertes qu'il révélait au génie de l'homme, pygmée dans son corps débile, géant par la pensée aux incommensurables aspirations. Ah ! Si l'on réfléchit à ce qu'il a fallu d'intelligence, d'efforts, de travail, pour découvrir l'agriculture, les arts usuels, la fonte des métaux, la mécanique, l'architecture, la navigation, l'astronomie, etc., on reste confondu d'admiration, et l'on se demande comment il a pu se trouver des philosophes égarés par l'esprit de système, au point de comparer l'homme à cette classe innombrable d'êtres dépourvus de raison, errant dans les forêts, et qui, depuis la création jusqu'à nous, n'ont rien inventé, rien changé à leurs premières habitudes, à leurs instincts, et qui transmettent dans la suite des siècles leur uniforme vie et leur éternelle immobilité !

CHAPITRE XI.

De l'existence de Dieu et de l'immortalité de l'âme.

La destinée de l'homme, le but de la vie est le plus important problème de la philosophie. A cette question se rattache celle de son origine, de sa nature et de ses rapports avec l'univers. D'où vient-il ? Où retourne-t-il ? Doit-il se considérer comme un anneau mystérieux du grand tout, ou comme un enfant du hasard, atome perdu dans la poussière des siècles et des mondes ? Seul entre tous les êtres qui l'entourent, et comme lui les hôtes passagers de la terre, il cherche à se connaître, il s'offre comme problème à son esprit, et dès lors cet être si petit devant l'immensité, cet atome animé révèle, et découvre en lui une nature et une grandeur souveraines. Il pense, il sait qu'il existe, il se sent libre ; une curiosité dévorante le pousse vers les régions de l'inconnu et des mystères ? Quel est ce monde dans lequel, entré inconscient, sa pensée se promène, assiégée d'inquiétudes, sans en rencontrer les limites ? Il marche haletant, atteint de fréquents désespoirs, comme le voyageur du désert qui voyant la nuit venir et près de tomber de fatigue, le chemin à parcourir restant toujours le même. Ici des ténèbres insondables, là des éclairs fugitifs, tantôt des silences profonds, tantôt des échos mystérieux; quel sera le guide dans sa solitude effrayante? Quel est l'ouvrier de cet alphabet universel dont il bégaie à peine quelques syllabes ? Et lui-même quel est-il, quelle est sa place dans ces mondes, au milien de ces merveilles et de ces abîmes dont la profondeur le remplit tout à la fois d'admiration et d'épouvante?

Questions obscures, questions redoutables, devant lesquelles on conçoit qu'un certain nombre de bons esprits aient reculé ; aussi négligeant la recherche des causes cachées, ont-ils abandonné aux Xénophane, aux Pythagore, aux Platon, aux Leucippe, aux Thomas d'Aquin, aux Newton, aux Descartes, aux Buffon, aux Kant, aux Cuvier le soin d'approfondir les insondables abîmes de la vérité, et se sont-ils bornés à effleurer d'un pied léger, d'un œil distrait les surfaces, analysant les phénomènes qui tombent sous les sens et laissent l'esprit en repos. Que dis-je en repos? L'homme ne vit pas seulement de cette existence d'un jour; après une vie éphémère, il s'éteint, il meurt ; il ne reste de lui qu'un peu de poussière sans nom ; et puis que devient-il? Retombe-t-il dans la solitude glacée du néant d'où il fut tiré? Ou bien entre-il en possession de la destinée entrevue par les désirs d'un cœur aimant et les éclairs d'une raison qui tantôt boiteuse se traîne à terre, tantôt radieuse s'élève jusqu'à l'empyrée?

En présence de ces redoutables problèmes, et quand il s'agit de cette attente : *être ou n'être pas*, l'esprit ne saurait se contenter du *que sais-je ?* ni s'endormir dans la quiétude d'un doute dangereux et cruel. Quelques hommes, il est vrai, se complaisant dans leur ignorance ou aveuglés par l'orgueil ont conclu résolument à la négation d'un monde surnaturel et à l'anéantissement de l'esprit qui nous anime. Malgré le bruit qu'on en fait, ces théories décevantes ne trouvent pas d'écho dans la conscience ; quand les passions se taisent, elle s'éveille ; il arrive enfin pour tous, humbles et orgueilleux, le jour où il faut compter avec le destin ou avec le Dieu inconnu. Au milieu des tempêtes, soulevées de temps en temps par les erreurs ou les mensonges des sectaires qui veulent la rabaisser au niveau de la brute, l'humanité essuie la boue qu'on jette à sa face ; elle comprend, elle affirme qu'elle a en soi le mystère d'une grande destinée; les sociétés ne vivent, elles ne marchent, elles ne tracent leur sillon dans les plaines du temps et dans le champ de la civilisation qu'au flambeau de cette croyance.

Leibnitz ayant reçu la première partie du *Traité de l'existence de Dieu* qui venait de paraître, en 1712, exprima ainsi son jugement : « J'ai lu avec plaisir le beau traité de Monsieur de Cambrai sur l'existence de Dieu. Il est propre à toucher les esprits, et je voudrais qu'il fît un traité semblable sur l'immortalité de l'âme. » Dans une appréciation aussi simplement énoncée, on découvre cependant la pensée du plus grand philosophe de l'Allemagne; Leibnitz avait tout creusé, tout approfondi, laissant dans presque toutes les branches du savoir humain les traces de son génie. Arrivé aux termes de sa carrière si laborieusement remplie, si abreuvée de chagrins, il regardait comme fondée sur des preuves irrécusables l'existence de la cause première, et il aurait désiré qu'un homme tel que Fénelon établit sur d'aussi forts arguments l'immortalité de l'âme, vérité qui, au dire des esprits flottants, s'impose au sentiment et à la foi plutôt qu'à la science et à la raison. Ne craignons pas d'avouer que si la première est une vérité d'évidence, la seconde a besoin de preuves de toute nature pour faire entrer la conviction dans tous les esprits, rassurer tous les cœurs et en bannir tous les doutes.

Socrate disait avec sa raison supérieure que, pour traiter certaines questions, il faudrait être un plongeur de Délos, la vérité que l'on cherche étant au fond d'un abîme. Telle paraît à quelques savants, aux positivistes surtout, la question de l'immortalité de l'âme. La doctrine des choses surnaturelles présente une grande synthèse dont toutes les parties se tiennent et s'appuient fortement l'une sur l'autre, tandis que divisées elles paraissent les anneaux épars d'une chaîne brisée. Ainsi, à nos yeux, de toutes les preuves de l'immortalité de l'âme, la plus forte et la plus convaincante est l'existence de Dieu. C'est à lui, en effet, c'est au premier être, qu'il faut remonter pour expliquer l'origine des choses, la cause et la raison de tout.

Dans leurs spéculations hasardées, les anciens philosophes recherchèrent quel est le premier principe des choses ; Héraclite l'attribuait au feu, Thalès à l'eau ou à l'élément liquide, Anaximènes à l'air. L'antique Egypte, dont l'histoire se perd dans la nuit des temps, personnifia et divinisa toutes les forces de la nature ; d'après une opinion commune, tous les êtres provenaient de la terre, et les hommes en particulier du limon du Nil. Anaxagore fut le premier qui fît présider un esprit (μοῦς, *mens*) à l'arrangement de l'univers. Il compta au nombre de ses disciples Périclès, Euripide et Socrate. Les Athéniens le condamnèrent à mort comme impie, pour avoir combattu les opinions de son temps, et c'est avec peine que Périclès parvint à faire commuer cette condamnation en exil perpétuel.

Ainsi que certains auteurs le proclament, l'existence de Dieu est-elle une vérité d'évidence ? On voit qu'avant Anaxagore la question d'une intelligence suprême et surtout d'un Dieu créateur, n'entrait pas dans les spéculations des philosophes. Il suffit d'ailleurs que de nos jours, quelques-uns nient cette grande vérité, pour qu'il soit nécessaire de l'appuyer sur des preuves, ne fussent-elles pas nouvelles, et de voir si comme Descartes et Leibnitz le prétendent, l'existence de Dieu a toute la certitude des formules géométriques les plus évidentes. Aujourd'hui, plus que jamais, une séparation inconciliable existe entre ceux qui croient à un ordre surnaturel et ceux qui le nient, entre le spiritualisme et le matérialisme, entre le déisme et l'athéisme. Dieu est-il ? Suivant la réponse affirmative ou négative, il y a, pour les sociétés comme pour les individus, une législation, une justice et des conduites différentes, séparées par un abîme.

Certains philosophes, qu'aveugle un trop complaisant

optimisme, ne craignent point de répéter qu'il n'y a point d'athées. A cette assertion, l'histoire dans chaque siècle donne un éclatant démenti. « L'impie a dit dans son cœur : il n'y a point de Dieu. » Ainsi s'exprime le psalmiste. Après que, dans la Grèce savante, Platon eût proclamé l'existence d'un esprit divin avec une force, une éloquence et une inspiration qui n'ont jamais été surpassées, s'élevèrent les sophistes qui répandirent un doute sur les vérités les plus évidentes, Épicure surtout, dont la secte cruelle fit de terribles ravages et, s'introduisant à Rome, subjugua les vainqueurs du monde, sapa toutes les croyances, corrompit les mœurs et ne fut certainement pas étrangère aux crimes,aux turpitudes et enfin à la dissolution du grand empire.

Mais, laissant de côté tous les souvenirs de l'histoire, si nous jetons les yeux sur le spectacle que présente en ce moment le XIXe siècle, que voyons-nous? Il n'est pas question des blasphèmes proférés chaque jour contre les institutions les plus saintes, des attaques audacieuses contre l'ordre social, de ces sectes infâmes qui déshonorent l'humanité; nous voulons parler de ces nombreux prosélytes du scepticisme, de la libre pensée, du positivisme, pour ne pas dire de l'athéisme contemporain qui marche le front levé, gagne tous les jours du terrain et règne dans les plus hautes sphères.

On voit encore quelques philosophes, se complaisant dans leurs illusions, citer le consentement universel au nombre des preuves de l'existence de Dieu. Mais ce consentement est loin d'être unanime. Il ne s'agit pas de simples peuplades grossières, de quelques tribus d'esquimaux parmi ceux qui n'ont aucune connaissance de la divinité. Combien de sceptiques ne trouve-t-on pas au sein des peuples policés ! Combien d'incrédules chez les nations même où fleurissent les trois branches de la religion révélée : le judaïsme, le christianisme et le mahométisme ! La religion la plus répandue dans les vastes contrées de l'Inde et de l'extrême Orient est le bouddhisme. Elle prêche une vie ascétique, l'aumône, la science, les actions vertueuses et, en même temps, la loi fatale des transmigrations dont la récompense suprême est le *Nirvâna* ou l'anéantissement. Le bouddhisme ne compte pas moins de quatre cent millions d'adeptes ; or Dieu est absent de cette fantastique et lugubre mythologie. On n'en trouve également que des vestiges douteux dans les trois ou quatre religions du Céleste empire ; la classe des lettrés surtout professe hautement l'athéisme et la libre pensée, vivant en logociens de ces doctrines, dans la satisfaction abrutissante de grossières passions : l'ivresse de l'opium, la débauche sans retenue.

On doit cependant convenir avec Platon qu'il y a dans l'âme quelque chose de divin qui nous rattache à Dieu. Cet instinct inné parle à tous les sages et les conduit sur le chemin de la vérité. « Dieu est dans l'âme, dit saint Augustin ; l'âme le sent et ne vit que par lui ; c'est une sorte de sens intérieur. » Cependant, ajoute-t-il, on peut se demander pourquoi Dieu ne dit-il pas les mêmes choses à tous ? *Cur non omnibus non eadem loquitur ?*

On voit que saint Augustin ne pense pas que cette

évidence frappe également tous les esprits; il trouve la cause de cette résistance dans l'amour qu'on a pour le monde visible, les âmes purifiées étant seules capables de connaître Dieu et de le comprendre; en un mot, suivant saint Augustin, on ne peut s'élever par la philosophie seule jusqu'au monde surnaturel. Toutefois, cette opinion n'est point partagée par tous les philosophes modernes, Jouffroy et quelques autres. Ils pensent que la raison suffit pour nous éclairer sur l'existence de Dieu. « J'ai toujours estimé, dit Descartes lui-même (*Méditations métaphysiques*), que les deux questions de Dieu et de l'âme étaient les principales de celles qui doivent plutôt être démontrées par la raison de la philosophie que de la théologie. »

On doit sans doute considérer la foi comme une lumière de grâce qui conduit directement l'esprit à la vérité et dissipe les ombres qui la cachent. Mais la raison est aussi une lumière qui luit au fond de tous les cœurs et lui dévoile également la vérité, quand les passions n'épaisissent pas les ténèbres autour d'elles. La raison, mais la raison libre de préjugés est donc aussi un guide infaillible, dont on doit accepter l'autorité dans toutes les questions qui sont l'essence de la philosophie. Elle est, avons-nous dit, une lumière naturelle et par conséquent divine; car, départie à tous les hommes, quel autre que l'artisan éternel l'aurait allumée en nous et, à sa lueur, aurait gravé dans nos cœurs les notions du vrai et du juste?

Existe-t-il des principes de vérité absolue que la raison nous fait comprendre et rend évidents? Il est des vérités mathématiques et métaphysiques qui peuvent se passer de démonstration. Pourquoi affirme-t-on qu'il n'y a point d'effet sans cause, de qualité sans objet, que le tout est plus grand que sa partie, que la ligne droite est le plus court chemin d'un point à un autre, que tous les rayons d'un cercle sont égaux? Parce que ces propriétés sont évidemment contenues dans les idées de cause, de phénomène, du tout, de la ligne droite, du cercle. Pourquoi reconnaissons-nous que nous sommes faibles, bornés, imparfaits? Parce que la raison nous dit qu'il y a un être tout-puissant, infini, parfait. Si cet être n'existait pas, qui nous apprendrait que nous sommes faibles, bornés, imparfaits? L'un n'est-il pas aussi certain que l'autre? L'idée du tout-puissant, de l'infini, du parfait, n'implique-t-elle pas que cet être existe? Comment serait venue à l'homme l'idée d'un Dieu, si Dieu n'existait pas? Est-ce que toute idée ne représente pas une chose, une vérité, ce qui est? Descartes dit avec une grande profondeur : *l'idée est la chose même conçue.*

Dans sa *Critique de la raison pure,* Kant soutient que la raison est impuissante à démontrer l'existence de Dieu, et qu'elle est un idéal qu'aucune preuve ne peut convertir en réalité. Suivant le célèbre philosophe, entre l'idée d'une chose et la chose même, il y a tout un abime. On sait que divisant en deux parts les connaissances humaines, il nomme objectives celles qui nous viennent par l'expérience, et subjectives celles que l'esprit tire de son propre fond, ou en d'autres termes, les *formes* de l'*intelligence.* Il reproche à la raison de voir comme existant dans les choses ce qui n'est réellement qu'en elle-même. Les formes inhérentes à la raison, telles que les idées *a priori*, les idées pures sont les idées de temps, d'espace, de cause, de substance, d'unité, etc. Examinant la valeur de nos connaissances, il estime qu'on ne peut connaître directement que les données de l'expérience, et que nos idées d'âme et de Dieu n'ont aucune certitude objective, et sont simplement un objet de foi et de croyance.

Ainsi, le philosophe allemand n'accorde une certitude absolue qu'aux idées qui nous viennent par les sens, ou aux sensations, et regarde seulement comme probables les idées rationnelles ou métaphysiques. Sans impliquer le matérialisme, cette doctrine introduit le doute dans la philosophie et ouvre la porte au scepticisme. Ajoutons toutefois que si, considéré comme être des êtres, Dieu est une hypothèse, Kant proclame que, dans la pratique, il faut croire en lui et le regarder comme principe de toute justice et de l'ordre moral tout entier, et accordant alors à la raison la certitude qu'il lui refuse en métaphysique, il enseigne une doctrine rigide, conforme à la loi du devoir et aux inspirations de la conscience. On ne saurait assez être surpris qu'un philosophe d'une profondeur d'esprit pareille à celle de Kant, n'ait point fondé une doctrine entièrement opposée à celle qu'il a soutenue. On a vu plusieurs écoles de philosophes tels que les Eléates, les Néoplatoniciens, sans compter les idéalistes et les sceptiques, refuser toute autorité au témoignage des sens, regarder le monde comme une apparence, une illusion ; ils avaient tort sans doute ;

toutefois les vérités métaphysiques, les vérités mathématiques n'ont-elles une certitude égale, plus absolue même que les sensations, le témoignage des sens? Le soleil pourrait s'obscurcir, le monde des corps disparaître; les *formes*, les *catégories*, les *idées pures* de Kant n'en subsisteraient pas moins. Les sens et l'apparence peuvent induire l'esprit en erreur; mais, ainsi que Fénelon le fait remarquer, les idées qu'il tient de la raison sont certaines et immuables; les vérités que ces idées représentent ne cesseraient pas d'être vraies quand on ne serait pas; elles sont donc nécessaires. Elles sont éternelles, selon le langage de Bossuet, tout entendement les aperçoit toujours de même; elles ont quelque chse de divin ou plutôt elles sont Dieu même, ou du moins une parcelle de la divinité. La raison est donc la révélation de Dieu dans nos âmes. Dans les phénomènes qui frappent les sens et communiquent à l'intelligence la plupart des qualités du monde extérieur, la raison reconnaît les lois et les formes absolument vraies en elle-même. Elle porte donc en elle, et en dehors des phénomènes qui passent, quelque chose d'éternel : l'esprit est donc immortel. Cet ordre de vérités, n'est-ce point la science de Dieu?

« Étant données les choses visibles qui s'engendrent, naissent et meurent, qui changent et passent, qui pourraient ne pas être, qui sont bornées et imparfaites, dit de son côté Platon, l'esprit doit s'élever par ces images aux idées éternelles, invisibles, immuables, parfaites. » On voit par l'exemple de la géométrie que ce n'est pas un vague mouvement de la pensée, mais bien un procédé d'une précision absolue. Le fini nous conduit à l'infini, le bien au souverain bien, la puissance à la toute-puissance, le périssable à l'impérissable. Or, l'infini, le souverain bien, la toute-puissance, l'impérissable, c'est Dieu. Voilà ce que le plus simple procédé de la raison nous enseigne. Ce procédé supprime les imperfections de l'être fini et visible; il affirme que l'idée formée dans notre esprit par cette suppression est celle de l'être infini et parfait, une réalité plus vraie cependant que l'objet que nous touchons. Le procédé dialectique de Platon aboutit nécessairement à Dieu. C'est ainsi que par le seul usage de sa raison, le philosophe s'élève du fini, du variable, du contingent, à l'infini, à l'immuable, au nécessaire. Cet élément divin, ce sens de l'immortel, c'est un don de Dieu placé dans toutes les âmes, c'est la voix de la conscience, l'amour inné de Dieu.

Fondée sur la raison comme sur un roc inébranlable, la démonstration de Platon est également une vérité de sentiment, revêtue parfois des images poétiques propres à ce grand philosophe. « La vérité et la science ne sont pas Dieu, dit Platon, mais des images de Dieu. Les vérités nécessaires, éternelles, immuables sont des fantômes divins, des ombres de ce qui est. La géométrie même n'a que la vue des ombres, n'est que le songe de l'être, et non la vue même de l'être. Mais l'ombre a ce désir passionné de sortir des ombres, des nuages, des rêves, et de parvenir jusqu'à l'être même, à la vue claire et immédiate de Dieu. La vie est la captivité de l'homme dans une caverne où il ne voit que des ombres, n'entend que des échos; bientôt il a des réflexions de lumière et de voix; sortant de la caverne et entrant dans le vrai monde, il entend la vérité, il voit le soleil. » Ainsi, avec Platon, l'âme s'élève au vrai Dieu, au plus parfait des êtres, au principe de toute chose, au souverain bien. Il y a en nous quelques vertus, donc Dieu a pleinement toute vertu. Il y a en nous quelque pouvoir, Dieu est souverainement puissant; il y a en nous bien et mal; il il y a en Dieu le bien parfait. Le spectacle des choses visibles élève Platon aux choses invisibles; la vue des bornes le transporte jusqu'à l'infini, et celle de la vie passagère jusqu'à la vie éternelle.

Dans l'enthousiasme de Platon, on voit qu'il soupçonne la vérité, qui s'offre avec plus d'évidence encore aux yeux de saint Augustin. « L'âme raisonnable seule, dit le philosophe chrétien, peut contempler l'éternité de Dieu, en être pénétrée, en être embellie et mériter ainsi cette immortalité même. » Par quel procédé s'élève-t-il à ces hautes connaissances, à celles de l'âme qui est en nous et de Dieu qui remplit tout? C'est, à l'exemple de Platon, par la raison; c'est par la raison que l'âme s'élève du visible à l'invisible, du mobile à l'immobile, du fini à l'infini, et du passager à l'éternel. Suivant saint Augustin, « le regard de l'âme, c'est la raison; mais pour voir Dieu, il faut la foi, l'espérance et l'amour. » Oui, le sentiment, l'amour du bien et du beau peut élever l'âme jusqu'à Dieu et le faire aimer au-dessus de toutes les choses humaines. Saint Augustin ajoute : « *Sine tribus istis, anima nulla sanatur, ut possit deum suam videre.* »

Dans le XIe siècle, Anselme, archevêque de Cantorbéry mérita par ses écrits d'être considéré comme un second saint Augustin. Il fournit de nouvelles démonstrations de l'existence de Dieu, qu'il voulut prouver comme le fit plus tard Descartes par l'idée de l'être parfait. Il ne se borne pas à conclure des biens particuliers de ce monde à l'existence d'un bien souverain, il s'élève encore, de la même manière, des grandeurs limitées à la grandeur sans limites, des êtres contingents et variables à l'être nécessaire et immuable. Cependant on ne peut admettre comme absolument sans réplique toutes les démonstrations du saint archevêque : Ainsi, Anselme, Cudworth et Leibnitz ont établi comme axiome et comme n'ayant pas besoin de preuves la proposition suivante : « Dieu est un être tel que de son essence on peut conclure son existence : donc, si Dieu est possible, il existe. »

Il était réservé à Descartes, de s'affranchir en philosophie des opinions et des méthodes d'autrui, puisant les siennes en lui-même, plutôt que dans les livres. Pour démontrer que Dieu existe, il prit comme point de départ notre propre existence ; il fournit ainsi une preuve ontologique entrevue par saint Anselme et qu'après lui Leibnitz, Cudworth et Kant exposèrent suivant nous avec moins de force. L'existence de Dieu entraîne nécessairement toutes ses qualités et toutes les perfections ; suivant l'auteur du *Discours sur la Méthode*, il ne peut y avoir qu'un être absolu, infini, nécessaire, tout-puissant, parfait. L'idée de l'infini lui fournit un de ses principaux arguments : « En même temps, dit Descartes, que je m'aperçois comme un être fini, j'ai l'idée d'un être infini. Cette idée à laquelle je ne puis pas me soustraire et qui ne dérive d'aucune autre idée, ne me vient ni de moi, ni d'aucun être fini ; car, comment le fini pourrait-il produire l'infini ? Donc, elle a été mise en moi par un être véritablement infini. »

Newton n'était pas philosophe ; dans ses principes mathématiques, il a cependant écrit ces simples et belles paroles : *durat semper, adest ubique, et, existendo semper et ubique, durationem et spatium, æternitatem et immensitatem constituit.* Clarke s'emparant de cette idée, en forme une preuve très frappante de l'existence de Dieu. Voici son raisonnement : « Nous concevons un espace sans bornes et une durée sans commencement ni fin. Or, ni l'espace, ni la durée ne sont des substances ; ce sont de simples attributs ; toute propriété est la propriété de quelque chose, tout attribut appartient à un sujet : il y a donc un être éternel et infini, c'est-à-dire nécessaire, dont le temps et l'espace sont les propriétés ; cet être est Dieu. »

Les preuves métaphysiques, fondées sur la conscience et la raison sans le concours des faits extérieurs, ont pour quelques philosophes un caractère de certitude absolu. Cependant, si les ouvrages de Platon, de saint Augustin, de Descartes, et de leurs pareils ont réalisé, pour prouver l'existence de Dieu, tout ce qu'on peut attendre d'une raison éclairée et d'une éloquence persuasive, leur doctrine avec cette grandeur de génie et de sentiment a rencontré quelques adversaires et n'a séduit que quelques âmes d'élite. D'ailleurs ceux qui croient, dans la simplicité d'un cœur aimant et droit, n'ont pas besoin de preuves. Mais la meilleure démonstration, dans l'ordre métaphysique surtout, est insuffisante et inutile pour les multitudes ignorantes ou passionnées, disposées à voir dans les raisonnements des philosophes une spéculation de l'esprit plutôt qu'une vérité pratique. Tel est le reproche adressé par des esprits superficiels à Platon, à saint Augustin, à Descartes, à Malebranche, à Clarke, etc., heureux quand la persécution ne s'attaque pas aux apôtres de la vérité ! Socrate enseignant publiquement l'existence d'un Dieu, l'immortalité de l'âme fut condamné à mort par l'aréopage, parce qu'il ne croyait pas à la religion de l'État et qu'il était accusé de corrompre ainsi la jeunesse. Aristote enfin qui avait suivi pendant vingt ans l'enseignement de Platon, accuse lui-même ce philosophe de n'aller qu'à des abstractions, tandis que lui partait des causes physiques pour s'élever au-dessus de la nature.

Aux preuves rationnelles que les esprits supérieurs considèrent quoique abstraites, comme évidentes et certaines, parce qu'elles s'appuient sur la nature même de l'homme, il faut joindre les preuves de l'expérience qui, tout en ayant moins de valeur peut-être, sont plus frappantes cependant et parlent avec plus de force au plus grand nombre des intelligences. Ces preuves sont les arguments par les causes finales, dans l'ordre physique et dans l'ordre moral, le spectacle de l'univers pour l'un, la providence pour l'autre. C'est à ce genre de preuves qu'il faut rapporter la théodicée d'Aristote. Ce philosophe arrive aux mêmes conséquences que Platon, mais par un autre procédé. « Tout ce qui est mû, dit

Aristote, suppose un moteur. L'enchaînement n'aurait point de fin, s'il n'existait un premier moteur immobile. Un être qui meut sans être mû est éternel, essence pure, acte pur. » De telles définitions compensent bien des subtilités, dont Aristote accompagne ses syllogismes. Hâtons-nous d'ajouter que Platon n'a point négligé l'argument des causes finales. Dans son plus beau dialogue, *le Timée*, il explique l'univers, son harmonie, sa beauté par une cause première d'une perfection accomplie; c'est elle qui a fait le monde d'après un plan admirablement ordonné, et nécessairement antérieur et supérieur au monde. Il faut, comme pour toutes choses, considérer si en effet il y a eu un commencement; or, le monde est visible, tangible et corporel; tout ce qui tombe sous les sens naît et périt. Il doit donc venir d'une cause, la meilleure de toutes les causes, qui n'est autre que l'auteur et le père de l'univers.

La grandeur et l'ordonnance du monde doivent être considérées, en effet, comme preuves irréfragables d'un Dieu créateur, se manifestant dans ses œuvres à toutes les intelligences. Avant tous les philosophes, le Psalmiste avait dit avec autant de sublimité que de simplicité : *Cœli enarrant gloriam Dei.* La plus grande partie de la théodicée n'est-elle pas contenue dans ce magnifique passage de la première épître de saint Paul aux Romains? « En effet, dit l'apôtre, ils ont connu ce qui peut se découvrir de Dieu, Dieu même le leur ayant fait connaître; car les perfections invisibles de Dieu, sa puissance éternelle et sa divinité sont devenues comme visibles, depuis la création du monde, par la connaissance que ses créatures nous en donnent ; en sorte que ces créatures sont inexcusables ; parce que ayant connu Dieu, ils ne l'ont pas glorifié comme Dieu, et qu'il ne lui ont pas rendu grâces ; mais qu'ils se sont égarés au contraire dans leurs vains raisonnements, et que leur cœur insensé a été rempli de ténèbres. » Le discours de saint Paul devant l'aréopage n'est pas une démonstration moins éloquente de l'existence de Dieu, de sa puissance qui a tout créé et de sa providence qui conserve tout, en même temps qu'il est une protestation courageuse contre le culte des faux dieux.

Avec quelle grandeur, avec quelle puissance, avec quelle harmonie, Dieu ne se révèle-t-il pas dans ses œuvres ! Aussi Newton ne trouvait-il pas de raisonnement plus solide et plus convaincant en faveur de la divinité que celui de Platon qui fait dire à l'un de ses interlocuteurs : « Vous jugez que j'ai une âme intelligente, parce que vous apercevez de l'ordre dans mes paroles et dans mes actions ; jugez donc en voyant l'ordre de ce monde qu'il y a une âme souverainement intelligente. L'argument des causes finales, reproduit de mille manières, est irréfutable. « Lorsque vous entrez dans une maison, dit Minutius Félix, et que vous en admirez la disposition et l'ornement, ne pensez-vous pas qu'un maître préside à cette ordonnance? A plus forte raison, quand vous considérez le ciel et la terre, les lois qui les régissent, l'ordre qui y règne, la providence qui les gouverne, doit-on convenir qu'un être supérieur à tout, en est le créateur et le maître. » (*Octavius*, chap. XVII.)

Aucun des ouvrages, sortis de la main des hommes,

n'est aussi grand, aussi beau que le monde. Il serait même insensé de les comparer. Cependant aucun homme de bon sens n'oserait attribuer au hasard ceux qui font notre admiration. Personne n'oserait soutenir que la *Vénus de Milo*, découverte par le comte de Marcellus dans les fouilles pratiquées à Milo, en 1820, était un simple bloc de marbre, taillé par le hasard, sans le ciseau d'un sculpteur ? A qui persuadera-t-on que les *sept merveilles du monde* se trouvèrent formées par un accident fortuit ; qu'une éruption volcanique, par exemple, a pu jeter dans les airs la *coupole de saint Pierre ;* que l'écume de la mer, vomie par une tempête, a pu former la *transfiguration ?* L'imagination la plus féconde, la plus aventureuse, ne saurait imaginer que ces œuvres, que ces merveilles aient été produites par le hasard. Si le plus vulgaire bon sens proclame qu'elles ont chacune pour auteur quelque artiste sublime, comment comprendre que l'univers existât sans une cause, sans l'intervention d'un Dieu créateur dont la puissance et la grandeur fussent supérieures à celles de l'univers même ?

Ainsi l'ont pensé tous les sages esprits ; Cicéron dit avec son bon sens ordinaire que le hasard ne ferait jamais un seul vers des *Annales* d'Ennius, bien loin de faire tout un poëme. Dans quels termes Fénelon inaugure-t-il son beau *Traité de l'existence et des attributs de Dieu ?* Le chapitre premier est intitulé : L'*univers est une représentation sensible de la divinité.* Jamais on ne fournit avec une richesse de détails et de raisonnements comparables cette démonstration, qui s'impose également aux hommes occupés à méditer les vérités abstraites, et aux esprits incapables des opérations purement intellectuelles. Reprenant le raisonnement de Cicéron, « qui croira, dit Fénelon, que les caractères de l'alphabet jetés au hasard aient pu composer l'*Iliade* d'Homère? » Nous répondrons : personne. Supposez l'esprit le plus paradoxal; aucun cependant n'oserait soutenir que le hasard seul ait formé l'*Iliade* d'Homère, la *Mécanique céleste* de Laplace, le *Don Juan* de Mozart. Le monde est une harmonie non moins compliquée, un assemblage d'éléments, de lois, de principes, de beautés, aussi extraordinaires, plus merveilleux encore que l'*Iliade*, que que la *Mécanique céleste*, que le *Don Juan*; on ne pourrait donc pas davantage et moins encore expliquer sa formation en dehors de la cause première, du Créateur. Si l'on soumettait le problème au calcul des probabilités, on arriverait à cette conclusion : qu'il y a plusieurs millions de milliards à parier contre un, que des caractères d'imprimerie, que des notes de musique, que des atomes ou des éléments jetés au hasard, cette expérience fût-elle renouvelée à chaque heure pendant l'éternité, n'ont pu former ni l'*Iliade* d'Homère, ni la *Mécanique céleste* de Laplace, ni le *Don Juan* de Mozart, ni l'univers ouvrage de Dieu. Donc Dieu est, et son existence est absolument prouvée par le bon sens, par la raison et par l'expérience.

Nous pourrions borner là notre démonstration ; cependant nous désirons répondre à quelques objections. Suivant un certain nombre de philosophes, qui mériteraient plutôt le nom de sophistes, car malgré leur génie, ils ont obscurci la vérité par des raisonnements captieux, suivant quelques philosophes, disons-nous, il n'y a d'autre Dieu que l'univers lui-même ; il n'y aurait qu'une seule substance, esprit ou matière. Il serait facile de démontrer en effet que tous ces philosophes depuis Xénophane, Parménide, Leucippe, Démocrite, Epicure, Plotin et Porphyre jusqu'à Hobbes, Spinosa, Berkeley, Hégel et Schelling, sont les représentants de systèmes, dont le dernier mot est l'unité de l'être, la négation d'un Dieu créateur.

La religion de la vieille Égypte et de l'Inde ancienne était une sorte de panthéisme dans lequel toutes les forces de la nature, les corps célestes, les plantes et les animaux étaient personnifiés et divinisés. Toutefois, le véritable fondateur du panthéisme fut Xénophane, qui regardant l'idolâtrie comme un culte monstrueux, accabla de sarcasmes Homère et Hésiode, dans ses poëmes malheureusement perdus. La liberté avec laquelle il s'exprimait sur les divinités du paganisme le fit chasser de Colophon, sa patrie. « Il n'est pas moins impie, disait Xénophane, de soutenir que les dieux naissent que de prétendre qu'ils meurent, puisque dans l'un et l'autre de ces deux cas il serait également vrai qu'ils n'existent pas toujours. » Ce philosophe réduisait tout à l'unité absolue, qu'il identifiait avec Dieu même. Parménide d'Élée, son plus célèbre disciple professait également l'unité de l'être. Distinguant deux ordres de connaissances, celles qui sont fondées sur la raison et celles qui viennent par l'expérience, il prétendit que d'après les premières il n'existe qu'un être unique, immuable et infini ; que la diversité, le changement, la pluralité sont impossibles ; mais il avouait que d'après le témoignage des sens, il faudrait admettre tout le contraire. Il concluait de là, que les sens nous trompent et que le monde n'est qu'une apparence. Parménide était si enthousiaste de sa doctrine qu'à l'âge de soixante-cinq ans, il partit pour Athènes avec Zénon d'Élée, pour aller combattre les philosophes de l'école ionienne. Socrate était alors très jeune ; il paraît toutefois qu'il eut plusieurs entretiens avec ces philosophes. Zénon fut le créateur de la dialectique ; à l'aide de raisonnements très captieux, il faisait ressortir les contradictions qu'entraîne l'opinion commune sur la diversité des êtres, sur leurs changements perpétuels, sur la divisibilité de la matière à l'infini. Aristote, dans sa physique, a conservé les arguments sophistiques à l'aide desquels il combattait la réalité du mouvement. Mais il n'est point vrai qu'un jour où il argumentait ainsi, Diogène pour le réfuter se contenta de marcher devant lui. C'est ainsi qu'il réfuta en effet un disciple de Zénon d'Elée ; Zénon enseignait à Athènes vers l'an 504 ; Diogène naquit à Sinope en 413 seulement.

Le poëme de Parménide intitulé *De la Nature* étant perdu, on pouvait espérer que Platon nous aurait conservé la doctrine complète du panthéisme ancien, qui s'est perpétué avec des phases et des modifications diverses jusqu'aux temps modernes. On était d'autant mieux en droit de l'espérer, que Socrate avait fréquenté Parménide et Zénon dont il ne paraissait nullement dédaigner les principes, et que Platon a intitulé l'un de ses dialogues : *Parménide ou sur les idées*. Dans ce dialogue où figurent Socrate, Antiphon, frère maternel de Platon, Parménide, Zénon d'Elée et Aristote qui fut plus tard un des *Trente*, Socrate reconnaît que, dans ses poëmes, Parménide avance que tout est un, s'appuyant sur de belles et bonnes preuves, et que Zénon de son côté prétend qu'il n'y a pas de pluralité, proposition dont il donne aussi des preuves très nombreuses et très fortes, ce qui n'est guère que la même chose. Zénon en convient, ne voulant pas en imposer à Socrate, qui sait bien, ajoute-t-il, *comme les chiennes de Laconie*, suivre la piste du discours. Dans sa jeunesse, il avait composé un ouvrage où il essayait de démontrer, que la supposition qu'il y a pluralité conduit à des conséquences plus ridicules que la supposition que tout est un. Après beaucoup de subtilités sur la ressemblance devenant dissemblance, sur le un et le multiple, Socrate manifestant le désir que la discussion portât, non sur des objets visibles, mais sur les *idées*, Parménide à son instigation prend la parole en ces termes : « Si l'*un* existe, il n'est pas *multiple*; il n'a donc pas de parties et n'est pas un tout. Si l'*un* n'a pas de parties, il n'a ni commencement ni fin. Il est sans figure, il est illimité ; cela étant, il ne sera nulle part, ni en lui-même, ni en nulle autre chose, etc. » Ce dialogue où l'on espère trouver soit une véritable théorie des idées, soit une exposition et une réfutation du panthéisme antique, n'est qu'un long exposé de subtilités captieuses ou de dialectique dignes des sophistes. Si Platon a voulu exposer seulement les hypothèses contradictoires dans lesquelles se complaisait la secte éléatique, il a réussi.

Ainsi que nous l'avons déjà exposé, le dogme fondamental de Xénophane et de Parménide était l'unité. Toutes les existences se réduisaient à une seule : celle de Dieu; tous les autres êtres n'avaient qu'une réalité apparente, et venaient se confondre dans la substance divine. Quoique les sectateurs de Brahma croient à une triple manifestation de l'être souverain, à la métempsycose et à l'immortalité de l'âme, ils prétendent cependant, comme les Eléates, que le monde est une illusion, une ombre, un peu de fumée. Le célèbre Averrhoës allia aux doctrines d'Aristote, celles des Néo-platoniciens, enseignant que tous les êtres émanaient de Dieu. Suivant le célèbre *commentateur*, il existe une intelligence universelle, à laquelle tous les hommes participent. Imbu des idées pythagoriciennes et infatué des rêveries de l'alchimie, le malheureux Jordano Bruno admettait aussi que Dieu est la substance et la vie de toutes choses; il considérait le monde comme un animal immense dont Dieu est l'âme. Une opinion à peu près pareille, avons-nous dit plus haut, était celle du grand Képler lui-même qui reconnaissait au soleil une âme attirant à lui les planètes.

Puis vint le chef du panthéisme moderne, qui convertit l'athéisme en système, le célèbre Spinosa dont les sentiments étaient aussi louables que les principes philosophiques furent pernicieux. Initié à la philosophie par l'étude de Descartes, il voulut penser par lui-même, et imagina un système dans lequel il n'admettait, comme Xénophane, qu'une substance unique, infinie, Dieu, à laquelle il donnait deux attributs essentiels, l'*étendue* et la *pensée*. Spinosa appelle substance, ce qui est en soi et existe par soi-même; elle est éternelle et indépendante de toute cause supérieure; et de même que Descartes a conclu d'un être infiniment parfait, existant nécessairement, qu'un tel être devait exister, ainsi de l'idée vraie que nous avons de la substance, Spinosa conclut qu'elle doit nécessairement exister, ou, en d'autres termes, que son essence et son existence sont une vérité éternelle. Suivant ce philosophe, elle est simple et ne peut être divisée en parties; car si elle pouvait être divisée en parties, ou bien ces parties ne conserveraient point la nature de la substance ou bien chacune de ces parties serait infinie et existerait par elle-même, ce qui serait également absurde. Il ne peut donc y avoir deux substances; mais si elle existe en soi, si elle est simple, unique, nécessaire, éternelle, infinie, la substance et Dieu sont synonymes. La substance en soi n'a ni intelligence, ni perfection, ni puissance; elles les acquiert par les modifications dont elle est susceptible. Modifiée en étendue, elle produit les corps et tout ce qui occupe un espace; modifiée en pensée, elle est l'âme de toutes les intelligences et de tout ce qui vit. L'univers, la nature ne sont donc autre chose que la substance ou Dieu avec tous ses attributs. Dans ce système, tout est l'effet d'une nécessité absolue; il n'y a de liberté ni dans l'homme, ni même en Dieu. La personnalité humaine disparait. N'en est-il pas de même de l'ordre moral?

Après avoir défini la substance dans les termes vagues et abstraits que nous avons indiqués, Spinosa expose son système à la façon des géomètres, en posant des axiomes, en donnant des définitions, d'où il déduit enfin ses démonstrations. Ce que Zénon d'Elée fesait à l'aide des subtilités de la dialectique, Spinosa le renouvelle avec tout l'appareil géométrique pour appuyer le même système. Et les raisonnements de l'un et de l'autre sont tellement alambiqués et obscurs, qu'on serait tenté de supposer la mauvaise foi, si on ne connaissait pas l'aveuglement, pour ainsi dire involontaire, et l'orgueil inconscient des inventeurs de systèmes.

Le spinosisme ayant été solidement réfuté par Dom François Lami, Isaac Jaquelot, Fénelon, Boulainvilliers et tant d'autres, nous nous contenterons de quelques courtes remarques. Descartes a pu conclure avec un assentiment universel, que l'idée d'une perfection infinie, résidant nécessairement en Dieu, était une preuve que Dieu existait. Que fait Spinosa? Il suppose capricieusement et sans preuves une substance unique : ce n'est ni la raison, ni la conscience qui la révèlent à son esprit; il la crée à l'image de sa fantaisie, il la définit ou plutôt il définit Dieu. C'est arbitrairement qu'il la suppose douée de deux propriétés essentielles : l'*étendue* et la *pensée*. Si elle est étendue, elle ne pense pas; si elle pense, elle n'est pas étendue. Ce sont là deux propriétés qui se repoussent et s'excluent. La substance, prétend-il, est simple, et ne peut être divisée en parties, car alors la substance ne serait pas simple et chacune des parties serait infinie. L'évidence pourtant lui prouve que la divisibilité est une qualité inhérente à la matière. Spinosa change alors la divisibilité en modifications, et espère ainsi tromper les esprits peu attentifs, ce qui cependant est la même chose dans son système; les termes seuls sont changés. Toutes les parties de la substance peuvent-elles donc ne pas se ressembler? S'il est certain que deux et deux font quatre et que deux valeurs égales à une troisième sont égales entre elles, il n'est pas moins évident que deux grammes d'or pur sont absolument identiques à deux grammes d'or. Puis toutes les parties n'étant que la substance elle-même, devraient se ressembler et être douées de propriétés pareilles. L'oxygène, l'azote, le fer, la soude, le feu, l'eau seraient la même chose! Tout est donc subtilité, arbitraire, contradiction, impossibilité dans le spinosisme; la conscience des philosophes repousse un système aussi monstrueux, qui n'est, en somme, qu'une continuelle supposition et une perpétuelle contradiction.

Cependant le panthéisme n'est pas mort; il suffit pour s'en convaincre de lire Schelling, Hégel et la plupart des disciples de ces hommes célèbres. Abandonnant la succession de Kant et de Fichte, qui avaient établi, l'un la distinction et l'antagonisme du subjectif et de l'objectif, l'autre un idéalisme purement subjectif, Schelling et Hégel admirent l'identité du sujet et de l'objet, par conséquent l'identité absolue de toutes choses : « La nature, dit Schelling n'est pas une masse inerte ; pour celui qui sait se pénétrer de sa sublime grandeur, elle est la force créatrice de l'univers, force sans cesse agissante, primitive, éternelle, qui fait sortir de son propre sein tout ce qui existe, périt et renaît tour à tour (*Discours sur les arts*). Mais si les systèmes de Kant et de Fichte sont enveloppés d'une obscurité que leurs plus enthousiastes sectateurs ne parviennent pas à dissiper, Hégel s'enveloppe de ténèbres plus épaisses encore; aussi, ses disciples s'accusent-ils mutuellement qu'on n'a pas compris la doctrine du maître. Hégel définit la philosophie *la science de la raison, en tant que celle-ci est l'idée et la conscience de toute existence dans son dévoloppement nécessaire.* Il débute par des abstractions qui sont le fondement et le type de toute réalité; Hégel part de ce principe que *tout ce qui est rationnel est réel, tout ce qui est réel est rationnel.* Par la seule force de la dialectique, il fait sortir toutes choses de l'idée : l'absolu, la nature, l'esprit. L'absolu, c'est l'idée pure, considérée en elle-même et d'une manière abstraite; la nature, c'est l'idée manifestée et devenue objet; l'esprit, c'est l'idée faisant retour sur elle-même, et selon qu'en revenant sur elle-même, l'idée (devenue alors esprit) s'envisage comme *esprit subjectif*, comme *esprit objectif*, ou comme *esprit absolu*, elle nous donne soit l'*âme*, objet de la psychologie, soit nos semblables et la société, objet de la morale ; soit Dieu, objet de la religion. Ce n'est pas assurément sans raison que Hégel a été considéré comme l'un des trois plus grands génies philosophiques de l'Allemagne; mais malheureusement, son système, comme celui de Schelling, supprime l'immortalité de l'âme et conduit au panthéisme qui n'est autre chose que la négation d'un Dieu, que la divinité de la matière.

La dialectique est véritablement l'art de raisonner, et dès lors combien ce procédé, éclairant les sujets obscurs d'une vive lumière, ne serait-elle point inappréciable, si elle avait toujours pour guides la raison et la logique !

Mais combien de fois aussi, au lieu d'une suite d'argumentations propres à découvrir la vérité cachée, ne fait-elle pas perdre le fil conducteur, et ne se sert-elle pas d'une sophistique qui détourne l'esprit du droit chemin et le mène par des labyrinthes et des subtilités captieuses à quelque abîme, et de l'art de persuader fait l'art de tromper ! Aristote dit avec un souverain bon sens qu'il n'y a pas de milieu entre le *oui* et le *non*, et qu'il est impossible qu'une chose soit et ne soit pas tout à la fois. De son temps, comme du nôtre, les sophistes enseignaient tout ; il s'amusaient à prouver que le même est autre ; l'autre, identique ; le grand, petit ; le semblable, dissemblable ; etc. (Platon, *le Sophiste ou des êtres*.) « *Réfuter même de tels raisonnements*, ajoute ce philosophe, *c'est y prendre bien plus de peine que cela ne vaut*. »

Supposer l'unité de l'être ou de la substance, prétendre qu'il n'y a pas de Dieu, ou que l'univers lui-même est Dieu, c'est admettre l'éternité de l'univers et de la matière. Aristote se vantait d'avoir été le premier philosophe qui eût reconnu l'éternité du monde. Mais Xénophane, Parménide, Zénon, Pythagore, Philolaüs, Leucippe, Démocrite avaient soutenu la même opinion avant Aristote.

Dans un ouvrage intitulé de la *Nature de l'univers*, et attribué à un philosophe pythagoricien, Ocellus de Lucanie, on trouve établie cette doctrine que le monde n'a point été engendré et ne peut périr, qu'il y a deux éléments, l'un actif, l'autre passif, dont les rapports harmonieux constituent l'ordre de l'univers, et enfin que rien n'est nouveau dans cet univers, mais que tout y est seulement renouvelé. Il soutenait encore que si l'histoire grecque ne commence qu'à Inachus, cela dépend des révolutions occasionnées par les incursions des barbares ou par des bouleversements de la nature, qui auraient anéanti les monuments historiques plus anciens. C'était un axiome des épicuriens, admis par les philosophes que *rien ne se fait de rien et que rien ne peut rentrer dans le néant ; ex nihilo nihil, in nihilum nil posse reverti*. Cet axiome nous paraît incontestable, en ajoutant : *excepté par la puissance de Dieu*. Bien plus, le célèbre Synésius qui joignit à la vertu d'apôtre l'humanité du philosophe, refusa longtemps l'évêché de Ptolémaïs, alléguant, comme motifs de sa résistance, ses principes de philosophie platonicienne ; il disait ne pouvoir croire ; 1° que l'âme soit produite avant le corps ; 2° que le monde doive périr en tout ou en partie ; enfin, il pensait que la résurrection est un mystère impénétrable.

Que Dieu soit le créateur de toutes choses, qui en doute, en dehors des matérialistes et des panthéistes dont nous avons combattu les opinions ? On lit dans l'ouvrage de Zimmermann (*Le monde avant la création, ou le berceau de l'univers*), « une seule chose nous est imparfaitement connue : *la création*. » L'auteur avoue que sur cette question nous n'avons jusqu'ici que des hypothèses qui, tout vraisemblables qu'elles paraissent, ne sont pas appuyées sur des faits. Quoique l'un des fondateurs du sensualisme moderne, Condillac lui-même (*Traité des animaux*), n'en a pas moins reconnu, en excellents termes, la puissance créatrice de Dieu : « il n'est pas étonnant, dit ce philosophe, que nous ne concevions pas la création, puisque nous n'apercevons rien en nous qui puisse nous servir de modèle pour nous en faire une idée. Conclure de là qu'elle est impossible, c'est dire que la première cause ne peut créer, parce que nous ne le pouvons pas nous-mêmes. C'est encore un coup le cas de l'aveugle qui nie l'existence de la lumière. » La question des preuves de l'existence de Dieu impliquant, avons-nous dit, ses qualités et ses perfections infinies, on doit placer au premier rang sa toute-puissance, c'est-à-dire la puissance créatrice. Il ne peut pas y avoir deux causes premières, et d'ailleurs une cause aveugle et fatale n'a pu produire des effets intelligents et libres. « C'est Dieu qui a fait le monde, dit Platon, et tout a été fait par Dieu. Le monde ne vient pas d'une cause aveugle et spontanée, mais il vient d'un Dieu qui crée avec science. »

Les philosophes spiritualistes ont dédaigné de répondre à une objection, que nous ne considérons pas comme entièrement sans valeur. Pourquoi si Dieu existe, disent quelques incrédules systématiques, s'il est le créateur des mondes et de l'âme, ne s'est-il pas révélé à l'homme, et n'a-t-il pas dissipé les ténèbres et les mystères qui lui dérobent la vérité qu'il a tant d'intérêt à connaître ? Pourquoi, le supposant doué d'une perfection infinie, sa bonté n'a-t-elle pas éclairé l'homme sur les mystères de son origine, sur ses devoirs, sur sa destinée ? Pourquoi ce père tendre n'a-t-il pas guidé les pas de son enfant débile dans les sentiers abruptes de la vie ? Pourquoi le mal, pourquoi la mort? Pourquoi ne pas dissiper les doutes cruels qui envahissent certaines âmes? Pourquoi, sphinx impénétrable, pose-t-il à sa créature une énigme dont il ne lui dira le mot qu'au fond de la tombe ? Pourquoi n'a-t-il pas permis qu'un seul mort, secouant la poussière de son linceuil, vînt dévoiler au genre humain les secrets de la vie future? Pourquoi ne révèle-t-il pas sa puissance par des miracles au-dessus du pouvoir des hommes, ou ne permet-il pas à quelques représentants de son autorité de commander aux éléments, d'apaiser les tempêtes, de s'élever dans les airs, de marcher sur les eaux, de dire à l'aveugle-né, vois! au sourd-muet, entends! au paralytique, marche! au mort couché dans son cercueil, lève-toi! On voudrait enfin qu'aux preuves tirées de la raison, de l'ordre de l'univers et des causes finales, se joignît un troisième ordre de preuves directes, palpables; une communication visible de Dieu avec l'homme, une *Révélation*!

Ceux qui, pour de tels motifs, mettent en doute l'existence de Dieu, lui supposent des affections humaines; ils créent un Dieu à leur image et se font les justiciers de celui qui est le souverain juge. Il n'entre pas dans notre sujet d'examiner si la philosophie doit être abstraite de toute théologie. Les preuves de la Révélation sont assises sur des bases inébranlables; ainsi l'ont jugé dans tous les siècles la plupart des grands hommes qui les ont illustrés, savants, législateurs, poëtes, philosophes. Suivant Pascal, la foi est la dernière démarche de la raison. Au milieu des doutes dont leur raison vacillante était assaillie, Locke et Kant eux-mêmes firent un appel aux vérités de la Révélation.

Depuis l'avénement du christianisme, les démonstrations de l'existence de Dieu et de l'immortalité de l'âme, ainsi qu'on le voit dans saint Augustin, dans saint Thomas d'Aquin, Descartes, Bossuet, Fénelon, Leibnitz, Samuel Clarke ont plus de force et de fermeté qu'autrefois. Chez les anciens, Platon excepté, aucune croyance surnaturelle n'était exempte de doute ou d'erreur. Que faut-il en effet penser de la certitude, en matière de philosophie, s'il est vrai qu'après avoir défini avec une telle supériorité les attributs de Dieu, Aristote, près de rendre le dernier soupir, ait prononcé ces désolantes paroles : « *Je suis venu au monde nu ; j'ai vécu dans le doute ; où je vais, je n'en sais rien ; Être des êtres, ayez pitié de moi !* »

Ainsi que Tertulien le fait très justement remarquer, l'homme n'est grand que parce qu'il y a un Dieu au-dessus de lui ; sans un Dieu dans le ciel, il devient l'égal du reptile et, mort, il est comme lui un peu de cendre, un peu de boue, une vapeur. Les passions, les préjugés, le respect humain aveuglent souvent bien des cœurs ; cependant, combien d'hommes célèbres s'élèvent enfin au-dessus de l'idolâtrie de la matière et rendent un suprême hommage à la vérité ! Qu'il nous suffise de citer d'Alembert, Cabanis surtout. C'est en pleine possession de ses facultés et de sa renommée que le chef proclamé du matérialisme scientifique, que le célèbre auteur des *Rapports du physique et du moral* écrit à M. Fauriel sa *Lettre sur les causes premières*, où il reconnaît une providence ordonnatrice du monde et une âme distincte du corps. Dans le temps même où les passions dévorantes et la haine contre les institutions humaines grondaient au fond de son cœur, lord Byron écrivait à Murray, au sujet d'une violente satire publiée contre lui : « *L'auteur a tort en un point ; je ne suis pas athée.* » Malgré les critiques de Hume et de Joseph de Maistre, François Bacon sera toujours considéré comme un des plus grands écrivains modernes, un des plus éminents philosophes de l'Angleterre. Voici en quels termes débute sa profession de foi : « Je crois que rien n'est sans commencement excepté Dieu. » Elle mériterait d'être inscrite ici en entier ; nous n'en rappellerons que les dernières phrases : « De sorte, dit ce grand homme, qu'il y a trois époques (si l'on peut s'exprimer ainsi) ou trois parties de l'éternité : la première celle qui précéda tous les siècles et où la divinité était seule, sans la société d'aucune créature ; la seconde celle du mystère qui doit durer depuis la création jusqu'à la consommation des mondes ; la troisième, qui est la dernière et qui se prolongera éternellement, sans subir aucun changement. »

Nous concluons donc avec Platon, saint Thomas d'Aquin, saint Anselme, Bacon, Clarke, Fénelon, que Dieu est ; nous ajoutons avec Descartes et Leibnitz qu'aucun théorème géométrique n'est plus certain que l'existence d'un premier être, tout puissant et créateur. Cependant aux preuves rationnelles, aux preuves tirées des causes finales, ne peut-on en joindre d'autres que nous appellerons scientifiques, et qui suffiraient seules pour prouver qu'il existe un Dieu souverain en dehors de la matière ? Nous puisons ces preuves dans deux ordres de faits indiscutables ; le premier est l'observation des phénomènes astronomiques, le second c'est l'histoire des corps organisés et de l'homme en particulier.

En parlant du premier ordre de preuves empruntées à l'astronomie, nous déclarons qu'il ne peut être question que de philosophie spéculative et non de la science des Arago et des Leverrier. Interrogée avec soin, l'observation nous révèle que, dans les champs de l'infini, tout a eu un commencement et par conséquent une cause. Quelle est cette cause sinon Dieu ? On ne peut donc s'arrêter à l'hypothèse d'Herschell sur l'origine des corps célestes ; elle est aussi invraisemblable que celle de Leucippe et d'Épicure. Ce savant suppose donc qu'à une époque *infiniment éloignée*, il existait une matière pondérable, répandue uniformément dans l'espace dont quelques points toutefois, étant plus denses, devinrent des centres d'attraction et de mouvement, qui groupèrent autour d'eux la matière ambiante. Ainsi par des condensations successives se formèrent les nébuleuses, puis les étoiles, ensuite les planètes. On peut adresser à la matière primitive d'Herschell les mêmes objections qu'aux atomes et au vide des Épicuriens. Supposer que la matière existe par elle-même, qu'elle est éternelle et qu'elle a formé le monde, c'est attribuer au hasard et au néant un ordre et des lois qui ne peuvent appartenir qu'à une sagesse infinie. D'ailleurs, quelque antiquité qu'on attribue aux corps célestes, à notre système solaire en particulier, les changements qui s'y produisent prouvent qu'ils ne sont pas éternels, que le monde est créé et qu'il aura une fin. Nous en emprunterons à Laplace une preuve qu'aucun astronome ne récusera.

Les révolutions du globe, attestées par la géologie, ont conduit les savants à rechercher les causes de ces grands changements, et, par une déduction nécessaire, la constitution de l'astre autour duquel gravitent toutes les planètes et dont la terre est une dépendance immédiate. Nous passons sous silence les opinions toutes conjecturales des anciens philosophes et nous arrivons aux modernes dont les systèmes ont pour appui, sinon la certitude, du moins quelque hypothèse plus ou moins vraisemblable, et fondée sur les lois physiques. A l'exemple de Descartes et de Leibnitz, Buffon considère la terre comme un soleil éteint. Il suppose qu'une grande comète, tombant sur le soleil, en chassa un torrent de matière, qui se réunit au loin en divers globes; devenus opaques et solides en se refroidissant, ces globes formèrent les planètes et leurs satellites. Tous les corps ainsi formés devraient en effet se mouvoir à peu près dans le plan qui passe par le centre du soleil et par la direction du torrent de matières qui les auraient produits. Mais un grand nombre d'objections irréfutables ne permettent pas d'adopter l'hypothèse de Buffon; les deux principales sont les suivantes : quoique douées d'une prodigieuse impulsion, les comètes qu'on a appelées si justement un *rien visible* pourraient tomber sur le soleil et se mêler à l'atmosphère de cet astre, ainsi que cela est arrivé plus d'une fois; mais il ne pourrait résulter de cette rencontre la moindre éclaboussure, le moindre choc, capables de projeter les laves enflammées à plusieurs millions de lieues. Babinet comparait le choc d'une comète sur le soleil à celui d'un moucheron contre la locomotive d'un chemin de fer. Voici maintenant l'objection mathémathique : un phénomène contraire à l'hypothèse de Buffon est le peu d'excentricité des orbes planétaires. Dans la théorie des forces centrales, si un corps, mû dans un orbe rentrant autour du soleil, rase le surface de cet astre, il y reviendra constamment à chacune de ses révolutions ; d'où il suit que si les planètes avaient été primitivement détachées du soleil, elles le toucheraient à chaque retour vers cet astre, et leurs orbes, loin d'être circulaires, seraient fort excentriques.

Aujourd'hui l'hypothèse de Buffon ne compte aucun adhérent sérieux, et n'est citée dans la science que par son originalité et à cause du grand nom de l'auteur. Mais l'esprit ne se lasse pas de rechercher l'origine et la fin des choses; penché sur l'abîme de l'inconnu, il se demande d'où proviennent les planètes, leurs satellites, ces bolides enflammés qui circulent autour du soleil. La théorie de la formation de notre système planétaire était réservée à Laplace; comme Buffon, il le fait provenir du soleil. Ce grand géomètre suppose que vu la prodigieuse distance qui sépare les planètes, il faut admettre qu'elles ont été produites par un fluide d'une immense étendue qui était l'atmosphère du soleil. En raison d'une chaleur excessive, elle s'étendait primitivement au delà des orbes de toutes les planètes. Le soleil tournant sur son axe avec une prodigieuse vitesse, et la force centrifuge l'ayant emporté sur l'attraction, les zones périphériques de l'atmosphère se détachèrent de la masse centrale et se transformèrent successivement en anneaux fluides indépendants, qui conservèrent le mouvement originel de rotation et de translation. Ces anneaux obéissant aux lois de l'attraction se rapprochèrent, et telle fut l'origine des planètes naissantes. Le mouvement de rotation augmentant avec les progrès de leur condensation, elles abandonnèrent à leur tour des anneaux qui formèrent les satellites.

Les onze planètes principales de notre système solaire sont accompagnées de quatorze planètes secondaires, dont, à mesure que s'étend le champ de l'observation, on voit s'accroître le nombre ; Leibnitz pensait que les volumes de ces globes croissent en raison de leurs distances au soleil. Ce sont les planètes les plus éloignées qui ont le plus de satellites; Jupiter en a quatre, Saturne huit, Uranus quatre; on n'en a découvert qu'un seul à Neptune. Mais on doit présumer que le prodigieux éloignement de ces planètes et la petitesse des satellites dérobe un grand nombre de ces derniers à nos télescopes. On admettait généralement que, seules, les planètes les plus éloignées et les plus grosses avaient des satellites, tandis que les plus petites et les plus rapprochées du soleil, la terre exceptée, en étaient privées. Or, l'observation vient subitement de se trouver en défaut. Dans le mois d'août 1878, le contre-amiral Roger, directeur de l'Observatoire naval de Washington, annonça à l'Observatoire de Paris la découverte de deux satellites de Mars, qu'on a suivis également à Cambridge et à Cambridge-Port ; du reste, le plus éloigné de ces deux satellites a été aperçu à l'Observatoire de Paris dans la nuit du 27 août.

Si l'on ajoute aux cent vingt planètes et aux seize satellites, déjà reconnus, ceux qu'on découvre d'année en année, ainsi que les millions de pierres météoriques, bolides, étoiles filantes qui circulent dans l'espace et que la terre rencontre en son chemin, en parcourant son orbite annuelle autour du soleil, on est tenté de répéter pour ces corps innombrables ce que le grand Képler disait des comètes, *qu'il y a dans le ciel plus de planètes que de poissons dans le bassin des mers.*

Signalons enfin le passage suivant de l'*Exposition du système du monde* : « Si dans les zones abandonnées par l'atmosphère du soleil, dit Laplace, il s'est trouvé des molécules trop volatiles pour s'unir entre elles ou aux planètes, elles doivent, en continuant de circuler autour de cet astre, offrir toutes les apparences de la lumière zodiacale, sans opposer de résistance sensible aux divers corps du système planétaire, soit à cause de leur extrême rareté, soit parce que leur mouvement est à fort peu près le même que celui des planètes qu'elles rencontrent. »

Au point de vue philosophique, quelles réflexions doit inspirer l'étude des principaux éléments du système solaire? Entre toutes les hypothèses plus ou moins fantastiques, imaginées pour expliquer l'origine et la formation des corps célestes, une seule, celle de Laplace, a survécu et paraît adoptée par tous les astronomes. Cependant, ce grand géomètre avait l'esprit trop juste pour lui donner place dans l'*Exposition du système du monde.* Il l'a reléguée dans une note, ce qui, on en conviendra, lui ôte une grande partie de sa valeur, et détourne les objections de tout genre qu'elle pourrait soulever et que nous passons sous silence. Ne parlons que du célèbre argument d'Aristote : *le mouvement*. Le soleil principal foyer du système planétaire, tourne sur lui-même en vingt-cinq jours et demi, et agit par son attraction sur tous les corps émanés de son atmosphère, en les forçant à se mouvoir autour de lui. Les planètes, conservant l'impulsion primitive, circulent donc autour du soleil et tournent sur elles-mêmes d'occident en orient. Il en est de même des lunes ou satellites dont le mouvement de rotation est exactement égal à leur mouvement de révolution, en sorte qu'ils présentent constamment la même surface, le même hémisphère à leur planète qu'ils accompagnent dans leur translation autour du soleil. Par la plus singulière des anomalies, les satellites d'Uranus, situés aux extrémités de notre système planétaire, se meuvent d'orient en occident, et dans un plan perpendiculaire à celui de l'orbite de la planète, phénomène jusqu'ici inexpliqué. Suivant Laplace, les mouvements des planètes ne sont pas dus à des causes irrégulières; en les soumettant au calcul des probabilités, on trouve qu'il y a plus de deux cent mille milliards à parier contre un, qu'ils ne sont pas l'effet du hasard, et qu'une cause primitive a dirigé les mouvements planétaires. En présence de ce prodigieux calcul, on s'attend à voir Laplace reconnaître que cette cause primitive est Dieu. Non. *Il regarde ces arrangements des planètes comme un effet du mouvement, et les fait dépendre d'un phénomène plus général, celui d'une matière nébuleuse, éparse dans l'immensité des cieux.* Suivant cet homme célèbre, les causes finales reculent constamment aux bornes de nos connaissances. A ce grand nom, qu'il soit permis d'opposer un nom plus illustre encore, celui de Newton. Avant Laplace, il rechercha par quels motifs l'auteur de la nature avait donné au système solaire sa constitution actuelle. Après avoir signalé le phénomène singulier du mouvement des planètes et de leurs satellites dans le même sens, à peu près dans le même plan et dans des orbes presque circulaires, l'auteur des *principes* et de *l'optique* ajoute : « Tous ces mouvements si réguliers n'ont point de causes mécaniques, puisque les comètes se meuvent dans toutes les parties du ciel et dans des orbes fort excentriques. Cet admirable arrangement du soleil, des planètes et des comètes ne peut être que l'ouvrage d'un être intelligent et tout puissant. »

Les variations continuelles, qui s'opèrent ou plutôt qui se sont opérées dans notre système solaire, sont l'image des révolutions dont l'univers entier est le théâtre. Nous rappellerons que plusieurs étoiles présentent dans leur grandeur et dans leur éclat des changements périodiques, des taches que les mouvements de rotation montrent et dérobent alternativement. Des étoiles ont paru tout à coup et puis ont disparu après quelques mois. L'astre observé par Tycho-Brahé, en 1572, dans la constellation de Cassiopée surpassait l'éclat de Jupiter et se voyait même en plein jour. Puis cet éclat s'affaiblit et de blanc éclatant devint jaunâtre et enfin d'un blanc plombé comme Saturne. Il existe certainement dans l'espace un aussi grand nombre de corps opaques ou devenus opaques que d'astres lumineux. Il n'est pas téméraire de dire que certains groupes en renferment des milliards. Nous le répétons : dans les profonds espaces où nos instruments perfectionnés font pénétrer le regard étonné de l'homme, on voit des transformations qui prouvent que toutes ces choses mobiles et variables ont une origine. La matière cosmique, les nébuleuses, les étoiles, les soleils, les planètes sont donc créés. S'ils étaient éternels, ils ne changeraient pas ; et tout ce qui doit arriver serait arrivé. Il y a des milliards de siècles que les nébuleuses auraient formé des étoiles, les étoiles des planètes, que pareilles à notre soleil et à nos planètes, ces étoiles et ces planètes se seraient refroidies et rappelleraient l'image de ces deux beaux vers de Gilbert :

Et d'ailes et de faux dépouillé désormais,
Sur les mondes détruits le temps dort immobile.

On ne saurait trop insister sur ces considérations. L'immuable est le caractère de l'Être éternel. Ils ne sont donc pas éternels ces corps célestes qui se transforment sous nos yeux, qui ne sont pas arrivés à leur état de stabilité. Les uns continuent leurs révolutions dans l'espace qu'ils illuminent de leurs rayons étincelants ; une stérilité glacée s'est emparée des autres, qui ne brillent que d'une lumière d'emprunt, destinée elle-même à s'éteindre. Nous le répétons, si le monde était éternel, tout ce qui est arrivé, tout ce qui arrivera serait arrivé depuis des milliards de siècles. L'épicurisme matérialiste a dit avec l'assentiment de tous les philosophes : *ex nihilo nihil, in nihilum nil posse reverti ;* après avoir prouvé que ce qui change n'est pas éternel, l'esprit le plus obscurci par les préjugés peut-il se refuser à reconnaître un Dieu tout puissant qui d'un mot, a tiré le monde du néant et qui, d'un mot, peut l'y faire rentrer.

Nous nous hâtons de descendre de ces hauteurs d'où l'esprit voit des horizons si vastes, mais tant de vertigineux abîmes, afin de nous occuper de la terre, notre mère commune, où sont tous nos interêts, où s'accomplit la destinée de l'homme.

Le globe que nous habitons n'a pas toujours nourri des êtres vivants ; Descartes, Leibnitz, Buffon et la plupart des géologues pensent que, dès l'origine, il était en incandescence et même dans un état complet de volatilisation. Cette théorie est prouvée par les différentes couches vitrifiées qu'on rencontre dans ses profondeurs, par la température qui augmente à mesure qu'on s'enfonce vers le centre, par les eaux chaudes, bouillonnantes même, telles que celles de Chaudes-Aigues, dans le Cantal; du Sprudel, à Carlsbad; et des Gaysers d'Islande; par les puits artésiens, dont ta température augmente avec la profondeur ; par les matières en fusion et les cendres embrasées que vomissent les volcans, par certains fossiles qu'on trouve dans les couches profondes, surtout enfin par l'aplatissement des pôles. La terre étant un sphéroïde aplati aux pôles et renflé à l'équateur n'a pu prendre cette forme qu'en la supposant fluide, tournant sur son axe avec une prodigieuse vitesse, qui augmente des pôles à l'équateur où elle s'élève à vingt-huit kilomètres par seconde. Qu'on adopte l'hypothèse de Laplace ou qu'on suppose les planètes contemporaines du soleil, on doit présumer que la terre, comme les autres corps célestes, était une nébuleuse dont la sphère s'étendait à plusieurs milliers de lieues ; la chaleur empêchait toute matière solide. Le nombre d'années pendant lesquelles la terre resta incandescente est incalculable ; on peut l'évaluer à plusieurs milliers de siècles. En se basant sur le temps nécessaire à des boules de basalte de deux pieds de diamètre, mises en fusion, pour se refroidir, le professeur Bischof, de Bonn, a calculé que la terre a dû employer 353 millions d'années pour arriver à la température actuelle. Il estime encore à 1,300,000 le temps où la surface du globe, de l'équateur aux pôles, jouissait, grâce à la chaleur intérieure, d'un climat tropical. Nous laissons au savant professeur de Bonn le mérite comme la responsabilité de ses évaluations.

Du reste, lorsqu'il s'agit de millions d'années nécessaires aux savants pour constituer les faits géologiques, quand Herschell estime que la lumière émise par les dernières nébuleuses, encore visibles dans son télescope de quarante pieds, a dû employer près de deux millions d'années pour venir jusqu'à la terre, il ne faut pas que ces distances, que cette antiquité nous surprennent : ce sont des points de l'infini, des secondes de l'éternité. Quoi qu'il en soit, dès les premiers âges de sa formation, la terre dut se refroidir de jour en jour par son rayonnement dans l'espace. En même temps l'attraction exerçant son empire, les parties les plus denses furent précipitées, et le retrait de la masse dut suivre les progrés du refroidissement, jusqu'à ce que le globe terrestre passât de l'état de volatilisation à l'état de liquide incandescent et de celui-ci à l'état solide.

A ceux qui rejettent les causes finales et l'intervention providentielle dans le gouvernement du monde, nous laissons le soin d'expliquer comment s'est produit le concours des circonstances nécessaires pour que la terre fut habitable, et devint la mère nourricière des plantes et des animaux. Laissant de côté la création des espèces organiques, dont il sera question plus loin, il fallut d'abord la lumière calorique, afin d'allumer et d'entretenir le flambeau de la vie. Sans cet agent mystérieux, création divine comme tout le reste, la nature ne serait qu'un tombeau. Puis, il fallut encore l'air atmosphérique, nourriture, aliment de tout ce qui vit, de tout ce qui respire. La seule formation d'un air vivifiant, tel qu'il existe invariablement par tout le globe, de l'équateur aux pôles, sur les continents et sur les mers, à toutes les hauteurs, nécessite une intervention toute surnaturelle. Cent parties d'air contiennent 21 parties d'oxygène, 79 d'azote. L'oxygène ne pourrait pas descendre de quelques degrés sans que l'air devînt méphytique. Le mélange de tout autre gaz serait un poison : 1/800 d'hydrogène sulfuré tue les oiseaux en quelques secondes. Comment s'est établie cette proportion si bienfaisante, gardienne si salutaire de la vie et de la santé? Qui donc a purifié ainsi l'atmosphère des vapeurs ammoniacales et surtout des torrents d'acide carbonique, dont il était infecté dès l'origine? Ce fut une sage prévoyance qui fit servir ces amas de carbone, à la composition des plantes, des arbres et des fruits qui seront la nourriture de la plupart des animaux. Ainsi voilà plusieurs corps : la lumière calorique, l'oxygène l'azote, le carbone, sans lesquels la vie n'est pas possible. Mais cela ne suffit pas ; un autre gaz est indispensable : l'hydrogène ; sans lui, l'eau, l'élément liquide n'existe pas ; il n'y a ni mer, ni fleuves, ni ruisseaux, ni pluies, ni rosées ; dès lors, plantes et animaux ne peuvent se former et vivre, tout le règne organique est effacé de la création. Le phosphore et la chaux ne sont pas moins nécessaires pour former la charpente des os, la pulpe cérébrale. L'organisation, le sang qui vivifie tous les organes seraient-ils possibles sans la soude, sans la potasse, sans le fer? La silice n'est-elle pas indispensable à la formation d'une bonne terre? La chimie a déjà découvert soixante-quatre ou soixante-cinq corps simples et, là certainement, ne se borneront pas ses découvertes. On se trouve naturellement disposé à penser que dans l'économie de la nature et des causes finales, le cœsium, le didyme, l'orbium, le lantane, le niobium, le ruthénium, le tentale, le vanadium, etc., ont leur utilité, quoiqu'elle nous soit inconnue. Mais arrêtons notre attention sur les neuf ou dix corps élémentaires sans lesquels, ni même si un seul était supprimé, il ne saurait y avoir ni règne végétal, ni règne animal, ni règne humain. Quelle main prévoyante les a réunis pour les faire servir à la génération du règne organique? Si un nouveau Laplace soumettait la question au calcul des probabilités, il nous dirait certainement qu'il y a deux mille milliards à parier contre un, que ce phénomène étrange de dix agents réunis pour concourir à un but commun : l'entretien des êtres vivants, n'est pas un effet du hasard, et ne peut s'expliquer que par l'intervention d'un Dieu créateur, d'une providence divine. Nous le répétons : il faut donc conclure avec Descartes et Leibnitz qu'aucun théorème géométrique n'est aussi certain que l'existence de Dieu.

CHAPITRE XI

(Suite).

De l'immortalité de l'âme.

Ainsi la première et la plus puissante preuve de l'immortalité de l'âme, c'est Dieu. La seconde, c'est la nature même de l'âme, qualifiée par Condillac de collection de phénomènes ; on dirait aujourd'hui de collection de cellules. Quoique l'illustre Kant traite de parallogismes, les quatre thèses fondamentales de la phsycologie rationnelle, nous n'en persistons pas moins à soutenir, ainsi que nous l'avons prouvé dans le précédent chapitre : 1° que l'âme est une substance distincte du corps ; 2° que l'âme est une ; 3° que l'âme est simple ; 4° que l'âme est une substance spirituelle ; quatre propositions qui peuvent être résumées dans la dernière : l'âme est une substance spirituelle, et par conséquent indissoluble.

La grande loi de Lavoisier, qu'on a considérée comme la dernière expression du matérialisme scientifique, *rien ne se perd, rien ne se crée*, généralement admise par les physiciens, est évidente pour les corps bruts et même jusqu'à un certain point pour les corps organisés. Quelques soient leurs alliages et leurs transformations apparentes, on trouve toujours par l'analyse dans les composés la même quantité de matière. En est-il de même des fluides impondérables dont la nature nous est inconnue et qui sont des forces pour les corps bruts? On peut admettre encore, quoique vérité moins évidente, que la chaleur, la lumière, l'électricité et le magnétisme, sans parler de l'affinité et du mouvement, ne sont que les transformations d'un même principe, et qu'on peut leur appliquer la même formule. Nous admettons donc l'unité des forces, ainsi que la grande loi de Lavoisier, sous la réserve cependant que rien ne se perd, rien ne se crée, à moins que le créateur lui-même n'intervînt pour anéantir son œuvre. Loin de trouver dans la science ou dans la loi du véritable créateur de la chimie des preuves de matérialisme, elle nous fournit un nouvel argument à l'appui de l'immortalité de l'âme. Que l'on définisse l'homme une intelligence servie par des organes, un être qui pense et se meut lui-même, il est certain que l'homme est composé d'un corps et d'une âme ; nous avons prouvé que la matière n'a ni sentiment, ni pensée, ni volonté. Dans l'ordre établi par la providence, tous les corps vivants sont sujets à la mort. Nous connaissons le sort de la matière qui les compose ; mais la force, l'esprit, l'âme ne peut périr ; à défaut d'autre preuve, ce serait la science qui nous l'apprendrait, si la loi morale, si la loi providentielle, plus fortes que la science, ne révélaient cette vérité à la conscience du genre humain. Ainsi l'âme, substance simple, active, pensante est indissoluble et par conséquent immortelle.

Quoique Descartes tienne, presque pour faux, ce qui n'est que vraisemblable, les philosophes cependant estiment comme preuves d'immortalité les désirs infinis de l'âme, sa soif de bonheur non satisfaite, le vide du cœur au milieu même des plus vives jouissances ; ils concluent de là, que la vie est un passage et que la destinée de l'homme est ailleurs. « A quelque point du temps que vous arrêtiez l'homme, dit Lamennais (*Pens. div. sur la religion et la philosophie*), il sait, il sent qu'il n'a pas achevé son évolution, qu'il existe au delà un degré de développement ou de perfection qu'il n'a pas atteint, et qu'il pourrait atteindre. S'il mourait tout entier, s'il finissait jamais, il existerait au sein de l'univers une contradiction éternelle, une puissance stérile, une tendance naturelle à quelque chose de possible en soi, et que la nature même de l'être ne lui permettrait pas d'atteindre. » Si ce genre de preuves n'a pas le caractère d'évidence réclamée par Descartes, il faut convenir toutefois qu'il n'est pas sans valeur. S'il est incontestable d'ailleurs que l'homme soit l'être le plus élevé de la création, comment expliquer qu'il en soit en même temps le moins heureux ? Ce qui ne peut former aucun doute. Car seul de tous les êtres, indépendamment des misères physiques, l'homme connaît les douleurs de l'âme qui sont innombrables : l'esclavage, l'adversité, les espérances déçues, la confiance trahie, la persécution, l'exil, les regrets, les remords, les deuils de la patrie, le chagrin de perdre ou de quitter ceux qu'il aime, etc. Seul enfin il connaît la mort, le fantôme de toutes ses joies, que la nature a cachée à tous les êtres et n'a révélée qu'à lui. Sans la vie d'outre-tombe ne serait-ce point là une contradiction, une monstruosité dans la nature?

Si nous admirons l'ordre de l'univers et la magnificence des cieux étoilés qui racontent la gloire de Dieu, combien la loi morale, la providence qui gouverne les nations et fait vivre les sociétés, la justice humaine enfin, qui est un reflet de la justice divine, doivent nous paraître des preuves plus frappantes encore d'immortalité ! Elle n'est pas prouvée avec moins d'évidence par l'impunité de quelques grands coupables. Nous ne parlons pas des inégalités choquantes qu'on remarque dans cette vie où les uns rencontrent tant de bonheurs parfois immérités, où les autres, souvent les gens de bien, sont soumis à tant de souffrances cruelles, de travail sans mesure, de privations excessives; sans une autre existence, la justice ne serait donc pas satisfaite, ou plutôt il n'y aurait ni vertu, ni crime, ni justice. A quoi donc serviraient la victoire sur les passions, la charité, la tempérance, le désintéressement, le pardon des injures, s'il n'y avait pas de Dieu et de vie immortelle?

Quelques sophistes prétendent vainement qu'il n'existe point entre le matérialisme et le spiritualisme une opposition irréconciliable, et que la contradiction est dans les mots plutôt que dans les choses. Les écoles que représentent ces deux doctrines s'excluent l'une l'autre, et sont séparées par un abîme dont aucun raisonnement, aucune subtilité ne combleront jamais l'insondable profondeur. Nous avons suffisamment indiqué les conséquences de l'athéisme, du matérialisme, de la libre pensée sur la conduite individuelle comme sur la destinée des empires, où ces funestes doctrines seraient mises en pratique ; ce qui n'a jamais été. Nous devons placer sur le même rang, le positivisme, quoique ayant la prétention de s'appuyer exclusivement sur la science, et le scepticisme, quoique paraissant se renfermer dans un doute prudent.

La philosophie positive d'Auguste Comte n'est autre que la doctrine du matérialisme antique, sous des formes et des noms nouveaux. Qu'il ait la prétention de s'appliquer à la morale et à la politique, le positivisme est la négation radicale des vérités de l'ordre intellectuel et moral, par conséquent de la philosophie et des religions du passé. Il s'appuie sur un seul raisonnement très captieux, qui est le suivant : une vérité n'existe qu'à la condition d'être positive, c'est-à-dire incontestable et incontestée. Par conséquent, une proposition que les uns affirment, que les autres nient n'est qu'une hypothèse. Telles sont les propositions qui s'appliquent à l'ordre moral et intellectuel ; il n'en est pas une seule qui n'ait été ou ne soit contestée ; aucune n'a donc les caractères de la vérité. D'après ce raisonnement antiphilosophique, les notions physiques, fondées sur des faits extérieurs et sensibles, sont les seules qui échappent à la négation et dont il soit impossible de douter. Fondement du positivisme, cette proposition est fausse et reçoit de continuels démentis dans la pratique. Combien de vérités physiques n'ont-elles pas été de tout temps et ne sont-elles pas encore contestées sans cesser d'être vraies ! Les positivistes eussent regardé Copernic comme un insensé quand il annonça le mouvement des planètes autour du soleil ; avec le roi de Portugal et les Génois, ils eussent traité de visionnaire Christophe Colomb, leur proposant d'aller à la découverte des terres qu'il disait y avoir à l'ouest de l'Europe. On pourrait citer vingt exemples pareils.

Pour constituer une science, disent les positivistes, il faut non seulement des faits, mais encore des lois qu'on déduit de la connaissance des faits eux-mêmes ; les uns et les autres procèdent de l'expérience. C'est par cette méthode que les sciences physiques ont pu réaliser de grands progrès. Cependant, le fondateur et les rares adeptes du positivisme ne pouvaient supprimer en l'homme ce qui constitue sa véritable prérogative, l'élément intellectuel. Ici, il n'y a pas de phénomènes extérieurs et sensibles ; la raison et la conscience seront-elles leurs guides ? Non ; la philosophie positive s'applique exclusivement à constituer la science du monde physique, et c'est d'elle ensuite qu'elle fait provenir la science de l'ordre moral.

Auguste Comte divise la philosophie ou plutôt la science en six parties qu'il range dans l'ordre suivant : les mathémathiques, l'astronomie, la physique, la chimie, la biologie ou science de l'individu et la sociologie ou science de l'humanité. Pour les quatre premières, aucune innovation n'était possible ; il avait une base solide dans tout ce qui avait été fait avant lui ; quant aux deux dernières, le système du positivisme n'apporte au lieu de preuves et de faits que des négations, négations de Dieu, de l'âme et de tout ordre surnaturel. Auguste Comte ne les remplaçait par aucune doctrine nouvelle, et c'est uniquement sur des allégations qu'il appuyait son système de biologie et de sociologie. Sur quelles preuves, se fonde-t-il, par exemple, pour établir que l'humanité a passé par ces trois états successifs : théologique, métaphysique et positif ; celui-ci étant le dernier terme auquel elle doit arriver ? Il n'en apporte aucune. L'état positif, ou celui qu'il appelle tel, est donc le terme de l'humanité, de la civilisation et du progrès ? Singulier aveuglement de l'esprit de système et de l'orgueil humain ! Toutes les doctrines des matérialistes, panthéistes, épicuriens, spinosistes, moralistes indépendants, libres penseurs, sensualistes, positivistes, non seulement restent muets et impuissants devant la cause première, et ne savent expliquer aucune des œuvres de la création, mais encore ils viennent se heurter à une question pratique, à la société, à la morale. On voit qu'au fond de leur système, la société n'est qu'une collection d'individus, telle que celle des éléphants, des loups, des vautours, avec un instinct moins sûr du côté de l'homme, mais avec plus d'intelligence que chez les autres espèces animales. Aussi ne doit-on pas être surpris, qu'ils aient adopté pour l'homme une origine simienne. Le lien qui les unit, ce n'est point la justice, c'est l'utilité générale. Ne parlons pas de religion ; Auguste Comte n'a pas été plus heureux, ni moins ridicule, dans sa tentative pour en créer une, que La Révellière-Lepaux, Fourier et Saint-Simon ; n'insistons pas. Le moindre des défauts de la doctrine positiviste, c'est d'enlever à l'homme toute liberté et de conduire fatalement au despotisme ; mais si l'homme n'est pas libre, pourquoi la société édicte-t-elle des peines contre les violateurs des lois ? Pourquoi demander compte de ses actes à un être qui n'a pas conscience du mal qu'il fait, ou plutôt qui a suivi en logicien irresponsable la morale du positivisme ? La justice sociale ne serait donc qu'une sanglante iniquité.

En dehors de l'observation, tout le procédé des positivistes, en fait de philosophie, c'est l'induction. Quelques-uns même à l'exemple de Stuart Mill, le célèbre économiste, admettent la réalité des phénomènes intellectuels, dont on induit des lois générales ; on arrive ainsi à former la biologie ou la science de l'homme individuel, de même que des faits de l'histoire on induit des lois qui forment la sociologie ou la science de l'humanité. De son côté, le plus savant disciple d'Auguste Comte, M. Littré, au lieu des trois états successifs qu'a traversés l'humanité, en admet quatre : Dans le premier, assure-t-il, l'homme dominé par ses besoins débute par le fétichisme ; puis viennent les trois états successifs de la religion, de l'art et enfin de la science.

En s'appliquant à constituer la science du monde physique, comprenant l'astronomie, il est impossible que quelques positivistes ne se soient pas demandé qu'elle est la cause des phénomènes célestes dont la splendeur nous environne. Ils ont gardé le silence, et s'ils l'avaient rompu, ils auraient répondu comme Pline qui est un des ancêtres du positivisme ; au premier chapitre du deuxième livre de son histoire naturelle, intitulé : *Le monde est-il fini, est-il unique?* « Il est raisonnable de croire, dit Pline, que le monde ou ce qu'il a plu d'appeler d'un autre nom, le ciel, qui couvre et enveloppe tout l'univers, est Dieu, cet être éternel, immense, qui n'a point été engendré et qui ne mourra pas. Rechercher quelque chose hors de lui, n'importe point à l'homme et surpasse les conjectures de l'esprit humain. Il est sacré, éternel, immense, il est tout en tout; bien plus, lui-même est tout. Il est fini et il est semblable à l'infini ; en lui tout est certitude et il semble appartenir au hasard ; au dehors, au dedans, il embrasse tout en lui : ouvrage de la nature, il est en même temps la nature. » Travailleur qui ne connut aucun jour et peut-être aucune heure de repos, jamais écrivain ne mérita plus que Pline l'*ancien*, sinon en théorie, du moins en pratique le nom de positiviste. Il consulta pour sa grande *Histoire naturelle* plus de deux mille auteurs et s'en appropria des extraits; il embrasse, et non pas toujours avec discernement, la physique, l'astronomie, la géographie, l'agriculture, le commerce, la médecine, les arts, l'histoire des peuples; mais il passe entièrement sous silence toute doctrine philosophique et ces belles spéculations qui ont rendu immortels les noms de Pythagore, de Platon et d'Aristote.

On peut également comprendre au nombre des positivistes un philosophe de nos jours (*Esprit du* XIXe *siècle, Revue de Paris*), qui regarde la science comme le creuset où doivent désormais passer toutes les croyances, toutes les idées, tous les faits, pour revêtir le caractère sacré, l'autorité souveraine de la vérité. « S'il y a des idées, des faits, des croyances, qui ne puissent résister à cette nécessaire épreuve, ajouta-t-il, n'est-ce point un signe certain que ces choses appartiennent au domaine de la superstition, de l'imagination, de la fable ? » Nous ferons observer à l'éminent philosophe que nous tenons la science en aussi haute estime que lui-même, quoique nos raisonnements et nos conclusions soient tout autres que les siens. Elle est le criterium de la vérité pour un très grand nombre de nos connaissances. Mais toutes ne sont pas de la physico-chimie : Ni l'histoire, ni la législation, ni les arts, ni la philosophie elle-même ne font réellement partie de cette science à laquelle il est fait allusion : Nous dirons très volontiers qu'aucun fait, qu'aucune idée, qu'aucune croyance ne doit être contraire à la science. Il est inutile de rappeler que, dans tous les siècles, les plus grands philosophes furent non les ennemis, mais les propagateurs et les fondateurs de la science. Est-il nécessaire de citer Aristote, Albert le Grand, Descartes, Leibnitz et tant d'autres? Gustave-Adolphe, Bacon, Képler, Pascal, Colbert, Bossuet, Newton, Cuvier, Ampère, de Blanville, Elie de Beaumont, Laennec, Châteaubriand, Ioseph de Maistre, Maine de Biran, etc., furent-ils des esprits crédules, *des âmes maladives qui ont besoin qu'on les berce de souvenirs et qu'on les nourrisse de chimères ?* « La science, dit-on encore, est appelée à remplacer partout la croyance dans l'ordre des vérités naturelles et physiques... la science voilà la lumière, l'autorité, la religion du XIXe siècle. C'est d'elle seule qu'il faut attendre la foi des âmes et le salut de la société. »

La science est l'honneur et un des titres de gloire de l'humanité, et c'est par elle que dans les régions sereines de l'esprit, l'homme accomplit sa mission et travaille au progrès social. Mais en glorifiant la science, entendez-vous remplacer par elle l'ordre des vérités morales et religieuses et attendre d'elle seule le salut des sociétés? Vous échouerez dans votre entreprise; vous ajouterez une secte de plus à celle des athées matérialistes, sans rendre le moindre service à vos semblables. On annonce une nouvelle doctrine : la philosophie *évolutionniste*. On imagine des théories, on disserte avec esprit; mais en dehors de ces grandes croyances, l'existence de Dieu et l'immortalité de l'âme, on détruit, on n'édifie pas; au lieu d'éclairer, on porte le trouble dans quelques esprits faibles, on sape tous les fondements de la morale, on ne prépare que d'immenses ruines.

Il existe donc en philosophie deux grandes écoles : l'une, résumant les croyances générales de l'humanité, reconnaît un Dieu créateur dans l'univers, une âme immortelle dans l'homme, une justice providentielle dans la marche des sociétés. L'autre composée d'un nombre infini de sectes et réunie sous la bannière de la libre pensée, nie Dieu, l'âme et par conséquent la providence. Et la morale, objecterez-vous? Tout code de morale, ayant le matérialisme comme point de départ, conduit inflexiblement, et quelque atténuation, quelque paradoxe qu'on imagine aux mêmes conséquences. Voici celle qui se dégage des principes textuels empruntés aux écrits du grand sophiste que, dans son indulgente polémique, Descartes (voyez réponses aux objections contre ses *Méditations*) appelle un célèbre philosophe anglais. Nous voulons parler de Thomas Hobbes, qui eut l'honneur d'entrer en relation avec Descartes et Galilée, et en outre d'aider le chancelier Bacon dans la rédaction latine de quelques-uns de ses écrits. Ces principes sont consignés surtout dans les deux ouvrages *De cive, Leviathan.* Hobbes qui, parvenu à l'âge de quatre-vingt-douze ans, montra autant de pusillanimité devant la mort, qu'il avait témoigné de hardiesse contre les choses les plus sacrées durant sa vie, fait parade de son athéisme : « Le nom de Dieu, dit le précurseur du baron d'Holbach, ne répond à aucune de nos idées ; c'est un titre d'honneur que nous donnons à l'être que nous supposons au-dessus des autres ; tout ce que nous pouvons imaginer est fini. Toutes nos idées viennent des sens, et les corps placés hors de nous sont la cause de nos sensations... La raison naît artificiellement en nous. La religion est l'effet de la crainte qu'on a pour des puissances invisibles. » Cette maxime impie est rendue avec une toute autre énergie dans le célèbre hémistiche de Pétrone :

Primus in orbe deos fecit timor.....

Le système politique de Hobbes est bien connu. Il n'y a, suivant lui d'autre droit que la force. Dans l'état de nature, tous les hommes ont un droit égal sur toutes choses et sont nécessairement dans un état de guerre perpétuel; il faut, pour faire régner la paix, établir au-dessus d'eux une autorité une et despotique. Il n'y a aucune propriété légitime, rien n'est juste ou injuste en soi; ce sont les princes qui font la justice ou l'injustice par leurs commandements. Le vrai et le faux ne sont que des expressions dont on ne peut constater la réalité. Quant à la vertu, Hobbes va-t-il la définir une conformité de la conduite au devoir? Non ; cependant, dit le sophiste, elle mérite des égards par son excellence ; mais elle ne consiste que dans l'art de bien choisir entre les divers objets de nos désirs, lorsque nous les comparons entre eux... Selon Hobbes, tous les hommes sont méchants : c'est les inviter à l'être, fesait justement observer Descartes ; enfin, il poussa le paradoxe jusqu'à nier la certitude de la géométrie ; mais il ne réussit qu'à se rendre ridicule.

Au nombre des sectes philosophiques, réfutées jusqu'ici, nous n'avons pas compris le scepticisme qui n'est autre qu'un doute absolu sur toute question surnaturelle ; nous le passerions sous silence, s'il ne s'agissait que de combattre Hume, et si on ne comptait complaisamment parmi les sceptiques le célèbre Kant, l'honneur de la philosophie allemande, comme Descartes est l'honneur de la philosophie française. A Dieu ne plaise qu'au moment de terminer cette esquisse sur le matérialisme et le spiritualisme scientifiques, j'entreprenne une analyse des ouvrages et des opinions du philosophe de Kœnigsberg. Il est vrai qu'après avoir reconnu l'existence de principes universels et nécessaires,

Kant ne leur accorde qu'une valeur subjective, c'est-à-dire inhérente à l'esprit humain, mais qu'il leur refuse toute valeur objective, en dehors de l'esprit qui les conçoit. Mais si le scepticisme métaphysique se dégage du système de Kant, l'âme honnête et droite du philosophe adopte le dogmatisme en morale ; il soumet la raison spéculative à la raison pratique, reconnaît à la raison pratique une valeur objective, et proclame l'inébranlable autorité de la loi morale, l'immortalité de l'âme, le libre arbitre, la providence divine, sans lesquelles ne saurait s'accomplir la destination de l'homme.

Kant reproche à la vieille métaphysiqne de n'avoir produit rien de durable; mais il est plus révolté encore contre le scepticisme de Hume, renouvelé de l'ancien pyrrhonisme qui a fait dire à Pline : *Il n'y a rien de certain.* Il examine si le système de l'expérience peut servir de base à une morale et à une religion qui convienne à l'humanité. Avec lui, nous faisons appel de toutes les fallacieuses doctrines à l'inébranlable autorité de la loi morale et à la conscience du genre humain, obscurcie souvent par les passions, mais qu'un instinct plus sûr que tous les raisonnements des sophistes dégage de leurs pièges grossiers. Bien des siècles se sont écoulés depuis que les hommes ont pris possession de la terre informe et nue. Malgré l'état de barbarie, d'esclavage, de despotisme, malgré tous les abus de la force, nous demandons quelles sont les cités qu'on a élevées, quels sont les états qu'on a fondés, quelles sont les découvertes que l'on a faites, quelles sont les grandes choses que l'on a accomplies, au nom et sous le drapeau de la libre pensée. Nous ne prétendons pas, cependant, que parmi les sectateurs de ces désolantes doctrines, on ne rencontre pas, quoique en petit nombre, quelques esprits supérieurs; mais la plupart des hommes de génie sont portés à élever l'âme vers celui qui en est le créateur et la source. Tous les professeurs d'athéisme ne sont pas fanatiques et intolérants comme Hobbes, égoïstes et intrigants comme Grimm, effrontés menteurs comme Sylvain Maréchal; il est vrai encore que, parmi les libres penseurs, on en voit plusieurs dont les qualités et la conduite sont en désaccord avec leurs principes, et sans chercher des exemples ni trop loin ni trop près, nous en citerons quelques-uns parmi les philosophes du dernier ou des deux derniers siècles. Spinosa fut un rare modèle de désintéressement. Quelles sont les qualités privées qui manquaient à Molière? Malgré ses doctrines impies, malgré le système de l'égoïsme que professa Helvétius dans son livre appelé par Voltaire, son ami, le fatras *de l'esprit*, ce philosophe était d'une libéralité inépuisable, et consacrait tous les ans 300,000 francs à soutenir, à encourager les gens de lettres. Enfin le plus audacieux apôtre de l'athéisme, le contempteur fanatique de tout ce que les peuples avaient respecté : gouvernements, croyances, morale, religion, et dont l'ouvrage intitulé *Système de la nature*, fit jeter un cri d'effroi à Frédéric II et à Voltaire, un cri d'horreur à Gœthe, le baron d'Holbach fut l'homme le plus bienveillant de son siècle. Nous en convenons, et tout révoltés que nous sommes de leurs doctrines, nous admirons les vertus des libres penseurs; ils pèchent à la fois par leurs opinions et par la logique. Moralistes du positivisme, il n'existe, dites-vous, ni Dieu, ni âme, rien. Pourquoi vous abstenez-vous d'une action dite repréhensible aux yeux des hommes, quand le mystère et l'impunité vous sont assurés? Allez au bout de vos doctrines; le bien et le mal, dit Hobbes, sont mêmes choses, des sensations agréables ou désagréables: la probité, la droiture, l'honneur sont des conventions sociales; c'est donc une duperie de sacrifier sa vie pour sa patrie, de l'exposer pour secourir son semblable, son ami, son frère. La pudeur, la retenue, la chasteté ne sont donc pas des vertus; la débauche, l'adultère, l'inceste ne sont point des crimes. Prouvez-nous par une raison que le seul intérêt personnel ne doit pas être le mobile de vos actions; ce sont des niais, des esprits faibles ceux qui obéissent à la loi du devoir, qui écoutent les saintes inspirations de la conscience. L'homme qui tue son semblable pour le dépouiller, pour recueillir son héritage, est-il plus coupable que le loup qui dévore l'agneau, parce qu'il a faim? Il n'y a de criminels que les maladroits qui se laissent prendre. Lequel choisissez-vous pour ami, pour gardien du foyer domestique, pour protecteur de votre femme, pour tuteur de votre fille, celui qui est vertueux, qui sait dompter ses passions, qui n'a jamais manqué à l'honneur, ou celui qui, imbu de vos doctrines, n'écoute que sa passion et son intérêt. On doit tout espérer de l'un, il faut tout craindre de l'autre.

César est un de ces hommes dont la gloire serait restée sans rivale, s'il eût imitée les vertus des Scipions, des Camille, des Fabius, des Paul Emile, si la croyance à la divinité l'eut préservé des vices hideux qui ternirent l'éclat de ses belles actions. Dans son discours prononcé en plein Sénat, à l'occasion de la conjuration de Catilina, il rappella que dans une ville prise d'assaut « l'usage est d'enlever les vierges, d'arracher les enfants du sein de leurs mères, d'attenter à l'honneur des femmes, de piller les temples et les maisons, de tuer, de brûler, enfin de remplir tout de cadavres, de sang et de deuil » (Salluste). On comprend que César ne protestât pas contre ces barbaries ; car dans sa harangue il fit profession de matérialisme. On sait que, nommé dictateur, il fut question de mettre à sa discrétion l'honneur de toutes les femmes ; mais cette infamie ne se réalisa pas. La voix de la nature, la voix de la pudeur n'est donc pas une chimère ; il y a donc une morale naturelle ; il y a une conscience dont tous les sophismes des matérialistes ne parviendront jamais à étouffer la voix. « L'homme, dit admirablement saint Augustin (*Cité de Dieu*, liv. II). conserve toujours au fond du cœur pour ses parents un certain sentiment de pudeur que la dépravation ne saurait effacer. » Si on ne connaissait les faiblesses et les contradictions du cœur humain, on devrait s'étonner de voir si souvent manquer à leurs principes ceux qui croient à une vie immortelle et à la justice de Dieu. Mais ne faut-il pas s'étonner aussi de voir suivre l'étroit sentier du devoir à ceux qui nient Dieu et l'âme immortelle ? Soyons persuadés que l'on en compte un bien plus grand nombre, qu'aucun scrupule n'arrête et qui se jouent des saintes lois de l'honneur. Le 31 juillet 1878, la cour d'assises de la Seine condamnait à mort Barré et

Lebiez qui, au mois d'avril précédent, avaient assassiné la femme Gillet pour la voler. On sait que Lebiez, étudiant en médecine, avait dépecé méthodiquement sa victime avec un rasoir, afin d'en faire plus facilement disparaître les restes. Deux jours après, les taches de sang bien essuyées, Lebiez fit, à la salle de la rue d'Arras, une conférence sur le darwinisme, et fut couvert d'applaudissements. Il était sur le point d'entrer comme gérant dans un journal politique quand il fut arrêté, jugé et condamné. Comme il marchait assez froidement à l'échafaud, quelqu'un de la foule, élevant la voix, lui cria : *bravo Lebiez!* bravo? Il n'est pas probable que ce spectateur voulût justifier le crime; mais auditeur peut-être de la conférence de Lebiez, il le louait de se montrer conséquent dans ses principes. Jamais la libre pensée n'avait étalé avec plus de cynisme les abominables conséquences de ses doctrines. Nous le répétons : mises à exécution, elles saperaient les fondements de l'ordre social et améneraient l'homme à la forêt; il ne formerait plus qu'une espèce animale qui irait en se dégradant sans cesse et perdrait l'effigie, le divin que la civilisation et la vie sociale lui ont imprimé; mais l'histoire prouve que si quelques villes, quelques sectes infâmes ont pu mettre en pratique les rêves de certains théoriciens, la justice de Dieu veillant sur le monde a déjoué ces trames, et suscité quelque vengeur de ses lois violées.

Il faut donc conclure avec Kant que l'empirisme, et à plus forte raison le matérialisme athée, ne peut servir de base à une morale qui convienne à l'humanité, et qu'en dehors de Dieu et d'une âme immortelle la vertu n'est qu'un mot, le dévouement à la patrie une duperie, que l'intérêt personnel et non le devoir doit être le seul mobile de nos actions, que rien n'est juste ou injuste en soi, et qu'une police, appuyée sur la force et non sur le droit, est le seul fondement, le seul lien des sociétés humaines.

De toutes les preuves d'une âme immortelle, il n'en est pas d'aussi puissante que la loi morale, devenant une cause finale d'une autorité irréfragable. Nous désirons cependant ajouter une dernière preuve, une preuve scientifique à toutes les autres. La question que nous allons examiner est le palladium ou plutôt la machine de guerre des libres penseurs. Quant à nous, au contraire, nous voyons en elle un caractère de certitude et d'évidence en faveur des doctrines surnaturelles ; nous voulons parler de l'apparition de l'homme sur la terre, des origines de l'humanité.

CHAPITRE XII.

Coup d'œil philosophique sur l'origine de l'homme et des espèces organiques.

La plupart des anciens philosophes ont pu croire que le monde ou du moins les éléments étaient éternels. Spinosa, Diderot et les matérialistes de toutes les écoles modernes, ont également soutenu comme les anciens l'éternité du monde, et repoussé l'idée surnaturelle d'un Dieu créateur. Mais chez aucune nation, dans aucune secte, on n'a vu un philosophe, fût-il aussi extravagant que Hobbes ou le baron d'Holbach, prétendre que l'homme fût éternel; on peut prouver avec la dernière évidence qu'il ne l'est pas. A quelle époque donc, à quelle cause surtout, faut-il rapporter l'origine ou la génération de l'homme et des espèces organiques?

Nous l'avons dit ailleurs; la terre est si petite devant l'immensité, le monde est si nouveau devant l'éternité, il s'est passé un si petit nombre d'événements depuis l'apparition de l'homme, que les esprits ordinaires, mais pourvus d'une bonne éducation et de quelque étude, savent tout ce qui s'est accompli depuis la formation des sociétés, et connaissent l'histoire de tous les événements que la barbarie n'a pas engloutis sous ses ruines muettes. C'est peu encore ; les savants et les philosophes ont scruté la nature, inventé les arts, créé les sciences utiles, établi des lois, élevé des cités, fondé des empires, et ouvert à la civilisation et au progrès une marche qui paraît ne devoir plus s'arrêter. Toutefois les notions acquises sur l'origine des peuples sont très bornées ; nous ne connaissons que par la Genèse les 1655 années du monde antédiluvien. Que savons-nous de l'histoire de l'Afrique, de l'Amérique, de l'Océanie? Ainsi que de Humboldt le fait remarquer, on connaît mieux la géographie de la lune que celle de l'Afrique. Nous savons peu de chose de l'Europe et de l'Asie, avant les dix premiers siècles de l'ère chrétienne. Il ne reste que de rares fragments de la description de l'Asie par Hécatée de Milet, des histoires de Lydie par Xanthus, de Perse par Hellanicus de Lesbos et Charon de Lampsaque. Ils précédèrent de quelques années seulement Hérodote le *père de l'histoire*, qui naquit à Halicarnasse l'an 4230 de la période julienne, 484 avant notre ère. Les temps et les événements qui précédèrent Homère, Cyrus, Lycurgue, Sésostris, ne nous sont connus que par des dates contestées et les ruines de quelques monuments superbes. C'est avec ces ruines qu'on essaie de reconstruire leur histoire, comme Buffon et Cuvier ont fait l'histoire des âges de la nature et des révolutions du globe avec des coquilles, des ossements et des fossiles enfouis dans les entrailles de la terre.

Il est très difficile de poser quelques pierres numéraires dans ce passé silencieux ; hâtons-nous de déclarer que nous sommes loin d'attribuer à la famille humaine l'antiquité que lui donnent quelques géologues et quelques naturalistes modernes. Nous ferons observer en outre que, dans les réflexions suivantes, il s'agit non de discussions historiques, mais de quelques vues scientifiques sur les origines de l'humanité. C'est ici que se produit une différence profonde, inconciliable, entre ceux qui regardent Dieu comme créateur de l'univers et ceux qui attribuent au hasard, aux forces vives de la nature, à la création spontanée la génération des corps vivants. On ne saurait aujourd'hui révoquer en doute que la terre ne soit un soleil éteint; il a existé par conséquent une époque où aucune créature n'aurait pu vivre dans ce globe embrasé. Si l'on adopte l'hypothèse de Laplace, qui est très vraisemblable, sa température dut être celle du soleil où il est permis de constater par le spectroscope, que les métaux les moins inflammables sont en fusion. Ainsi que nous l'avons dit plus haut, sujette à un fort rayonnement au travers de l'espace glacial, notre planète se refroidit, et sa surface, quoique encore brûlante, se solidifia, en passant ainsi de sa période cosmique à la période géologique.

De toutes les sciences peut-être, la géologie est la plus importante, la plus vaste, la plus utile, la plus difficile, la plus obscure. Elle embrasse les questions les plus élevées de l'histoire naturelle et de la philosophie. Dans sa genèse, dans ses transformations, dans ses bouleversements, la terre n'a d'autres ancêtres que ses morts, d'autres monuments que des cimetières, au fond desquels gît toute son histoire. Les fossiles dispersés dans cette immense nécropole ont permis, seuls, d'entreprendre une théorie de la terre. Quand elle se borne à étudier et à décrire les richesses acquises, la géologie est une science exacte et cependant très curieuse. Mais s'agit-il de remonter aux causes, d'interpréter les faits et d'en tirer des inductions, tout devient obscur, contradiction, arbitraire. Que l'on prenne comme base de classification la paléontologie ou la minéralogie, toutes les divisions sont défectueuses ; on voit, par exemple, souvent confondus par des accidents fortuits, les terrains d'eau douce avec les terrains marins.

Nous n'empruntons à la géologie qu'un petit nombre de faits, à l'appui de la thèse que nous soutenons. Ainsi que l'illustre Cuvier le fait remarquer avec une autorité longtemps sans contradiction, c'est aux fossiles seuls qu'est due la naissance d'une véritable théorie de la terre, à eux seuls qu'on peut demander quelques mots de ce passé mystérieux dont la profondeur remplit d'épouvante. Ils nous ont appris que les couches, recélant ces fossiles, ont été déposées les unes par les convulsions de la nature, les autres paisiblement par un long séjour des eaux douces et salées. Seuls, ces débris organiques donnent la certitude que le globe n'a pas toujours eu la même enveloppe, et qu'ils ont du vivre à la surface de ces couches, avant d'être ensevelis dans leur profondeur. S'il n'y avait pas de fossiles, personne ne pourrait soutenir que les terrains quoique disposés en couches diverses, n'ont pas été formés tous à la fois. Nous sommes dans l'ignorance la plus absolue sur les causes qui ont pu faire varier les substances dont les couches se composent : gneiss, formations calcaires, marnes, argiles, bancs pierreux, terrains de transport; nous ne connaissons pas même les agents qui ont pu tenir certaines d'entre elles en dissolution. A l'égard de quelques-unes, on doute encore si elles doivent leur origine à l'eau ou au feu ; mais on est d'accord sur ce point, que la mer a plus d'une fois changé de place. Comment le sait-on, si ce n'est par les fossiles? Ainsi l'on voit sir Charles Lyell déplorer autant que Darwin l'imperfection des archives géologiques, et régner les différences les plus étranges entre les savants sur les âges, sur les périodes de temps attribuées aux différentes assises qui recouvrent le globe. Aussi, au milieu de ces incertitudes et de cette confusion, nous conformerons-nous souvent aux enseignements de l'Aristote du XIXe siècle dont nous suivons les leçons, alors même que nous ne le citons pas.

Désirant établir l'époque de l'apparition de la vie sur la terre, nous rappelons ici qu'un grand nombre de géologues ont cherché à classer les terrains de sédiment, suivant leur ordre d'ancienneté et les ont divisés en cinq ou six groupes principaux, relatifs à leur mode de dépôt ou d'évolution, correspondant généralement aux fossiles qu'ils renferment. Ce sont : 1° les terrains primitifs; 2° les terrains de transition; 3° les terrains secondaires ; 4° les terrains tertiaires ; 5° les terrains quaternaires ; 6° les terrains d'alluvion ou de l'époque contemporaine.

Nous ne parlons du terrain primordial que pour rappeler qu'il forme la première couche, véritable ossature du globe, qui se forma par suite du rayonnement de la chaleur terrestre dans l'espace. C'est le granit, composé des roches les plus dures, et dont Mitscherlich assigne à 1,300 degrés le point de fusion. On peut se figurer que la partie liquide, une mer bouillonnante enveloppait le globe, et que de cette mer s'élevaient des vapeurs embrasées, formant une épaisse enveloppe, impénétrable aux rayons du soleil. Aucune vie n'existait sur le globe ; on n'en trouve même aucun vestige dans les schistes cristallins qui se déposèrent au-dessous de la mer sans rivage, et que l'on peut regarder comme les premiers terrains de transition. Ce terrain est parfois désigné sous le nom de terrain azoïque parce qu'à cette époque aucun être animé n'existait sur le globe. Le véritable terrain de transition, ou l'époque paléozoïque, est signalé par l'apparition de la vie, des premières plantes, des premiers animaux à la surface de terre, s'élevant successivement au-dessus des mers. Une sorte de terre végétale, si mince qu'elle fut, précéda même la plante; celle-ci s'assimilant l'oxygène et le carbone fournit, après une brève existence, l'engrais végétal ou de nouveaux organismes trouvèrent la nourriture et la vie. Quels furent ces premières plantes? Il est probable qu'elles appartenaient aux espèces les plus humbles telles que les mousses, les champignons, les algues marines, les varecs des eaux douces, que la fossilisation n'a point conservées ; on dirait que la nature ne confiait qu'en tremblant les premières créations organiques à l'inconstance des saisons et à la fureur des éléments. *L'Equisetum sismondæ* trouvé dans un bloc de gneiss de la Valteline, appartenant à la famille la plus élevée des cryptogames, paraît la plus ancienne plante terrestre connue.

Le règne végétal, qui vit et se développe en absorbant la matière inorganique, dut se former le premier; toutefois aucun fait certain ne vient appuyer cette hypothèse. On peut cependant la justifier en disant que, par une prévoyance admirable de la nature, le règne végétal absorba les masses de carbone et d'acide carbonique qui obscurcissaient l'air et le rendaient impropre à la respiration, c'est-à-dire à la vie des animaux. Dans la première création de la vie animale, on voit certaines espèces, les polypes et les coraux par exemple, offrir une telle ressemblance avec les plantes qu'on peut aisément confondre les deux règnes, et trouver difficilement la ligne de séparation qui les distingue. On ne doit pas s'attendre à rencontrer un grand nombre de fossiles dans les premières couches des terrains de transition; ils s'y montrent cependant de distance en distance, tandis qu'ils abondent dans d'autres, et sont distribués d'ailleurs très inégalement suivant les contrées, dans les diverses couches du terrain silurien et du terrain dévonien, par exemple. A d'innombrables lycopodiers, et sans doute à des milliers d'infusoires anéantis, il faut joindre les échinides, les crinoïdes, les mollusques acéphales et gastéropodes, enfin les poissons ganoïdes, etc. Les coquilles, produits de la mer, dont les naturalistes comptent jusqu'à dix milles espèces, sont si nombreuses, qu'elles se trouvent jusqu'à la cime de certaines montagnes, et forment la masse presque entière du sol dans quelques parties des continents, ainsi que des îles d'une immense étendue, au milieu des plaines de l'Océan. Ces terrains ont donc été couverts par la mer, et leur état actuel est dû soit à l'action volcanique, soit à la retraite des eaux. Toutefois, il y a des terrains où l'on reconnaît que des êtres vivants n'ont jamais existé. Telles sont les montagnes formées par le soulèvement des terrains primitifs, celles du Jura par exemple. Ainsi que Georges Cuvier le fait remarquer, à mesure qu'on s'élève vers ces sommets escarpés, les débris d'animaux marins deviennent plus rares et enfin disparaissent tout à fait. On arrive ainsi, ajoute-t-il, à ces couches qui n'en contiennent pas de vestiges ; cependant, elles montrent par leur cristallisation qu'elles étaient dans un état liquide, quand elles se formèrent. Leur situation oblique, leurs escarpements prouvent qu'elles ont aussi été bouleversées ; enfin, par la hauteur dont leurs pics hérissés s'élèvent au-dessus des couches coquillières, on voit que ces sommets étaient sortis des eaux quand ces couches se sont formées. Telles sont ces fameuses montagnes primitives qui sont, pour ainsi dire le squelette et comme la charpente de la terre. C'est en se basant sur la composition des différents terrains, qu'Elie de Beaumont a établi l'ingénieuse théorie de l'âge des montagnes.

Au point de vue philosophique qui nous occupe, la formation du *terrain houiller* mérite de fixer quelques instants notre attention. Elle doit être rapportée à une époque où la nature déploya et sans transition toutes ses forces et la richesse d'une flore luxuriante. La chaleur centrale, s'exhalant par de nombreuses fissures, entretenait à la surface entière du globe, une température tropicale constante, l'humidité d'ailleurs étant des plus grandes. La production de la houille appartient aux premiers temps de la formation secondaire; cependant, on la rencontre parfois dans les craies. Pour les grandes exploitations, elle se trouve dans le grès ancien; il est très rare qu'elle apparaisse à la surface du sol.

La science n'a pu, jusqu'à ce jour, déterminer par quelle force, par quelle transformation la nature est parvenue à créer la houille. La tourbe est le produit manifeste de plantes marécageuses, et certains géologues ne sont pas éloignés de penser qu'elle s'est convertie en houille par la seule évaporation de l'oxygène et de l'hydrogène. On rencontre l'anthracite dans les plus anciens granites; quelque soit l'origine de ce produit, formé essentiellement de carbone et de quelques particules terreuses et métalliques, on y remarque souvent des empreintes végétales; sa combustion s'opère difficilement, et sans flamme ni fumée. Ainsi que son nom l'indique, le lignite tire son origine du bois, et les couches que l'on y rencontre contiennent parfois d'immenses troncs d'arbres; il répand en brûlant une odeur fétide. La houille ne provient point, ainsi qu'on pourrait le croire, de végétaux carbonisés par le feu; mais on ne comprend pas davantage comment elle proviendrait, ainsi que de Humboldt le pense, de végétaux composés par la voie humide sous l'influence de l'acide sulfurique. Si, comme on n'en peut douter, des torrents de soufre liquéfiés par le feu du globe incandescent produisirent l'acide sulfurique en se combinant avec l'oxygène, cet acide dut être employé à former des sulfates avec la chaux, la potasse, la magnésie, la soude, et nullement à la composition de la houille. Il est certain, du moins, que les dernières couches ont été soumises à une énorme pression ; cette pression se manifeste par la forme aplatie des troncs d'arbres de son terrain. On trouve encore dans les régions glacées jusqu'à la Nouvelle-Sibérie, jusqu'au Spitzberg même, mêlés aux couches de houille, des troncs de palmiers, des fougères arborescentes, des sequoia gigantesques, ainsi que les espèces entières des *palæoniscus* et des *amblipterus* d'Agassiz, les plus anciens poissons fossiles après les placoïdes. On estime à plus de 800 le nombre des plantes contenues dans les divers terrains houillers ; on a signalé jusqu'à 140 fougères dans les bassins d'Angleterre. La faune ne représente pas moins de douze cents espèces.

Au nombre des phénomènes enveloppés de ténèbres profondes, on doit compter les périodes de temps nécessaires pour la formation des couches de terrain. Celle du terrain houiller a nécessité un million et même deux millions d'années d'après certains auteurs. Un savant a prétendu que la période d'un siècle suffirait à peine à la formation d'une couche de houille de quinze millimètres; d'après cette évaluation, le bassin de Saint-Etienne présentant dix-huit couches et une épaisseur totale de trente-cinq mètres aurait nécessité 2,833 siècles ; mais ce calcul est tout à fait exagéré : Van Marum dit avoir vu une couche de tourbe de quatre pieds d'épaisseur se former dans l'espace de cinq ans. On ne connaît donc que l'âge relatif des phénomènes géologiques; on n'en découvrira jamais d'autres.

On a tourné en ridicule l'opinion d'un géologue, tendant à considérer la houille comme un fait providentiel, pour les besoins de l'humanité. Mais est-ce que la consolidation du globe, les montagnes et les plaines, les mers, les fleuves et les continents, l'air et la pluie, les arbres, les fruits et les moissons, est-ce que les phénomènes de l'ordre physique et organique ne doivent pas être attribués, tous, à la providence?

Nous ne sommes entré dans ces courtes considérations sur la géologie, qu'afin de signaler les caractères que présentèrent les corps organisés, dès l'apparition de la vie à la surface du globe. De toutes les questions de philosophie spéculative, celle-ci est l'une des plus importantes : D'où vient la vie? Le globe ayant été incandescent, il n'y existait, dans son origine cosmique, aucun être organisé. Comment quelque germe se serait-il conservé dans un état de fusion, dont la température dépassait toute chaleur connue, plusieurs milliers de fois, par exemple, celle du fer rouge? Est-ce à l'être nécessaire, éternel, tout puissant, est-ce à Dieu que la vie et tous les êtres vivants doivent leur origine? Sont-ils un produit du hasard et de la nature aveugle? Nous avons déjà répondu à cette grave question, en prouvant que la vie n'est point une propriété de la matière, et que Dieu, suivant l'expression de saint Augustin, est le seul auteur de toutes les natures. Cependant le matérialisme insiste et se retranche dans son dernier rempart : la *géné-*

ration spontanée. Cette doctrine a été si souvent et si péremptoirement combattue, qu'il nous semblerait oiseux d'en entreprendre ici une réfutation nouvelle et approfondie. Néanmoins les naturalistes ont été vivement frappés de la série d'expériences communiquées par M. Pouchet à l'Académie des sciences. Cet habile physiologiste a vu des animalcules apparaître dans des infusions qu'il avait soumises à une température de 200 et même de 250 degrés. Quoique certains doutes soient permis, nous nous rallions aux réfutations de MM. Milne Edwards et de Quatrefages, à celles de M. Pasteur dont le génie inventif a enrichi la science de tant de découvertes. Aucune objection, aucune expérience n'ont ébranlé les observations de ces savants et celles de Redi, de Swammerdam, Réaumur, Vallisniéri, Hooke, Sennebier, etc. Ces grands naturalistes avaient démontré avec certitude que les insectes microscopiques eux-mêmes ont des sexes distincts, et se reproduisent par ovulation. Saint Augustin ne nie pas d'une manière absolue que des générations spontanées aient pu se produire dans quelques îles éloignées. Dieu permettrait la création de quelques organismes inférieurs, ce que nous sommes loin d'admettre, rien ne serait changé dans nos convictions sur l'origine de l'homme et des espèces. En voyant le philloxéra fondre récemment sur nos vignobles, et envahir en si peu d'années plus de quarante de nos départements, on pourrait se demander si ce dangereux insecte, jusque-là inconnu en Europe, n'était pas le fruit d'une génération spontanée; mais on a su qu'il existait depuis longtemps en Amérique, et qu'il n'y a rien de nouveau dans le philloxéra que son extension dans le continent européen.

En attribuant tout ce qui existe à une providence créatrice, nous avouons ne pas comprendre, nous partisans résolus des causes finales, ni tant de plantes vénéneuses qui recèlent la mort, ni les maladies affreuses qui vicient le sang de plusieurs générations et abrègent la durée de la vie, lèpre, rage, morve, syphilis, dartres, etc., ni les monstres du terrain tertiaire, ni tant d'animaux formidables qui désolent la terre, ni ces légions de reptiles vénimeux, ni ces innombrables insectes malfaisants, ni tant de parasytes dégoûtants, ni ces myriades de chenilles, de vers, de mouches, de larves, de pucerons, de pyrales, de microbes, de bacteries, de vibrions, de monades, de ciliaires qui empoisonnent l'air et les eaux, qui s'attachent à tous les corps vivants et en font une pourriture. Il est donc permis de chercher la cause finale de tant de fléaux ; on aimerait à penser qu'ils sont produits par l'ignorance, les vices, la corruption de l'homme, convaincu cependant qu'une providence divine a tout réglé, tout ordonné, tout voulu, ou du moins tout permis.

Aucun observateur sérieux, pas même un de Maillet, un Robinet, un d'Holbach, ne pense assurément qu'un aigle, qu'un éléphant, qu'une baleine, aient pu être créés spontanément, la science ayant proclamé, sans une seule exception, ce principe du grand Harvey, cet axiome de l'histoire naturelle : *Omne vivum ab ovo*. Aussi, que font les sophistes? Ils imaginent que, dans l'origine des temps, l'élément liquide, les mers déposèrent sur leurs rivages une matière mucilageuse, un protoplasme apte à s'organiser, qui forma une cellule primitive, qui à son tour par une prolifération successive donna naissance aux plantes et aux animaux. Non seulement ce protoplasme, père du genre humain, ces premières plantes, ces premiers animaux sont imaginaires et des créations de la fantaisie, mais encore il a fallu supposer contre toute vraisemblance que, dans une période de plusieurs millions de siècles, au milieu des convulsions de la nature, ces premiers rudiments de la vie, résistant à toutes les causes de destruction, s'étaient multipliés et, par une suite de transformations innombrables, avaient formé la série de toutes les créatures qui existent à la surface de la terre, et enfin l'homme, le dernier ouvrage (pourquoi le dernier?) de leur paléontologie.

L'histoire naturelle et la géologie donnent un démenti éclatant à cette fantastique hypothèse. Dans les créations qui se succèdent aux diverses époques géologiques, rien n'indique une seule transformation. Il est vrai que tous les organismes n'ont pas été conservés; mais il a suffi parfois de quelques débris d'une coquille, d'un genre caractéristique, pour reconnaître la formation où elle a été trouvée. C'est un phénomène physiologique fort étrange : chacune de ces grandes époques a vu se produire et se détruire la série des espèces végétales et animales qui leur étaient propres. Tous les observateurs sérieux sont d'accord sur ce point, Georges Cuvier comme Alexandre Brongniard, les deux créateurs de la géologie des fossiles : « Chaque cataclysme du globe, dit l'illustre de Humboldt, chaque soulèvement de ces chaines de montagnes, dont nous pouvons déterminer l'ancienneté relative, a été signalée par la destruction des espèces anciennes et par l'apparition de nouvelles organisations... Comme pour marquer la transition, quelques espèces anciennes ont subsisté, pendant un certain temps, au milieu des créations plus récentes... Souvent les êtres organiques ont été conservés intacts, jusque dans les moindres détails de leur tissu, de leurs cellules et de leurs divisions. On a trouvé dans l'oolithe inférieure une sépia si admirablement conservée, qu'on a pu tirer la couleur destinée à en prendre l'image, de la matière noirâtre dont cet animal se servait il y a des myriades d'années pour échapper à ses ennemis. » (*Cosmos*, t. Ier, p. 312.)

Les flores et les faunes fossiles diffèrent d'autant plus des formes végétales et animales actuelles, qu'elles se trouvent dans des formations plus anciennes. Ainsi que le savant Agassiz le fait remarquer, on ne rencontre jamais dans les terrains de transition, dans les terrains secondaires et tertiaires aucun poisson identique à ceux qui vivent actuellement. Les poissons se montrent dans toutes les formations à partir du terrain silurien, puis viennent les sauriens. Les mammifères apparaissent à la formation jurassique : le premier oiseau se trouve dans le plus ancien dépôt de la formation crétacée.

On a fait cette observation importante : Si rien n'est certain en géologie, cependant les faits primitifs, ceux qui se perdent dans la nuit des temps, présentent des caractères de vraisemblance qui approchent de la certitude ; mais l'obscurité se fait à mesure qu'on s'élève des terrains primitifs et de transition aux terrains secondaires et tertiaires ; les ténèbres et la confusion deviennent plus profondes à l'époque quaternaire, à l'époque glaciaire et enfin à l'époque contemporaine qui succéda au déluge. Pourquoi donc cette marche inverse de l'observation, qu'on devrait s'attendre à rencontrer plus précise et plus assurée ? Si l'on prend pour exemples les faits et les événements historiques, la certitude n'est attribuée qu'à ceux qui se rapprochent de nous. Cette anomalie nous paraît tenir en grande partie à la méthode même adoptée par les modernes. Ils s'étudient à imposer leur système à la nature, à interpréter son silence ou à lui attribuer une langue contraire à la vérité. Ils veulent reculer la présence de l'homme jusqu'à la formation tertiaire, à cette époque des animaux monstrueux, aujourd'hui détruits, dont les restes fossiles nous inspirent une horreur involontaire ; tels sont le *dinotherium*, qui n'avait pas moins de vingt-cinq pieds de long et dont la tête seule mesurait plus de trois pieds ; un rhinocéros énorme, dont la corne gigantesque avait trois pieds de haut, et se trouve mêlé aux ossements fossiles d'éléphants qui peuplent la Sibérie ; l'*onoplotherium* et le *palœotherium*, découverts par Cuvier dans les carrières de Montmartre ; l'affreux milodon, le *megatherium*, plus colossal encore, et enfin les mastodontes de l'Ohio et les mammouths de la Sibérie, hauts de vingt pieds, longs de trente. On a même trouvé en Amérique l'axis d'un éléphant d'un pied de haut, ce qui suppose la longueur de soixante pieds pour ce monstrueux animal. On sait que la Sibérie et les îles de la mer Glaciale présentent une accumulation d'ossements d'éléphants pour ainsi dire inépuisable, et que la nouvelle Sibérie paraît une île formée presque entièrement de ces fossiles. On ne doit pas oublier le bruit qui se fit au commencement du siècle dernier quand un savant suisse, Scheuckzer, eut annoncé qu'il avait découvert à Oeningen, sur le Rhin, un squelette fossile humain, *homo diluvii testis ;* or, il fut reconnu que ce *préadamite* était une énorme salamandre. Proclamons bien haut, en dépit de toutes les arguties et de tous les sophismes, qu'il n'existe pas d'homme fossile (la mâchoire de Moulin-Quignon est jusqu'ici la seule exception), et que l'homme n'appartient point à la formation tertiaire.

Il n'entre pas dans notre sujet de soumettre à un nouvel examen la chronologie de l'humanité, de suivre pas à pas la marche de l'homme *primitif* sur la terre, l'histoire des premières sociétés, les âges dits de *la pierre éclatée*, de *la pierre polie*, *du bronze*, *du fer*, etc. Il nous paraît évident que ces différents âges sont simultanés. Les historiens de l'inconnu et de la fantaisie ne réfléchissent pas que leur hypothèse n'est fondée sur aucune preuve ; aucune supputation n'a le moindre degré d'exactitude ; celui-ci attribue à l'homme une antiquité de cent mille ans, celui-là de plusieurs millions, reculant son apparition jusqu'à l'époque tertiaire ; un autre fixe pour l'âge de *bronze* 3,800 ans, pour l'âge de *pierre* 6,400 ; un autre enfin réclame pour la race humaine au moins 20,000 ans, etc. Cette antiquité insondable s'est évanouie devant la critique, devant la science. L'invention des arts plaiderait en faveur d'une antiquité assez reculée, si on ne savait qu'il a suffi parfois d'un homme de génie, d'une découverte, en quelque sorte surnaturelle, pour ouvrir à tout un peuple, à toute une civilisation, des voies inconnues. Ne nous appuyons que sur des preuves scientifiques : Sir Ch. Lyell, essayant d'estimer l'âge du delta du Mississipi, l'évalue à 67,000 ans; le professeur Ramsay suppute de son côté le temps nécessaire à l'affaissement et à l'élévation du pays de Galles pour expliquer les diverses périodes géologiques; il l'évalue à 224,000 ans. En opposition avec ces hypothèses hasardées, Cuvier fait remarquer que l'établissement de l'homme dans la plus grande partie de l'Europe, de l'Asie, de l'Amérique, où se trouvent les fossiles, est postérieure aux révolutions qui ont remis à découvert les couches qui les enveloppent. On voit donc clairement que cette révolution et l'établissement des sociétés actuelles ne sauraient être très anciens. Les atterrissements formés par les matériaux que les fleuves enlèvent aux montagnes augmentent très vite, et cependant leur étendue est encore assez bornée. La langue de terre sur laquelle Alexandre fit bâtir sa ville n'existait pas encore du temps d'Homère ; les villes de Damiette et de Rosette, bâties sur les bords de la mer il y a mille ans, en sont actuellement à neuf kilomètres. Aigues-Mortes, jadis sur la mer, en est éloignée aujourd'hui de cinq kilomètres ; Saint Louis s'y embarqua deux fois pour la croisade, l'une en 1248, l'autre en 1270. Partout les fleuves élèvent leurs fonds avec rapidité. Les dunes que la mer rejette sur les côtes basses avancent dans les terres aussi irrésistiblement que les alluvions des fleuves avancent dans la mer. Celles du golfe de Gascogne ont déjà couvert un grand nombre de villages, et en menacent plusieurs d'une destruction inévitable ; on a estimé leur marche à vingt mètres par an et, dans certains points, à vingt-quatre. Dans cette hypothèse, dit Cuvier, il ne leur faudrait que deux mille ans pour arriver à Bordeaux ; d'après leur étendue actuelle, il doit y en avoir un peu plus de quatre mille qu'elles ont commencé à se former.

L'existence des grandes forêts nous paraît remonter aux origines de la génération actuelle. Avec la rage de destruction qui anime l'homme, pense-t-on qu'il n'aurait pas porté la cognée au sein de ces forêts, s'il avait l'antiquité fabuleuse que lui prêtent quelques géologues. Le Canada est encore couvert dans sa plus grande partie de vastes forêts vierges. Des bois séculaires presque impénétrables existaient encore, il y a deux mille ans, dans la plupart des contrées de l'Europe et de l'Asie. Les grandes forêts de l'Épire étaient le sanctuaire du culte pélasgique. La forêt Hercynienne, dont la forêt Noire et les bois du Harz ne sont que des restes, couvrait toute la Germanie. On fait dériver le nom de *druides* du mot grec Δρῦς, chêne, parce que les belles forêts de chêne de la Gaule leur servaient de temple ; à certains jours, ils cueillaient en grande cérémonie le *gui*, auquel étaient attribuées des propriétés merveilleuses. La description d'un bois sacré, objet d'une superstitieuse terreur, dans les environs de Marseille, est un des beaux épisodes de la *Pharsale*. Certaines contrées de la Russie, et surtout de la Norvège, sont remarquables par de superbes forêts qui fournissent en abondance des résines et d'excellents bois de construction. Les grandes forêts, et surtout les *forêts vierges*, nous paraissent contemporaines de l'homme, et nous ne pensons pas qu'on puisse leur attribuer une antiquité de plus de cinquante ou soixante siècles.

On lit dans les annales de quelques anciens peuples et dans les récits des poëtes que leurs ancêtres vivaient dans les forêts, se nourrissaient de glands et se retiraient la nuit dans le creux des rochers. De telles habitudes, de telles mœurs ne sont pas fort anciennes. Lorsque Cyrus s'empara de la Perse, il n'y trouva pas de villes. Les premières ne furent que des résidences royales autour desquelles l'armée venait camper. Au centre du pays s'élevait la *montagne royale ;* les cavernes circonvoisines renfermaient les tombeaux des anciens souverains et étaient considérées comme le sanctuaire de la nation. On suppose que Cyrus fit bâtir dans le roc les premiers édifices de la ville, si célèbre dans tout l'Orient sous le nom de Persépolis. Citons un exemple encore moins ancien : les Germains n'avaient pas de villes ; les animaux même les plus féroces, disaient-ils, perdent leur ardeur et leur courage s'ils sont renfermés. Plusieurs, sans doute, n'avaient pour retraite que des huttes sauvages, l'asile des forêts, ou des cavernes profondes. Depuis le Rhin jusqu'à la Baltique, il y avait à peine une seule cité avant le IXe siècle de l'ère chrétienne. Charlemagne fonda plusieurs villes ; mais c'est un autre grand homme, Henri l'*Oiseleur*, qui doit être regardé comme le grand fondateur de villes en Allemagne.

Nous ne parlons pas des cavernes à ossements, sur lesquelles la science est loin d'avoir dit son dernier mot. Là, plus qu'ailleurs, les os des quadrupèdes isolés et jetés pêle-mêle, presque toujours brisés et réduits en fragments, sont les seules ressources du naturaliste. Les entailles faites sur les ossements de l'éléphant d'Afrique, du grand hippopotame et du rhinocéros gigantesque qui s'y trouvent, sont analogues, assure-t-on, à celles que produiraient des outils de silex tranchants. Suivant sir Lubboch, qui les a examinées, quelques-unes lui *semblent* d'origine humaine. Mais quoique ce savant naturaliste professe des opinions opposées aux nôtres, il convient toutefois que dans l'état actuel de nos connaissances, il n'oserait pas affimer que ces traces n'aient pu être faites d'une autre façon.

Ajoutons enfin que les tourbières, produites si généralement dans le nord de l'Europe par l'accumulation des mousses aquatiques, prouvent également, selon Cuvier, que le terrain sur lequel elles se sont formées, ne peut remonter à une époque indéfiniment reculée. On peut tirer les mêmes inductions des éboulements qui se font avec une prodigieuse rapidité aux pieds des grands escarpements; ils nous font juger que l'ordre actuel des choses ne remonte pas très haut; si nous consultons les vraies traditions des peuples, et le développement intellectuel qu'ils avaient atteint au moment où commencent leurs monuments authentiques, tout s'accorde à prouver, comme la nature, la nouveauté des continents.

Les révolutions du globe, qui ont changé la face de

nos continents, et englouti les espèces organiques qui les couvraient, paraissent avoir été subites et d'une violence que ne peuvent expliquer les pluies, les eaux courantes, les tremblements de terre, les volcans, les lents déplacements de la mer, aujourd'hui les seules causes des changements qui s'y produisent. Quand on examine, dit sir Ch. Lyell, la longue durée d'événements qui se sont accomplis pendant la période glaciaire et la période post-glaciaire, l'imagination s'alarme de l'immensité du temps requis pour interpréter les monuments de ces époques, pendant lesquelles vivaient toutes les espèces actuellement existantes. Nous sommes loin d'attribuer à cette terrible catastrophe une antiquité aussi fabuleuse ; elle a laissé dans la Sibérie quelques cadavres de grands quadrupèdes que la glace a saisis et qui se sont conservés jusqu'à nos jours, avec leur peau, leurs poils et leur chair. S'ils n'eussent été gelés aussitôt que tués, la putréfaction les aurait décomposés. D'un autre côté, dit Cuvier, cette gelée éternelle n'occupait pas auparavant ces terres désolées ; car, ils n'auraient pu vivre sous une pareille température. C'est donc le même instant qui a fait périr ces animaux et qui a rendu glacial le pays qu'ils habitaient. « Cette hypothèse semble prouvée, disions-nous (*Météorologie*, t. II, p. 327), par la découverte d'un rhinocéros trouvé, en 1776, sur les bords du Wilhoui, et par celle d'Adams, faite en 1799, sur les bords de la mer glaciale, près de l'embouchure de la Léna, d'un éléphant énorme renfermé dans un bloc de glace ; les chairs de ce dernier animal étaient si peu altérées, que les Iakoutes du voisinage la dépecèrent pour en nourrir leurs chiens. »

C'est déjà un phénomène assez extraordinaire que la conservation intacte des chairs d'un animal dans un bloc de glace, pendant six ou sept siècles; on peut faire remonter à cette date la période glaciaire. Dans quel état se serait trouvée la chair de cet éléphant, si, à l'exemple de sir Ch. Lyell, on attribuait à cette période une immensité de temps capable d'effrayer l'imagination? Deux grandes révolutions paraissent cependant indiscutables : une époque glaciaire, qui anéantit tant d'espèces animales et menaça de couvrir la terre de glaciers; et enfin, une période de pluies diluviales, attestée par la géologie et par l'histoire. Il serait trop long et téméraire de s'apesantir, après tant d'écrivains, sur ces deux terribles catastrophes. C'est entre l'époque glaciaire et le déluge, qu'il convient de placer l'apparition de l'homme sur la terre, par suite d'une création surnaturelle, et non par une génération spontanée et un *transformisme*, que repoussent également la raison et la science.

Quoique les sophistes n'aient pu découvrir, ni dans la nature morte, ni dans la nature vivante, quelque indice d'une seule transformation, survenue depuis l'origine des temps, ils ne cessent de soutenir leur invraisemblable hypothèse. Vainement, l'expérience et le bon sens font entendre leurs protestations; le chef du positivisme lui-même, après avoir posé en principe qu'une vérité n'existe qu'à *la condition d'être positive, c'est-à-dire incontestable et incontestée*, soutient, assure-t-on, ce que les philosophes, les hommes sensés et les cœurs religieux repoussent avec horreur : que l'homme provient du singe ou n'est lui-même qu'un singe perfectionné. On trouve, il est vrai, des squelettes de singe dans le terrain tertiaire. Mais, combien la paléontologie ne nous montre-t-elle pas, dans ses collections, d'animaux étranges de cette même époque, qui ne furent ni les enfants, ni les pères d'aucune transformation ! Comment un naturaliste aussi éminent que M. Ch. Darwin a-t-il osé former un arbre généalogique, comprenant, dans un seul genre, le cheval, le rhinocéros, l'éléphant et le sanglier ? A l'appui de cette étrange assertion, nous avons cherché une seule preuve, dans le dernier ouvrage de ce savant, et nous ne l'avons pas trouvée. Nous sommes persuadé qu'on passerait facilement condamnation sur une doctrine si contraire à l'histoire naturelle et à la philosophie des sciences, si on n'espérait trouver en elle une arme contre l'origine surnaturelle de l'humanité. Est-il nécessaire de rappeler ici les caractères de l'espèce, en histoire naturelle ? Il en existe certainement plus de deux cent mille, fixes, spécifiques, invariables. On peut donc définir les espèces organiques : des collections d'individus qui descendent les uns des autres par un mode constant de génération, et qui, en général, se ressemblent entre eux par les formes et le naturel, plus qu'ils ne ressemblent à tous les autres. C'est presque dans les mêmes termes que Buffon, Cuvier, Tournefort, Endlicher, Unger, Isidore Geoffroy Saint-Hilaire, Flourens définissent l'espèce. Mais, entre toutes, c'est à la définition de Linné, affirmant du même coup la création et la permanence que nous donnons la préférence :

Species tot numeramus, dit ce grand naturaliste, *quod diversæ formæ in principio sunt creatæ.* La faculté de produire des individus féconds est un attribut plus caractéristique encore de l'espèce, que la ressemblance individuelle. Ainsi, un chien de grosse taille diffère moins d'un chacal ou d'un loup que d'un épagneul; mais, les deux chiens domestiques peuvent donner naissance à des êtres capables de se reproduire, tandis que, de l'union du chien avec le loup et le chacal, il ne peut résulter que des individus stériles ou d'une fécondité bornée.

Nous ne parlerons pas des phénomènes bien connus de l'hybridité et du métissage; nous ne rappellerons pas les caractères ni les causes des races dans l'espèce humaine qui ne ressemble à aucune autre; toutes se reproduisent exclusivement entre elles, et les individus qui en naissent ont une fécondité illimitée. Ainsi, c'est par une erreur grossière, c'est par une insulte gratuite à la dignité humaine, c'est par un outrage sacrilège envers Dieu lui-même, qu'on essaye de dégrader son ouvrage en cherchant à prouver que l'homme provient du singe. Prouver disons-nous? On n'a fourni aucune espèce de preuve; on s'est contenté d'assertions audacieuses; on ferme les yeux à l'évidence, on foule aux pieds l'histoire naturelle, on ne tient aucun compte de l'expérience, on tourne le dos à la vérité.

On convient qu'aucun naturaliste sérieux n'oserait prétendre que l'homme descende directement d'aucun des anthropoïdes actuels. Mais après cette concession au bon sens et à l'histoire naturelle, on n'en soutient pas moins, sans la moindre raison, que l'homme est un ramuscule du rameau des singes cathariniens de l'ancien monde. On admet avec Darwin que notre ancêtre descend d'un quadrupède velu, muni d'une queue, d'oreilles pointues et qui habitait dans les arbres. Dans une réunion récente de naturalistes français, un savant allemand, M. Haeckel a développé, avec une grande approbation, les principes de la doctrine de Darwin, démonstration reposant sur une continuelle hypothèse, sur de perpétuelles suppositions.

Vaincu par l'évidence, l'un de ces sophistes avoue que l'homme ne peut provenir directement du singe, mais qu'il descend d'un ou de plusieurs animaux intermédiaires. On demande à ce naturaliste où sont ces animaux : il répond sans hésitation qu'ils ont disparu et n'ont laissé aucune trace. On a du moins le droit de demander comment l'oreille pointue du singe s'est arrondie, comment sa queue est tombée, comment sa peau s'est dépouillée de son poil, comment ses circonvolations cérébrales se sont développées, comment la parole, la raison, la pensée, les idées nécessaires sont écloses. Je m'arrête; il faudrait joindre ici un volume de physiologie comparée, une autre de métaphysique progressive, une autre de législation pour expliquer en un mot, à quelle époque et comment le singe n'a plus été un singe, et s'est trouvé métamorphosé en être humain, quelque dégradé qu'on suppose ce premier être, un lapon, un esquimau, un bosjesman. A toutes les vaines arguties, nous opposons encore une fois la barrière infranchissable des caractères de l'espèce, devant laquelle doit s'arrêter tout sophisme, tout subterfuge.

Sans cesse réfutée, sans cesse reproduite, nous répétons que l'hypothèse de l'évolution dans la famille humaine est purement gratuite et dénuée de toute vraisemblance. La transformation? Il n'en existe aucun exemple, pas même une tentative, une apparence dans la nature, dans la création.

Quoi ! l'on voudrait faire accepter comme vérité scientifique une supposition imaginaire, contre laquelle protestent à la fois la science et l'expérience des siècles ! Quand on veut faire descendre l'homme du singe, il faut aussi qu'on fasse provenir le singe d'un animal inférieur, et celui-ci d'un animal plus inférieur encore, jusqu'à ce qu'on arrive de dégradation en dégradation, non pas jusqu'à l'huître, mais plus bas encore de vingt, de trente degrés, jusqu'à la matière gélatineuse, microscopique à laquelle des physiologistes imposent le nom de protoplasme, dépourvu de forme et d'organes, rudiment de vie, effort de la nature sans conscience et sans but. Pour supposer de telles transformations, pour imaginer une matière amorphe qui, en dépit des cratères bouillonnants, des vents furieux, des éléments conjurés, se rapproche, se combine, s'organise, et produise après des myriades de combinaisons tant de merveilleuses créatures, combien faut-il supposer de hasards? Combien faut-il supposer de miracles, pour que ce protoplasme réussisse à former une cellule, que cette cellule se conserve, échappe à la destruction, engendre des animalcules microscopiques pourvu de sexes, et puis commence une série de plusieurs millions de transformations, dont les dernières sont des aigles, des chiens, des lions, des éléphants, des singes, des castors, des abeilles, des hommes? Renouvelons la tentative de former l'*Iliade*, en jetant au hasard des caractères d'imprimerie. Lequel sera plus tôt réalisé le poëme d'Homère avec les caractères d'imprimerie ou l'homme avec des protoplasmes? Parviendrait-on jamais à engendrer le premier, serait-il moins difficile de réussir à procréer le second? Le calcul des probabilités déclarerait l'un et l'autre impossibles. Et cependant le matérialiste-athée admet ces millions d'impossibilités, d'absurdités, de miracles! Quelle est la doctrine du philosophe? Apprendre à se connaître est le commencement de toute sagesse : il n'a besoin d'étudier que lui-même, pour discerner son esprit d'avec son corps, pour savoir qu'il y a en lui une substance qui pense, qu'entre tous les êtres connus il est seul doué de raison, et a la conscience de ses actes, par conséquent, son libre arbitre. Il sent que cette lumière intérieure lui est donnée pour chercher la vérité dans le grand livre de la nature. Tout phénomène a une cause; le néant, le hasard, la fatalité sont aveugles et inertes. Quelle est donc la cause du monde et de l'homme, du corps et de l'âme? Quelle est la source du souverain bien que l'âme rêve, du principe de la justice dont la conscience lui dicte les lois? *Dieu*, l'être des êtres, la cause première, un miracle si l'on veut, mais un seul miracle en conformité de la raison, un miracle qui répand une lumineuse clarté sur les plus obscurs problèmes et une harmonie merveilleuse dans l'ordre physique et dans l'ordre moral. C'est dans ces principes que résident la doctrine du philosophe et les fermes espérances de la vie future dans le monde des esprits. Après l'erreur de nier Dieu, la plus grave serait de nier qu'il existe dans l'homme une âme immortelle.

FIN.

TABLE DES MATIÈRES.

FIN DE LA TABLE DES MATIÈRES

Saint-Denis. — Imprimerie Ch. Lambert, 17, rue de Paris.

www.ingramcontent.com/pod-product-compliance
Ingram Content Group UK Ltd.
Pitfield, Milton Keynes, MK11 3LW, UK
UKHW012012240726
13965UKWH00002B/323

9 782013 549837